Claudia Leoni-Scheiber

Der angewandte Pflegeprozess

Claudia Leoni-Scheiber

Der angewandte Pflegeprozess

facultas

Claudia Leoni-Scheiber, DGKS, Universitätslehrgang für lehrendes Krankenpflegepersonal an der Universität Wien, Pflegelehrerin an der Gesundheits- und Krankenpflegeschule am a. ö. Krankenhaus St. Vinzenz Betriebs GmbH in Zams/Tirol. Seminar- und Vortragstätigkeit.

Bibliografische Information Der Deutschen Bibliothek

Die Deutsche Bibliothek verzeichnet diese Publikation in der Deutschen Nationalbibliografie; detaillierte bibliografische Daten sind im Internet über http://dnb.ddb.de abrufbar.

Copyright © 2004 Facultas Verlags- und Buchhandels AG, Wien
Facultas Universitätsverlag, Berggasse 5, A-1090 Wien
Alle Rechte, insbesondere das Recht der Vervielfältigung und der Verbreitung sowie der Übersetzung, sind vorbehalten.
Lektorat: Barbara Köszegi
Umschlagfoto: creativ collection
Satz und Druck: Facultas AG
Printed in Austria
ISBN 3-85076-664-0

Inhalt

Vorwort 7

1 Pflegeprozess und Pflegedokumentation 9

    1.1   Der Pflegeprozess 9
    1.2   Die Pflegedokumentation 14
    Zusammenfassung 17
    Fragen zur Wissensüberprüfung 18

2 Qualitätsstandards für die Pflegedokumentation 19

    2.1   Gesetzliche Grundlagen 19
    2.2   Formale Kriterien 21
    2.3   Systematik der Pflegedokumentation 24
    2.4   Risiken einer mangelhaften Dokumentation 26
    Zusammenfassung 27
    Fragen zur Wissensüberprüfung 27

3 Pflegeanamnese 28

    3.1   Definition 30
    3.2   Informationen vor dem persönlichen Erstkontakt 31
    3.3   Aufnahme einer professionellen Pflegebeziehung 32
    3.4   Information der PatientInnen 34
    3.5   Das Anamnesegespräch 38
    3.6   Weitere Elemente der Anamnese 53
    3.7   Informationsquellen 55
    3.8   Informationstypen 58
    3.9   Auswahl und Ordnung der Daten 60
    3.10 Validierung der Daten 61
    3.11 Dokumentation 63
    Zusammenfassung 66
    Fragen zur Wissensüberprüfung 67

4 Diagnostischer Prozess 68

    4.1   Definition, Rahmenbedingungen und Vorgehensweise ... 68
    4.2   Modelle des diagnostischen Prozesses 72
    4.3   Schwierigkeiten 76
    Zusammenfassung 77
    Fragen zur Wissensüberprüfung 78

5 Pflegediagnosen 79

    5.1   Definitionen 79
    5.2   Die Notwendigkeit von Pflegediagnosen 85
    5.3   Arten von Pflegediagnosen und ihre Schreibformate 87

5.4	Hilfen zur Erstellung und Formulierung von Pflegediagnosen		94
5.5	Freie Formulierung versus Klassifizierung		98
	Zusammenfassung		103
	Fragen zur Wissensüberprüfung		103
6	**Pflegeplanung**		**105**
	6.1 Vorarbeiten		105
	6.2 Pflegeziele		108
	6.3 Pflegemaßnahmen		117
	Zusammenfassung		128
	Fragen zur Wissensüberprüfung		129
7	**Durchführung der Pflege**		**130**
	7.1 Was die Umsetzung der geplanten Maßnahmen beeinflusst		131
	7.2 Schriftliche Bestätigung der durchgeführten Handlungen		135
	Zusammenfassung		136
	Fragen zur Wissensüberprüfung		136
8	**Evaluation**		**137**
	8.1 Definitionen		138
	8.2 Der Evaluationsprozess		140
	8.3 Dokumentation der Evaluationsergebnisse		144
	Zusammenfassung		148
	Fragen zur Wissensüberprüfung		148
9	**Faktoren, die den Pflegeprozess beeinflussen**		**149**
	9.1 Pflegeverständnis, Pflegemodell, Leitbild		150
	9.2 Erforderliche Qualifikationen des Pflegepersonals		153
	9.3 Arbeitsablauforganisation		159
	9.4 Aufbauorganisation		166
	Zusammenfassung		167
	Fragen zur Wissensüberprüfung		167
10	**Evaluationsinstrument Pflegevisite**		**169**
	10.1 Definitionen		170
	10.2 Ziele der Pflegevisite		171
	10.3 Voraussetzungen		176
	10.4 Durchführung		178
	Zusammenfassung		183
	Fragen zur Wissensüberprüfung		183
	Literaturverzeichnis		185
	Stichwortverzeichnis		197

Vorwort

Mein Lehrerinnenalltag in der Gesundheits- und Krankenpflege ist geprägt von Transferschwierigkeiten. Es gelingt kaum, den Pflegeprozess theoretisch und praktisch so zu vermitteln, dass ihn die Auszubildenden am Krankenbett effizient anwenden können. KollegInnen auf den Stationen, im Altenheim oder in der ambulanten Pflege können die SchülerInnen in nur wenigen Fällen unterstützen/korrigieren, weil sie selbst hinsichtlich der Formulierung und Handhabung des Pflegeprozesses oder aufgrund widriger Rahmenbedingungen (z. B. Personalmangel) Probleme haben. Auch das Verständnis der Eigenverantwortung – fachlich weisungsfrei zu handeln und persönlich für diese Handlungen zu haften – hat sich in der Praxis noch nicht flächendeckend etabliert. Zudem wird die prozessorientierte Pflegedokumentation vielerorts als zu aufwändig und übertrieben empfunden.

Deshalb war es mir wichtig, eine theoretisch fundierte und zugleich praktikable Form von Lehr- und Lernunterlage zu schaffen.

Was dürfen Sie konkret von dem vorliegenden Buch erwarten?

Zunächst erläutere ich die beiden zentralen Begriffe Pflegeprozess und Pflegedokumentation, anschließend gebe ich einen Überblick über die Ist-Situation und Komponenten des „Solls" der Pflegedokumentation. Die weiteren Kapitel gehen detailliert auf die einzelnen Schritte des Pflegeprozesses ein – Pflegeanamnese, (diagnostischer Prozess), Pflegediagnose, Planung, Durchführung und Evaluation. Schließlich gehe ich auf die Faktoren ein, die den Pflegeprozess beeinflussen und zuletzt auf das Evaluationsinstrument Pflegevisite. Einige Themen, wie die Entlassungsplanung und EDV-Dokumentation, werden aus Platzgründen nicht oder nur am Rande besprochen. Jedes Kapitel beginnt mit Lernzielen, die Sie durch das Studium erreichen können, und endet mit einer Zusammenfassung sowie Wissensfragen, anhand derer Sie das Gelesene reflektieren können. Zudem finden Sie eine Vielzahl von Merksätzen und Beispielen aus der Praxis.

Das Buch wendet sich insbesondere an SchülerInnen der Grundausbildung, aber auch an TeilnehmerInnen von Weiter- und Sonderausbildungen wie z. B. für das mittlere Management oder für Intensivpflege. Das Buch soll Sie die gesamte Ausbildungszeit über begleiten. Vor Ort am Krankenbett soll das Buch Formulierungshilfe und Nachschlagewerk sein. Für LehrerInnen ist es die ideale inhaltliche Ergänzung zum Begleitbuch, in dem ich den Pflegeprozess anhand des pädagogischen Modells nach Franz Fischer darlege. Dieses ermöglichte erstmalig einen zufrieden stellenden Transfer des Gelernten in die Praxis.

In diesem Zusammenhang darf ich mich bei all meinen SchülerInnen, SeminarteilnehmerInnen, LehrerkollegInnen und KollegInnen vor Ort für die vielen Rückmeldungen und Diskussionen, von denen ich stark profitiere, bedanken. Ganz besonderer Dank gilt meiner Direktorin Fr. Beate Zangerl und meiner Kollegin Fr. Petra Hohenauer, die das Buchprojekt vorantrieben, mir notwendige Ressourcen zur Verfügung stellten und mich mental unterstützten. Fr. Mag. Schlüter gebührt großer Dank für Ihre Ausdauer, Geduld und die Anregungen, die sie mir vermittelte. Bei Fr. Dr. Hanna Mayer darf ich mich für ihre Ideen bedanken. Abschließend möchte ich meiner Familie, insbesondere meinem Ehemann Klaus für sein Verständnis und den großartigen Rückhalt Danke sagen.

Hinweise zum Gebrauch dieses Buches

Die **Lernziele** eines jeden Kapitels sind in einer anderen Schrift hervorgehoben.

Merksätze bzw. Kernstoff ist grau unterlegt.

Beispiele
sind ein wenig kleiner gesetzt.

Am Ende jedes Kapitels steht eine **Zusammenfassung**, die die wichtigsten Lerninhalte eines jeden Kapitels noch einmal kurz umreißt.

Die **Fragen zur Wissensüberprüfung** dienen der Prüfungsvorbereitung.

1 Pflegeprozess und Pflegedokumentation

Lernziele

Nach dem Studium dieses Kapitels sollten Sie ...
... wissen, was unter dem Begriff Pflegeprozess verstanden wird.
... den Sinn und Zweck des Pflegeprozesses erklären können.
... einen Einblick in die geschichtliche Entwicklung des Pflegeprozesses erhalten haben.
... den Pflegeprozess nach Alfaro verstehen.
... die Notwendigkeit einer umfassenden Dokumentation begründen können.

> Die beiden zentralen Begriffe im vorliegenden Lehrbuch sind „Pflegeprozess" und „Pflegedokumentation". Ohne Dokumentation gibt es keinen Prozess, sie ist die Voraussetzung.

1.1 Der Pflegeprozess

Das Wort Prozess geht auf das lateinische „processus" zurück, das Fortschreiten, Fortgang, Verlauf bedeutet.

Der Pflegeprozess ist eine Hilfestellung zur Strukturierung von Handlungsabläufen in der Pflege, mit ihr werden Pflegeziele und -maßnahmen auf Basis von Pflegediagnosen entwickelt. Es handelt sich dabei keinesfalls um ein punktuelles Vorgehen, sondern um ein stetiges Fortschreiten, einen Verlauf über einen bestimmten, in der Regel längeren Zeitraum. Die Handlungen werden laufend überprüft und ggf. angepasst. Die drei wesentlichsten Merkmale eines Prozesses nach Bevis (1978) sind:

- ein Ziel
- eine Organisation
- Kreativität

Das Hauptziel des Pflegeprozesses ist die kontinuierliche, individualisierte Pflege. Sie muss in ein Bezugssystem eingebettet sein und die Pflegepersonen müssen offen und möglichst kreativ an die „Sache" herangehen.

Zusammengefasst sind der Sinn und Zweck des Pflegeprozesses:

- Die Individualisierung der Pflege
- Die Sicherung einer kontinuierlichen Pflege
- Die Verbesserung der Organisation der Pflege für die PatientInnen
- Die Möglichkeit, die Pflege zu evaluieren, d. h. die Pflegequalität festzustellen
- Die Erleichterung der Kommunikation sowohl zwischen den Pflegepersonen als auch zu den Ärzten und Ärztinnen etc., auch hinsichtlich der Dienstübergabe
- Die Vertiefung des Pflegeverständnisses
- Eine größere Autonomie der Pflegepersonen
- Die Steigerung der beruflichen Zufriedenheit
- Eine Hilfestellung bei der Aus- und Fortbildung und
- Die rechtliche Absicherung

1.1.1 Die Vorteile des Pflegeprozesses

Ob die Pflegequalität wirklich durch die Anwendung des Pflegeprozesses beeinflusst wird, hat Audrey Miller, Dozentin für Krankenpflege an der Universität Wales (1988), in Großbritannien untersucht. Sie verglich über zwei Jahre die Pflege auf fünf verrichtungsorientierten Stationen mit jener in Abteilungen, die mit dem Pflegeprozess arbeiten. Die Ergebnisse zeigen, dass LangzeitpatientInnen (Hospitalisationsdauer länger als ein Monat) in Abteilungen, die mit dem Pflegeprozess arbeiten, zufriedener, weniger inkontinent, weniger stark abhängig, aktiver in der Selbstpflege sind und dass ihre Zufriedenheit und Lebensqualität eindeutig höher ist als bei LangzeitpatientInnen auf anderen Abteilungen. Interessant ist auch, dass die Zahl der Pflegemaßnahmen durch die Anwendung des Pflegeprozesses nicht zugenommen hat, außer dass die Pflegepersonen wesentlich mehr Zeit für Gespräche mit den Patienten und Patientinnen aufgewendet haben. Es sprechen also viele Argumente für die konsequente Einführung des Pflegeprozesses.

Auch Christa Gerber, eine Österreicherin, die in England Pflegewissenschaft studierte und seit zwanzig Jahren im Qualitäts- und Pflegemanagement in der Schweiz tätig ist (1997, S. 24), hat nach der Einführung der Pflegeplanung und -dokumentation in drei verschiedenen Schweizer Gesundheitseinrichtungen eine größere Zufriedenheit der MitarbeiterInnen und der PatientInnen sowie eine verbesserte Pflegequalität festgestellt.

1.1.2 Die historische Entwicklung

> Pflegepersonen handeln zielorientiert aufgrund eines oder mehrerer Probleme des Patienten bzw. der Patientin, die sie auf Basis der zuvor erhobenen Daten herausgefunden haben. In einem weiteren Schritt evaluieren sie die Auswirkungen ihrer Pflegemaßnahmen und passen sie ggf. an.

Das erste Modell dazu wurde in den fünfziger Jahren in den USA eingeführt. Es umfasste vier Schritte – die Einschätzung des vorliegenden Pflegeproblems, die auch die Pflegediagnose umfasste, sowie die Planung, Umsetzung und Auswertung der Pflegemaßnahmen. (Erst Mundinger und Jauron trennten 1975 die Pflegediagnose von der Einschätzung und legten ein fünfstufiges Vorgehen fest.)

Lydia Hall war die erste, die dieses Vorgehen 1955 beschrieb, 1967 veröffentlichten Yura und Walsh das erste Buch über den Pflegeprozess (vgl. Brobst et al., 1996, S. 75–77). Ihnen zufolge ist der Pflegeprozess eine geordnete, systematische Methode zur Bestimmung des Gesundheitszustandes bzw. von Pflegeproblemen eines Patienten oder einer Patientin. Dieser Prozess dient dazu, optimale Pflegemaßnahmen zu entwickeln und anschließend zu bewerten, inwieweit diese das Wohlbefinden der Betroffenen verbessert bzw. das Pflegeproblem gelöst haben (vgl. Yura/Walsh, 1988 zitiert in Mischo-Kelling, S. 15).

Diese US-amerikanische Idee wurde in den sechziger Jahren von der WHO (Weltgesundheitsorganisation) aufgenommen. Sie initiierte eine europäische, länderübergreifende Studie, um den Bedarf an Pflege abzuschätzen und die pflegerische Versorgung zu bewerten. Dabei wurde in den Bereichen sozialer und umweltbezogener Bedürfnisse kaum ein Pflegebedarf ermittelt. Auch die Pflegeziele und -maßnahmen richteten sich der Untersuchung zufolge hauptsächlich auf körperliche Bedürfnisse, was beides auch mit dem Medizinverständnis der damaligen Zeit zusammenhängen könnte. Veröffentlicht wurden die Ergebnisse 1987 unter dem Titel People's Needs for Nursing Care – Menschliche Pflegebedürfnisse (vgl. Mischo-Kelling, S. 13).

Das 1980 von der American Nursing Association (ANA) veröffentlichte „Social Policy Statement", worin die Krankenpflege als Diagnose und Behandlung menschlicher Reaktionen auf Gesundheitsprobleme beschrieben wird, hat die Bedeutung einer eigenständigen Pflege noch weiter hervorgestrichen. 1987 fand die erste internationale Pflegediagnosenkonferenz in Calgary, Kanada statt. Vier Jahre später (1991) folgte der nächste große Schritt in der Entwicklung des Pflegeprozesses. In die Standards der JCAHO wurde aufgenommen, dass sich die Pflege auf eine Pflegediagnose stützen muss, die von einer professionellen Pflegeperson erhoben wurde. Die JCAHO, Joint Commission on Accreditation of Healthcare Organizations, ist eine gemeinsame Zertifizierungskommission der amerikanischen Gesundheitsorganisationen und genießt in den USA enormes Ansehen, weil ihre Prüfungsergebnisse direkte finanzielle Auswirkungen auf die einzelnen Gesundheitseinrichtungen haben (vgl. Gordon, 1994).

Der Pflegeprozess bzw. Aspekte davon wurden in den sechziger und siebziger Jahren vereinzelt auch in der deutschen Fachliteratur beschrieben (vgl. Mischo-Kelling, S. 36). Infolge der WHO-Bestrebungen wird er seit Anfang der achtziger Jahre verstärkt diskutiert, wohl hauptsächlich, weil der Pflegeprozess in das 1985 verabschiedete deutsche Krankenpflegegesetz aufgenommen wurde. Eine weitere wichtige Rolle bei der Verbreitung des Prozessgedankens hatte die Publikation des Buches „Pflegeplanung" der Schweizerinnen Fiechter und Meier (1993).

1.1.3 Modelle des Pflegeprozesses

Das Modell von Fiechter und Meier
Fiechter und Meier definieren Krankenpflege als Problemlösungs- und Beziehungsprozess. Ihrer Ansicht nach ist eine Problemlösung von der Qualität der Beziehung zwischen Pflegeperson und PatientIn abhängig.

Sie stellen den Pflegeprozess als einen Regelkreis dar, der aus sechs Stufen besteht (siehe Abb. 1).

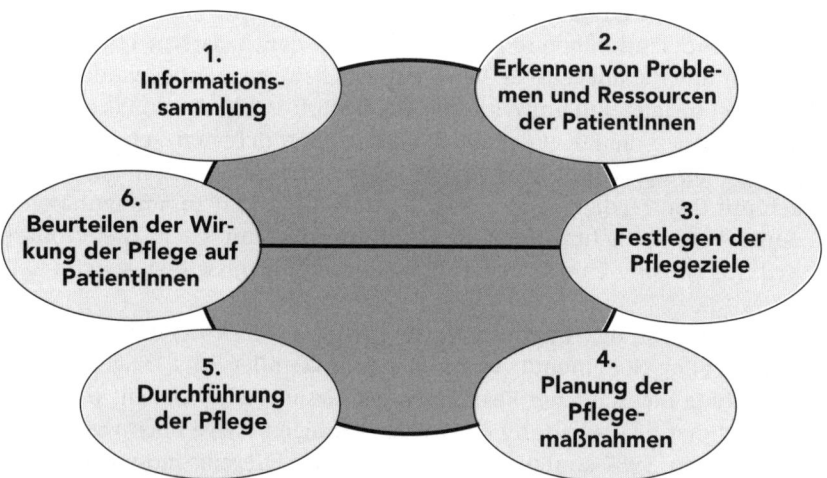

Abb. 1: Pflegeprozess nach Fiechter/Meier, 1993, S. 30

Das Pflegeforschungsprojekt von Monika Krohwinkel
Auch das erste deutsche Pflegeforschungsprojekt befasste sich mit der umfassenden Umsetzung des Pflegeprozesses sowie mit dem Beitrag der Pflege zur Gesundheitsentwicklung von PatientInnen mit der Diagnose Apoplexie. Das Projekt wurde vom Bundesministerium für Jugend, Familie, Frauen und Gesundheit von 1988 bis 1991 gefördert und von Monika Krohwinkel, einer Professorin für Pflegewissenschaften, geleitet (vgl. Krohwinkel, 1993).

Die ForscherInnen kamen u. a. zu dem Schluss, dass

- die Erfassung und Berücksichtigung der pflegerischen Bedürfnisse vom Wissen und Können sowie den Werten und der Sichtweise der Pflegenden abhängt,
- diese Faktoren mit darüber entscheiden, welche Pflege der Patient bzw. die Patientin erhält,
- die Prozessdokumentation eine stützende Funktion im Pflegeprozess hat, sie aber allein den Pflegeprozess nicht verbessern kann und
- Pflege als individueller Problemlösungs- und Beziehungsprozess nicht ohne patientInnenorientierte Arbeitsorganisation funktionieren kann.

Das Modell von Alfaro
Ergänzend zum Modell von Fiechter und Meier möchte ich die etwas andere Sichtweise des Pflegeprozesses der amerikanischen Pflegewissenschaftlerin Alfaro vorstellen. Sie stellt den Pflegeprozess eher als Flussdiagramm dar, weil sie die Evaluation, also die Bewertung der Ergebnisse, als zentralen Punkt sieht. Alle Schritte müssen laufend beurteilt werden. Die Ausführung

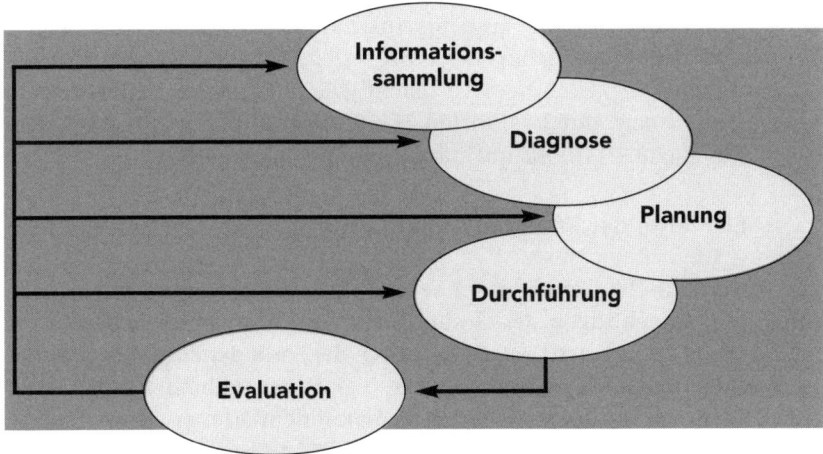

Abb. 2: Pflegeprozess nach Alfaro, 1990

jedes einzelnen Schrittes kann Ursache für das „Versagen" des Pflegeprozesses sein (siehe 8.2, Evaluation). Explizit merkt sie an, dass die Informationssammlung mit der Diagnose sehr eng in Verbindung steht. Erhält man zu wenig oder nicht zuverlässige, korrekte Informationen, wird auch die Pflegediagnose nicht richtig sein.

> Der Pflegeprozess besteht immer aus den Schritten Informationssammlung/Einschätzung, Problem- und Ressourcenformulierung (auch Pflegediagnose), Planung, Umsetzung und Bewertung der Pflege.

Gehen Pflegende ohne Strukturierung durch den Pflegeprozess vor, handeln sie meistens dennoch problemorientiert. Aber aufgrund der fehlenden bewussten Handlungsstruktur sowie der fehlenden Dokumentation gibt es große Einbußen in der Nachvollziehbarkeit, der Individualität, der Kontinuität der Pflege u. v. m.

1.2 Die Pflegedokumentation

Für die beiden Diplompädagogen Schnabel und Krämer ist eine umfassende, an den einzelnen Tätigkeiten orientierte Dokumentation pflegerischer Leistung zum einen aus rein beruflichen Gründen notwendig, zum anderen aber auch aufgrund der gesetzlichen Bestimmungen und aus gesellschaftspolitischen Gründen, insbesondere hinsichtlich der Leistungstransparenz. Denn durch eine genaue Dokumentation lässt sich überprüfen, ob nicht unnötige Kosten entstehen, die die Solidargemeinschaft zusätzlich belasten. Die Pflegedokumentation kann als Instrument zur Qualitätssicherung genutzt werden, wobei schon der Prozess des Dokumentierens selbst die pflegerischen Tätigkeiten bewusst macht: Die Pflegeperson reflektiert die vorgesehenen bzw. durchgeführten Handlungen, die angestrebten Ziele u. dgl. Das alleine ist bereits qualitätssichernd (vgl. Nothoff, S. 10).

1.2.1 Elemente der Pflegedokumentation

Der österreichische Gesetzgeber hat 1997 die Dokumentation zur Berufspflicht der Angehörigen der Gesundheits- und Krankenpflegeberufe gemacht (siehe 2.1). Nähere Details bezüglich der Form der Pflegedokumentation werden im GuKG nicht angegeben (vgl. Weiss-Faßbinder et al., 2000, S. 29). Es erscheint jedoch zweckmäßig, praxisorientierte, gesetzeskonforme und an wissenschaftlichen Erkenntnissen orientierte Formblätter zu verwenden, die die Schritte des Pflegeprozesses (dargestellt im linken Bereich der Abb. 3 nach Alfaro) enthalten. Daraus sollten Notwendigkeit, Umfang, Art, Qualität und Ergebnis der pflegerischen Leistung ersichtlich sein (vgl. Schnabel/Krämer, 2003, S. 14).

- Die Notwendigkeit für eine bestimmte pflegerische Leistung ergibt sich aus den Pflegeproblemen und -zielen.
- Umfang, Art und Qualität der Leistung sind aus den Pflegemaßnahmen zu erkennen.
- Das Ergebnis – der Zustand bzw. die Reaktionen des Patienten oder der Patientin – steht dann im Evaluationsbericht.
- Die Pflegeanamnese sollte im Pflegeanamnesebogen und/oder mittels Ersteinschätzungsprotokoll dokumentiert werden.
- Die erstellten Pflegediagnosen inklusive Pflegeziele und Pflegemaßnahmen sollten im Pflegeplan stehen.
- Die tatsächliche Durchführung der Pflegemaßnahmen wird im Pflegedurchführungsnachweis bestätigt.
- Die Evaluation des gesamten Prozesses wird entweder in einer zusätzlichen Rubrik im Pflegeplan oder, was wesentlich häufiger geschieht, im Pflegebericht niedergeschrieben.

Für alle diese Elemente einer Pflegedokumentation sollte es Formblätter geben, da diese die Bearbeitung und das Ausfüllen erleichtern.

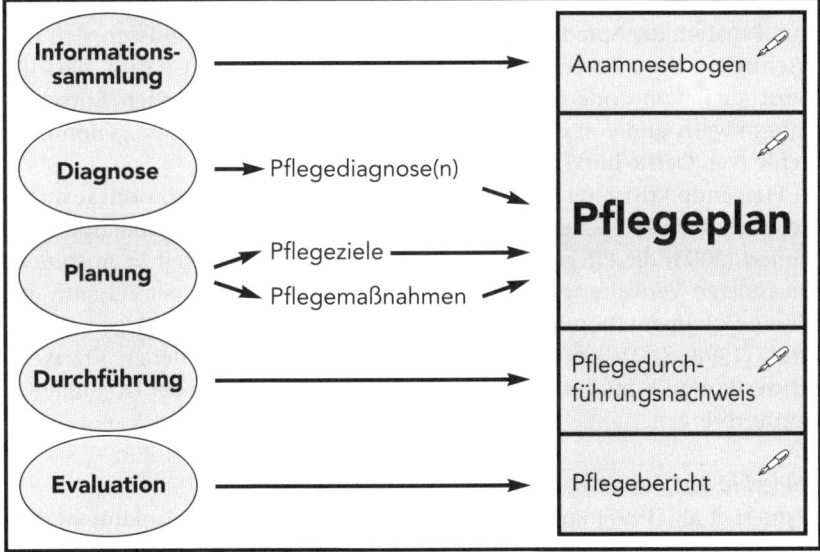

Abb. 3: Formblätter zur Pflegedokumentation analog den Schritten des Pflegeprozesses

1.2.2 Die Notwendigkeit der Pflegedokumentation

In einem Urteil des Bundesgerichtshofes vom 18. 3. 1986 wurde festgehalten, dass jede unsachgemäße Führung der Pflegedokumentation als Pflegefehler bewertet wird (vgl. Payer-Allmer, 1997, S. 30). „Was nicht dokumentiert ist, gilt als nicht getan." Im Fall einer Anklage liegt die Beweispflicht beim Personal. Die Dokumentation gewinnt auch deshalb immer mehr an Bedeutung, weil die PatientInnen besser informiert und mündiger geworden sind und auch ihre Rechte einfordern.

Da die durchschnittliche Aufenthaltsdauer in den Krankenhäusern abnimmt und die Betroffenen zumeist an Institutionen verwiesen werden, die sie weiter betreuen (Hauskrankenpflege, Rehabilitationszentren, Altenpflegeeinrichtungen u. dgl.), muss der lückenlose Informationsfluss zwischen den Einrichtungen gewährleistet sein, um eine hohe Pflegequalität zu ermöglichen. Gerber (1997, S. 29) meint, dass eine sinnvolle Pflegedokumentation fast ein Nebenprodukt der intensiven und kontinuierlichen Arbeit im Pflegealltag ist: Sie ist die Folge eines schrittweisen Umdenkens, Neudenkens und Lernens.

Spiller, ein Pflegedienstleiter aus Berlin (2000, S. 140), zeigte anhand der Analyse von 48 Pflegeberichten, dass diese Dokumentationen inhaltlich erhebliche Schwachstellen aufweisen.

Zegelin, eine deutsche Pflegewissenschaftlerin, die an der Universität Witten/Herdecke lehrt (1997), geht davon aus, dass die Dokumentation der Pflege mehr als ein Nachweis der durchgeführten Maßnahmen ist. Sie stelle ein „Fenster" der Sprache der Pflege dar. Die Pflegenden müssen sich der Wichtigkeit ihrer Texte bewusst sein, nur so bestehe die Chance, dass ihr Beruf auch von anderen Berufsgruppen, von institutionellen Entscheidungsträgern und von der Gesundheitspolitik wahr- und ernst genommen werde (vgl. Oertle Bürki, 1997).

Pflegende kritisieren häufig das notwendige Dokumentationsausmaß: Sie würden die Zeit lieber mit den PatientInnen verbringen. Dabei nimmt lt. Bamert (2003) die Pflegedokumentation nur ca. 4 % der Zeit in Anspruch, die anderen Verwaltungsarbeiten ca. 2 %. In den USA soll der Zeitaufwand für die Dokumentation bei 25 %, in Frankreich sogar bei 34 % liegen. Brobst et al. (1996, S. 217) nennen sogar Untersuchungen, in denen Krankenschwestern und -pfleger bis zur Hälfte ihrer Dienstzeit mit der Dokumentation verbringen.

Mängel in den Dokumentationen
Flumeri et al. (1997) konnten anhand der Analyse von 44 Dokumentationen aus unterschiedlichen Akutkrankenhäusern der Deutschschweiz nachweisen, dass die Pflegeplanung häufig gar nicht oder nicht vollständig fest-

gehalten wurde. Nur in 49 % der Fälle konnte herausgelesen werden, welche Maßnahmen durchzuführen waren.

Die Überprüfung von 100 Pflegedokumentationen im Rudolfinerhaus in Wien 1986 und 1987 ergab, dass Männer im Vergleich zu Frauen und Jüngere im Vergleich zu Älteren in der Pflegeplanung weniger berücksichtigt wurden. Bei 50 % der Patienten mit einer Verweildauer von über drei Tagen wurden keine Probleme formuliert (vgl. Seidl/Walter, 1988).

Hillewerth (1996) stellte eklatante Unterschiede zwischen den von den Betroffenen geäußerten Problemen und den Eintragungen in der Dokumentation fest.

1.2.3 Ziele für die Zukunft

Die Pflegedokumentationen geben den Pflegeprozess häufig nur mangelhaft wider. Heering und Heering haben 1994 in der Schweiz festgestellt, dass die systematische Erhebung einer pflegerischen Anamnese, die Formulierung einer von allen Pflegenden gleich verstandenen Pflegediagnose und deren schriftliche Dokumentation weder in den zur Zeit üblichen „Pflegedokumentationen" noch im Arbeitsplan in hinreichendem Maß vorgesehen ist. Der mit der medizinischen Dokumentation befasste Teil nimmt in der Regel etwa fünf Sechstel des verfügbaren Platzes ein.

Damit sich ein individuell-ganzheitliches Pflegeverständnis etabliert, bedarf es einerseits einer gezielten Fortbildung. Andererseits muss sich die historisch gewachsene Wahrnehmung von Pflege als nicht (nur) medizinische, sondern vor allem patientInnenorientierte Leistung verändern – und das braucht Zeit.

> Der angewandte Pflegeprozess wird über eine ausreichende Pflegedokumentation aufgebaut. Bestimmend für die Qualität der Pflege sind jedoch die Pflegeleistungen, die auf dem Beziehungsprozess aufbauen. Die korrekte Dokumentation alleine genügt dazu nicht.

Zusammenfassung

Der Pflegeprozess mit seinen Schritten

- Informationssammlung,
- Feststellung von Pflegeproblemen und Ressourcen,
- Planung,
- Durchführung und
- Beurteilung der Pflege.

dient der Strukturierung von Handlungsabläufen in der Pflege. Mit diesem Vorgehen kann eine verbesserte, individuellere und kostantere Pflegequalität erreicht werden.

Die Entwicklung des Pflegeprozesses begann in den fünfziger Jahren in den USA und wurde dank der Initiativen der WHO danach nach Europa gebracht. Erst in den achtziger Jahren wurde der Pflegeprozess im deutschsprachigen Raum vermehrt diskutiert.

Grundlage des Pflegeprozesses ist die schrittweise Dokumentation. Sie ist aus beruflichen Gründen notwendig, aber auch aufgrund von gesetzlichen Bestimmungen und gesellschaftspolitischen Faktoren.

Mehrere Untersuchungen in der Schweiz, Deutschland und Österreich haben zum Teil erhebliche Mängel in der prozessorientierten Dokumentation aufgezeigt.

Fragen zur Wissensüberprüfung

- Wodurch kann der Pflegeprozess von der Pflegedokumentation unterschieden werden?
- Welche Vorteile hat die Anwendung des Pflegeprozesses?
- Wie entwickelte sich der Pflegeprozess?
- Wie charakterisiert Alfaro das systematische Vorgehen in der Pflege?
- Warum sollten die Pflegepersonen ihre Arbeit umfassend und tätigkeitsorientiert dokumentieren?

2 Qualitätsstandards für die Pflegedokumentation

Lernziele

Nach dem Studium dieses Kapitels sollten Sie ...
... die gesetzlichen Anforderungen aus dem Gesundheits- und Krankenpflegegesetz sowie dem Krankenanstalten- und Kuranstaltengesetz zur Durchführung des Pflegeprozesses und zur Dokumentation kennen.
... wissen, wie die Dokumentation urkundengerecht zu führen ist.
... einen Überblick über das Arbeiten mit Formblättern zur Pflegedokumentation erhalten haben.
... die Systematik der Pflegedokumentation verstehen und die Konsequenzen einer unsystematischen Vorgehensweise einschätzen können.

2.1 Gesetzliche Grundlagen

Gesetzliche Basis für die Durchführung des Pflegeprozesses ist das Berufsrecht der Pflegenden, das Gesundheits- und Krankenpflegegesetz (GuKG). Die einzelnen Schritte werden konkret im § 14, eigenverantwortlicher Tätigkeitsbereich, aufgeführt:

- Erhebung der Pflegeanamnese,
- Feststellung der Pflegediagnose,
- Planung der Pflege durch Festlegung von Pflegezielen,
- Entscheidung über die zu treffenden pflegerischen Maßnahmen,
- ihre Durchführung und
- die Auswertung der Resultate der Pflegemaßnahmen.

Eigenverantwortung bedeutet einerseits, fachlich weisungsfrei zu agieren, also selbst Entscheidungen zu treffen, wobei natürlich organisatorische Anordnungen durch das Pflegemanagement (z. B. Pflegestandards) zu berücksichtigen sind, andererseits bedeutet Eigenverantwortung im rechtlichen Sinn auch, dass man persönlich für seine Handlungen haftet. Wesentlich erscheint es mir zu betonen, dass die Eigenverantwortlichkeit nicht als Recht zu sehen ist, das man in Anspruch nehmen kann oder nicht, sondern dass sie eine Pflicht innerhalb der Berufsausübung ist, die erfüllt werden muss (vgl. Weiss-Faßbinder/Lust, 2000).

> Eigenverantwortliche Tätigkeiten wie die Durchführung des Pflegeprozesses und die -dokumentation sind kein verzichtbares Recht, sondern eine unverzichtbare Pflicht der Pflegepersonen.

- Die rechtlichen Grundlagen der Pflegedokumentation gehen auch auf das GuKG zurück. In § 5 und § 14 (2) 8., Dokumentation des Pflegeprozesses, ist festgehalten, dass es eine Berufspflicht ist, die durchgeführten gesundheits- und krankenpflegerischen Maßnahmen zu dokumentieren, insbesondere die einzelnen Schritte des Pflegeprozesses.
- Gemäß § 84 (3) 6. müssen die Handlungen, die der gehobene Dienst für Gesundheits- und Krankenpflege im Rahmen des Pflegeprozesses anordnet, von der Pflegehilfe, die die Handlungen durchführt, bestätigt werden.
- Analog zum GuKG geht auch aus dem Krankenanstalten- und Kuranstaltengesetz die Verpflichtung hervor, Krankengeschichten anzulegen, in denen unter anderem die pflegerischen Leistungen beschrieben sind. Die Krankengeschichte muss von der Person geführt werden, die für die erbrachten Leistungen verantwortlich ist – hinsichtlich des medizinischen Prozesses ist das der Arzt oder die Ärztin, hinsichtlich des Pflegeprozesses der gehobene Dienst f. Gesundheits- und Krankenpflege (KAKuG § 10 (1)).
- Die gesamte Krankenakte muss in Krankenhäusern mindestens dreißig Jahre aufbewahrt werden (vgl. KAKuG § 10 (1)). Bei freiberuflicher Berufsausübung sind sämtliche Dokumente zehn Jahre zu archivieren (vgl. GuKG § 5 (4)).
- Pflegepersonen müssen ihre PatientInnen, die von ihnen benannten Vertrauenspersonen oder den gesetzlichen Vertreter über alle gesetzten gesundheits- und krankenpflegerischen Maßnahmen informieren (vgl. GuKG § 9, Auskunftspflicht). Diese Personen müssen, wenn sie es verlangen, auch Einsicht in die Pflegedokumentation erhalten (vgl. GuKG § 5 (3), vgl. Patientenrechte Artikel 19).

> Vorsicht! Sie dürfen patientInnenbezogene Geheimnisse, die Ihnen in Ausübung Ihres Berufes anvertraut oder bekannt geworden sind, nicht in die Krankenakte aufnehmen (vgl. KAKuG § 10 (4)). Hingegen müssen Sie sicherstellen, dass Willensäußerungen des bzw. der Betroffenen festgehalten werden (vgl. Patientenrechte Artikel 21). Der Patient oder die Patientin hat auch das Recht, gegen angemessenen Kostenersatz Kopien der Pflegedokumentation zu erhalten (vgl. Patientenrechte Artikel 22).

2.2 Formale Kriterien

Formal wird im Fremdwörterbuch als „die äußere Form betreffend" definiert. Die formalen Kriterien der Pflegedokumentation stellen die Rahmenbedingungen für eine urkundengerechte Dokumentation dar. Die Pflegedokumentation ist so zu führen, dass für sachkundige Dritte in angemessener Zeit nachvollziehbar ist, wer hier was, wann, warum angeordnet und durchgeführt hat (vgl. Allmer, 1999, S. 11).

Um urkundengerecht zu sein, muss eine Pflegedokumentation folgende Kriterien erfüllen:

- Sie muss zeitgerecht erfolgen,
- wahrheitsgetreu,
- vollständig und
- übersichtlich sein,
- in lesbarer Schrift und mit
- schwer löschbaren Schreibmaterialien wie Faser- oder Kugelschreiber (keine Tinte, kein Bleistift) geschrieben sein,
- eine entsprechende Korrektur aufweisen und
- alle Einträge müssen unterschrieben sein.

Ob die Unterschrift durch die Pflegeperson mit vollständigem Namen oder beispielsweise mit „Handzeichen" erfolgen muss (Weiss-Faßbinder et al., 2000, S. 29), regelt das GuKG nicht. Allerdings muss gewährleistet sein, dass sämtliche Einträge (Anordnungen etc.), auch über den Zeitraum der Aufbewahrungsfristen von bis zu 30 Jahren zweifelsfrei einer bestimmten Person zuordenbar sind. Das Handzeichen sollte jeweils aus den ersten beiden Buchstaben des Nachnamens bestehen, da Vornamen keine Urkundengültigkeit haben. Es ist darauf zu achten, dass nicht zwei Personen gleiche Handzeichen innerhalb einer Station verwenden. Die aktuell datierten und geführten Listen der Handzeichen aller PflegemitarbeiterInnen (auch der SchülerInnen, PraktikantInnen etc.), die auch die volle Unterschrift enthalten sollen, müssen archiviert werden.

Zur Korrektur darf kein Tippex®, Korrekturstreifen oder ähnliches Material verwendet werden, es dürfen auch keine Einträge überklebt oder mehrfach durchgestrichen werden. Die zu korrigierenden Wörter oder Sätze müssen mit einem einzigen waagrechten Strich so durchgestrichen werden, dass noch lesbar ist, was darunter stand. Zusätzlich sollten unmittelbar neben der Korrektur ein entsprechendes Korrekturzeichen, das Datum und ein Handzeichen angebracht werden. Diese Vorgaben entsprechen einer ordnungsgemäßen Buchführung, wie sie insbesondere aus dem Handelsgesetzbuch (§§ 189 und 190) hervorgeht (vgl. Nowotny/Zettner, 2003).

2.2.1 Die richtige Führung einer Pflegedokumentation

Zeitgerechte Dokumentation bedeutet, unmittelbar nach getaner Arbeit, direkt am Krankenbett und nicht erst später am Schreibtisch die patientInnenbezogenen schriftlichen Aufzeichnungen zu führen. So ist auch eher gewährleistet, dass der bzw. die Betroffene in die Pflege mit einbezogen wird. Haben Sie einmal einen Eintrag vergessen, fallen Ihnen weitere wichtige Details ein o. ä. und Sie möchten diese Informationen zu einem späteren Zeitpunkt nachholen, dann tun Sie das mittels Nachtrag. Notieren Sie das aktuelle Datum und die Uhrzeit des Nachtragezeitpunktes und geben Sie den Grund für die Verspätung an (z. B.: die Krankenakte war nicht verfügbar, die Dokumentation wurde versehentlich vergessen etc., vgl. Schnabel/Krämer, 2003, S. 319).

Der Nachweis einer zeitgerechten, kontinuierlichen Pflegedokumentation gelingt nicht immer: Nur 56 % von insgesamt 44 untersuchten Pflegeplanungen in unterschiedlichen Akutkrankenhäusern waren datiert, in 26 % der Fälle fehlten die Eintragungen vom Vortag (Flumeri et al., 1997).

Leer gebliebene Zeilen und/oder Spalten sollten mit einem Querstrich entwertet werden, um Nachträge, Hinzufügungen etc. auszuschließen. Verwenden Sie nur standardisierte Abkürzungen und Symbole Ihrer Institution, um Unklarheiten zu vermeiden. Diese sollen in aktuellen Abkürzungslisten aufscheinen und ebenso wie die Handzeichenliste archiviert werden. Die Übersichtlichkeit kann durch Unterstreichungen, Großbuchstaben, die Verwendung unterschiedlicher Farben u. dgl. verbessert werden.

Überprüfen Sie die Vollständigkeit der Daten:

- Haben Sie alle für den Einzelfall relevanten Daten und Fakten festgehalten?
- Sind Ihre Einträge gültig?
- Versteht der Leser oder die Leserin auch das, was Sie gemeint haben?
- Haben Sie kontrolliert, ob Ihre im Bericht notierten Beobachtungen mit den geschilderten Erfahrungen des bzw. der Betroffenen übereinstimmen (vgl. Arets et al., 1997)?
- Verzichten Sie auf Wertungen jeglicher Art.

2.2.2 Formblätter und Handhabungsrichtlinien

Jeder Schritt des Pflegeprozesses muss dokumentiert werden. Dazu eignen sich Formblätter (Anamnesebogen, Pflegeplan, Pflegedurchführungsnachweis und Pflegebericht, siehe auch Kapitel 1). Ergänzend dazu können weitere Formulare, z. B. Transfer- oder Entlassungsberichte, verwendet werden.

Wie die einzelnen Formblätter gestaltet werden können bzw. was darin konkret festgehalten werden soll, ist bei den einzelnen Schritten des Pflegeprozesses (Kapitel 3 bis 8) beschrieben. Ganz wesentlich finde ich die einheitliche Vorgehensweise zur Dokumentation innerhalb einer Station oder auch Institution. So muss zum Beispiel klar sein, welche Dokumentationsinhalte wo notiert werden sollen, in welchem Zeitraum sie erfolgen sollen, wie Änderungen im Pflegeplan darzustellen sind, u. dgl. Dazu sind Anwendungs- oder Handhabungsrichtlinien erforderlich, also eine Gebrauchsanweisung für die Pflegedokumentationsformblätter. Mit Hilfe von gut durchdachten Richtlinien, die die gesamte systematische Vorgehensweise (siehe 2.3) enthalten, kann der Zeitaufwand für die Dokumentation bei gleichzeitig erhaltener Nachvollziehbarkeit auf ein Minimum reduziert werden.

In den Handhabungsrichtlinien zur Dokumentation kann z. B. festgehalten werden, dass sämtliche Pflegeprobleme, die über eine Dienstschicht hinausgehen, ausnahmslos im Pflegeplan stehen müssen. Bei jenen, die innerhalb der Schicht gelöst werden können, genügt es, sie kurz im Pflegebericht zusammenzufassen. Das hat auch zur Folge, dass in einer Schicht kein Eintrag in den Pflegebericht gemacht werden muss, wenn weder kurz- noch langfristige Pflegeprobleme entstanden sind, es keine unvorhergesehenen Ereignisse oder Besonderheiten gab, und für diesen Zeitraum auch keine formale Evaluation (siehe Kapitel 8) vorgesehen wurde.

Beispiel
Schläft der Patient X in der Nacht bei sämtlichen Kontrollgängen der Pflegeperson und gibt es auch sonst keine Besonderheiten, muss sie auch nichts in den Pflegebericht eintragen. Dass die Kontrollgänge gemacht wurden, ist aber selbstverständlich im Pflegedurchführungsnachweis anzugeben.

Dieses Vorgehen lehnt sich an die ausnahmeorientierte Dokumentation an (vgl. Schnabel/Krämer, 2003, S. 24). Bei einem solchen Vorgehen müssen aber alle erdenklichen Ausnahmen in den Handhabungsrichtlinien stehen. Alle Pflegepersonen müssen zudem die in den Richtlinien festgeschriebene Systematik einhalten, da es sonst unweigerlich zu Lücken in der Nachvollziehbarkeit kommt.

> Die ausnahmeorientierte Dokumentation erspart Zeit, sie muss aber nachvollziehbar sein und birgt bei „schlechter Organisation" große Gefahren in sich.

In den Handhabungsrichtlinien soll auch stehen, für welchen Bereich und welchen Zeitraum sie gelten, bei Veränderung oder Aktualisierung soll auch eine Versionsnummer angegeben werden, damit die Übersicht nicht verloren geht. Diese Richtlinien müssen ebenso lange wie die Krankenakte selbst aufbewahrt werden, um die Nachvollziehbarkeit zu gewährleisten. Sie sollen den Fluss der Dokumentation vereinfachen sowie Missverständnissen gegenüber KollegInnen sowie sachkundigen Dritten zuvorkommen.

Bevor Formblätter zur Pflegedokumentation erarbeitet und eingesetzt werden, sind lt. Notthoff (S. 19) folgende Überlegungen notwendig:

- Soll die gesamte Einrichtung eine einheitliche Form der Dokumentation erhalten?
- Soll es nur eine Akte pro PatientIn oder eine Trennung von Befunden und anderen Kurven bzw. zusätzlichen Elementen geben?
- Wie soll die laufende Akte geordnet werden? Welche Orientierungshilfen soll es dazu geben (Register, Zwischenteiler, Fächer)?
- Welche Formblätter sollen verwendet werden – selbst erstellte, hauseigene oder Normformulare diverser Firmen?
- Welche Berufsgruppen sind an der PatientInnenbetreuung beteiligt und brauchen ebenso Dokumentationsplatz in der Akte?
- Sollen die Formblätter mehr Möglichkeiten zur Freitextgestaltung, mehr Satzbausteine oder Kürzel enthalten?
- Wo werden die aktuell benutzten Dokumente aufbewahrt? (Sie sollen jederzeit auffindbar sein.)
- Wie soll die Dokumentation archiviert werden?

Bedacht werden muss auch, dass es für jedes neue Formblatt eine Einschulung der MitarbeiterInnen geben muss sowie Probephasen und Offenheit für Änderungen.

2.3 Systematik der Pflegedokumentation

Systematisch zu dokumentieren bedeutet, schriftliche Aufzeichnungen planmäßig, gezielt und geordnet zu gliedern und die Inhalte der einzelnen Schritte des Pflegeprozesses in die dafür vorgesehenen Formblätter zeitgerecht und vollständig einzutragen.

Wie das konkret passieren soll, sollte in den Handhabungsrichtlinien für die Dokumentation stehen. Wird die Dokumentation der einzelnen Pflegeprozessschritte in den jeweilig vorgesehenen Formblättern nicht entsprechend durchgeführt, wird die Dokumentation zwangsläufig lückenhaft, weniger nachvollziehbar und die Kontinuität der Pflege nimmt wahrscheinlich ab.

2.3.1 Vermeidbare Fehler bei der Pflegedokumentation

Die Systematik von Formblättern wird oft außer Acht gelassen, bei manchen Formblättern ist diese Systematik an sich schon mangelhaft. Eine von mir durchgeführte Analyse von 19 Pflegedokumentationen eines Akutkrankenhauses (Leoni-Scheiber, 2001/2003) hat ergeben:

- Aktuelle Pflegeprobleme und durchgeführte Interventionen werden manchmal verspätet und außerdem in den Pflegebericht anstatt in den Pflegeplan bzw. Durchführungsnachweis geschrieben. Der Zeitaufwand für die Dokumentation erhöht sich dadurch beträchtlich, da die Pflegediagnosen und die darauf folgenden Maßnahmen täglich oder sogar mehrmals täglich erneut in den Bericht aufgenommen werden müssen, es sei denn, was aber auch nicht besser ist, es wird darauf vergessen.
- Nicht geplante, aber mehrfach durchgeführte Maßnahmen sind oft nur im Durchführungsnachweis zu finden, obwohl sie im Pflegeplan anhand der Pflegediagnose begründet werden müssten. Der (ursprüngliche) pflegerische Zustand des bzw. der Betroffenen bzw. die Ursache für die Anordnung dieser Pflegemaßnahmen kann so nicht nachvollzogen werden.
- Es fehlt durchgängig die Begründung im Pflegebericht, wenn von den in den Pflegeplänen vorgesehenen Pflegehandlungen abgewichen wurde. Nur wenige Pflegepersonen halten sich an die verbindlichen Inhalte der Pflegepläne. Viele handeln vermutlich so, wie sie es für richtig halten bzw. auch, wie sie es gewohnt sind.
- Von den Pflegenden werden meistens zu häufig schriftliche Berichte über die Beurteilung der gegebenen Pflege eingefordert, diese werden zudem nicht oder nur teilweise erstellt (siehe 6.2.4).

Auch viele andere Arbeiten kamen zu ähnlichen Ergebnissen. Moers et al. (2000) erkannten eine mangelnde Systematik, da einmal gestellte Pflegediagnosen meist unverändert bzw. häufig folgenlos blieben. In den Pflegeberichten wird in der Regel nicht auf die Pflegediagnosen eingegangen. Flumeri et al. (1997) haben im Rahmen eines Unterrichtsprojektes 44 Dokumentationen von diversen Akutkrankenhäusern der Deutschschweiz beurteilt und herausgefunden, dass in nur 35 % aller Pflegeberichte Bezug auf den Pflegeprozess genommen wird. Seidl und Walter (1988, S. 110), die 1986/87 100 Pflegedokumentationen des Wiener Rudolfinerhauses auf ihre Vollständigkeit und Qualität hin untersucht haben, haben festgestellt, dass im Pflegebericht nur auf 83 Probleme (55,7 %) Bezug genommen wird, auf den Rest nie. Nur bei 46 Problemen wurde überprüft, inwieweit die gesetzten Ziele erreicht werden konnten. Auch Spiller (2000) kommt nach der

Analyse von 48 Pflegeberichtfolgen zu ähnlichen Resultaten. Wenn überhaupt Reaktionen der PatientInnen im Pflegebericht dokumentiert werden, dann sind es jene auf Medikamente oder medizinische Behandlungen. Zudem werden in der Hälfte aller Berichte verschiedene, allerdings kaum pflegerische Aussagen kontinuierlich von Schicht zu Schicht wiederholt.

> Das Einhalten der systematischen Vorgehensweise bei der Pflegedokumentation ist hinsichtlich Nachvollziehbarkeit durch sachkundige Dritte sehr wichtig.

2.4 Risiken einer mangelhaften Dokumentation

Für viele Pflegepersonen ist das praktische Handeln wesentlich wichtiger als die Dokumentation. Dabei wird vergessen, dass die umfassende Pflegedokumentation eine individuelle und kontinuierliche Pflege ermöglicht bzw. verbessern kann und sie auch dem Selbstschutz der Pflegenden dient. Collier et al. (1998) weisen auf die Prozessfreudigkeit der amerikanischen Gesellschaft hin, die es dringend notwendig macht, dass die Pflegenden ihre Maßnahmen in einer juristisch anerkannten Form dokumentieren, um sich selbst zu schützen, falls es zu einem Gerichtsverfahren kommt. Schnabel und Krämer (2003, S. 159, 160) nennen das Beispiel einer 1996 in ein Gerichtsverfahren verwickelten Krankenschwester in Louisiana, die das Verfahren durch präzise Dokumentation erfolgreich beenden konnte.

Auch Brobst et al. (1996, S. 206, 207) führen mehrere Gerichtsprozesse an, die von Pflegepersonen oder ÄrztInnen allerdings verloren wurden, weil sie es verabsäumt hatten, Vorfälle zeitgerecht, leserlich, vollständig und korrekt zu dokumentieren.

> Sollten Sie in einen „Behandlungsfall" verwickelt sein, bei dem Sie ein gerichtliches oder auch institutionsinternes „Nachspiel" erwarten, empfehle ich das Führen von Gedächtnisprotokollen. Vergessen Sie nicht, sämtliche beteiligten Personen namentlich zu nennen, die genaue chronologische Abfolge mit konkreter Zeitangabe zu dokumentieren und das Geschehen möglichst objektiv zu beschreiben. Bewahren Sie das Gedächtnisprotokoll in mehrfacher Ausführung an unterschiedlichen, aber sicheren Orten (Datenschutz) auf und geben Sie eines davon Ihren unmittelbaren Vorgesetzten.

Abgesehen von juristischen Folgen beinhaltet eine mangelhafte Dokumentation laut Dr. J. Schreiner-Hecheltjen, Chefärztin der Klinik für Anästhesie,

Intensivmedizin und Schmerztherapie am Elisabeth-Krankenhaus in Essen, und H. Hockauf, Leiter des dortigen Bildungsinstitutes (1996, S. 188), folgende Gefahren:

- Informationsdefizite mit der Konsequenz von Behandlungsfehlern
- Mehrfachübertragung mit unnötigem Zeitaufwand
- Trennung von Person und Krankheit
- Beeinträchtigung der Wirtschaftlichkeit
- Beeinträchtigung des Leistungsprozesses

Sie nennen auch Untersuchungen aus den USA, die ergeben haben, dass der Zeit- und Kostenaufwand im Krankenhaus für das Sammeln, Dokumentieren und Auswerten von Daten bei 40 % liegt.

> Wer vorher nicht korrekt dokumentiert, hat später hohen Erklärungsbedarf!

Zusammenfassung

Die Anwendung des Pflegeprozesses ist im eigenverantwortlichen Tätigkeitsbereich des GuKG festgeschrieben. Die Pflegedokumentation, die sämtliche Schritte des Pflegeprozesses umfasst, wurde als Berufspflicht normiert und wird überdies im KAKuG gefordert. Aus der lückenlosen, systematischen Dokumentation muss hervorgehen, wer was, wann, warum angeordnet und durchgeführt hat. Alle Einträge sind urkundengerecht zu führen.

Um das einheitliche Vorgehen eines Teams zu gewährleisten, sollen Handhabungsrichtlinien zur Führung der Pflegedokumentation definiert werden.

Fragen zur Wissensüberprüfung

- Auf welchen gesetzlichen Grundlagen basiert die Anwendung des Pflegeprozesses und die Durchführung der Pflegedokumentation?
- Wodurch zeichnet sich eine urkundengerechte Dokumentation aus?
- Welche Inhalte sollten in Handhabungsrichtlinien für Formblätter zur Pflegedokumentation enthalten sein?
- Welche Gefahren bestehen aufgrund mangelhafter Dokumentation?

3 Pflegeanamnese

Lernziele:

Nach dem Studium dieses Kapitels sollten Sie ...
... den Begriff Pflegeanamnese definieren können.
... verstehen, aus welchen Komponenten die Pflegeanamnese zusammengesetzt ist.
... einschätzen können, wann und in welchem Ausmaß das Pflegeanamnesegespräch durchgeführt werden soll.
... die wesentlichen Grundsätze der Gesprächsführung kennen.
... den Einsatz von direkten und indirekten Informationsquellen erklären können.
... subjektive und objektive Daten unterscheiden können.
... einen Überblick über die Auswahl, Ordnung und Zuverlässigkeit (Validität) von Daten haben.
... den Einfluss der Formblattgestaltung auf das Pflegeanamnesegespräch kennen.

An erster Stelle des Pflegeprozesses steht die Pflegeanamnese, die auch als Informationssammlung bezeichnet wird. Das Erheben der pflegerelevanten Informationen gehört in Österreich zum eigenverantwortlichen Tätigkeitsbereich diplomierter Pflegepersonen (vgl. GuKG, 1997), auch wenn kurioserweise nach wie vor MedizinerInnen die Einschätzung der Pflegebedürftigkeit zur Pflegegeldeinstufung vornehmen.

Jedoch müssen die Pflegenden selbst häufig erst ein Bewusstsein dafür entwickeln, dass die Pflegeanamnese und damit die Kommunikation mit dem Patienten oder der Patientin ein wichtiger Teil der Pflegearbeit ist.

Im GuKG § 14 (2) 1. wurde die Erstellung der Informationssammlung wie folgt festgeschrieben: „Erhebung der Pflegebedürfnisse und des Grades der Pflegeabhängigkeit des Patienten oder Klienten sowie Feststellung und Beurteilung der zur Deckung dieser Bedürfnisse zur Verfügung stehenden Ressourcen (Pflegeanamnese)". Weiss-Faßbinder/Lust (2000, S. 42–44) ergänzen aus der Regierungsvorlage, dass diese Informationen die Personalien, Diagnosen und Therapien sowie die entsprechenden Verordnungen, den körperlichen Zustand, individuelle Bedürfnisse des Patienten bzw. der Patientin und ihrer Angehörigen, das Ausmaß der Pflegebedürftigkeit und die Fähigkeit zur Mitarbeit umfassen. Doch die PatientInnen sollten nicht zu bestimmten Inhalten – etwa medikamentösen Therapien – von ÄrztInnen und Pflegepersonen doppelt befragt werden. Neben dem Gespräch sind weitere Elemente wie die Beobachtung, die körperliche Untersuchung, die Durchsicht sämtlicher Unterlagen (ärztliche Einweisung, Transferbericht etc.) wichtig. Die Aufnahme in ein Krankenhaus oder eine Pflegeanstalt ist oftmals abrupt und nicht geplant. Dabei sind der Patient, die neue Bewohnerin vielfach von vorangegangenen diagnostischen Eingriffen, von Schmerzen, Sorgen und/oder Ängsten irritiert (vgl. ARGE Mödling, 1999, S. 2). Wie vollständig und richtig die erhobenen Daten sind, wird in erster Linie davon abhängen, wie gut der Beziehungsaufbau gelingt, d. h. wie viel Kommunikationskompetenz die Pflegeperson hat. Ohne gute Daten lässt sich schwer eine Entscheidung hinsichtlich der erforderlichen Pflege treffen. Die Anamnese ist deshalb das Herzstück des gesamten Pflegeprozesses, die essenzielle Grundlage für die professionelle, die methodisch geplante Pflege. Jene Pflegeperson, die das Anamnesegespräch führt, sollte auch die Bezugspflegeperson für den gesamten Aufenthalt sein.

Alle erhobenen Daten müssen auf ihre Validität, d. h. Gültigkeit hin überprüft werden (siehe 3.10).

Liegen keine individuellen Informationen zum Patienten bzw. zur Patientin vor, wird der oder die Betroffene eine standardisierte Routinepflege erhalten. Pflege kann grundsätzlich in vier Qualitätsstufen eingeteilt werden (vgl. Reiter/Kakosh, 1963, und Canadian Nurses Association, 1966):

Stufe 0 = gefährliche Pflege
Stufe 1 = sichere Pflege/Routinepflege
Stufe 2 = angemessene Pflege
Stufe 3 = optimale Pflege

Nach den von der ANA (American Nurses Association – Amerikanischer Verband professioneller Pflegepersonen) 1991 herausgegebenen „Standards of Nursing Practice" (Richtlinien für die Pflegepraxis) soll die Sammlung von Informationen über den Gesundheitszustand eines Klienten oder einer Klientin systematisch und kontinuierlich erfolgen. Das bedeutet, dass die Informationssammlung nach dem Erheben der Pflegeanamnese keinesfalls abgeschlossen ist, sondern während des gesamten Aufenthaltes fortgesetzt werden muss. Die Daten müssen in einem zugänglichen Abrufsystem handschriftlich oder EDV-gestützt aufgezeichnet und gespeichert werden. Alle gewonnenen Informationen, die nicht in den Kompetenzbereich der Pflege fallen, müssen an die zuständige Berufsgruppe übermittelt werden.

Die Summe aller erhobenen Informationen steht für den ersten Schritt im diagnostischen Prozess.

3.1 Definition

Der Begriff Anamnese wird aus dem Griechisch-Lateinischen mit „Erinnerung" übersetzt und meint im medizinischen Zusammenhang die Vorgeschichte einer Krankheit nach Angaben des bzw. der Kranken (vgl. Duden, 1990, S. 58).

Käppeli (2000[2], S. 13) definiert die Pflegeanamnese so: „Die Pflegeanamnese beinhaltet alle Informationen, die eine Pflegeperson von einem/über einen Patienten erhält bezüglich seinem bisherigen Gesundheitsverlauf, seiner diesbezüglichen Befindlichkeit und seinem diesbezüglichen ‚Funktionieren'."

Andere Autoren wie beispielsweise die amerikanischen Pflegewissenschaftler Collier und Mitarbeiter (1998) sprechen von Assessment und meinen damit die Einschätzung der neu aufgenommenen PatientInnen.

Vordergründige Ziele der Pflegeanamnese sind:

- Klärung der pflegerelevanten Fakten und Tatsachen (Erhebung des Pflegebedarfs), um systematisch und individuell vorgehen zu können.
- Auf- und Ausbau einer für beide Beteiligten sinnvollen Pflegebeziehung und
- die Einbeziehung (Partizipation) und das Empowerment (aktive Beteiligung, Mitentscheidung) des Klienten bzw. der Klientin und ihrer Vertrauensperson(en).

Die Partizipation wird im englischen Sprachraum intensiv diskutiert, während sie in der deutschsprachigen Literatur eher selten vorkommt.

Empowerment meint die Befähigung zu selbstbestimmtem Handeln. Das kann ein sozialer, kultureller, psychologischer oder politischer Prozess sein, der entweder auf eine Einzelperson oder eine ganze Gemeinschaft zugeschnitten ist. Der oder die Betroffenen sollen dabei eine größere Kontrolle über ihre Entscheidungen und Handlungen gewinnen (vgl. WHO, 1998, S. 6, 7).

Komponenten der Pflegeanamnese
Die Pflegeanamnese umfasst mehr Elemente als lediglich das Erstgespräch.
Sie beinhaltet
- Informationen vor dem persönlichen Erstkontakt,
- den Aufbau einer professionellen Pflegebeziehung,
- die Ersteinschätzung,

- die Übermittlung von Informationen an den oder die Betroffene,
- das Anamnesegespräch selbst,
- die Beobachtung,
- die körperliche Untersuchung sowie
- die Hinzuziehung von Literatur und/oder
- die Konsultation von ExpertInnen.

Einzelne Komponenten können parallel mit anderen laufen – z. B. Ersteinschätzung, Beobachtung und körperliche Untersuchung – und es müssen nicht immer alle Elemente zum Einsatz gelangen.

3.2 Informationen vor dem persönlichen Erstkontakt

Die Pflegeperson holt vor der ersten geplanten Begegnung mit dem oder der Betroffenen alle Informationen ein, die der Organisation bereits vorliegen. Dabei handelt es sich um Daten wie Name, Geschlecht, Alter, Herkunft, Versicherungsdaten und bereits bekannte medizinische Diagnosen. Diese Daten können aus dem Einweisungsformular der zuweisenden Stelle (Hausarzt/-ärztin, Rettungsorganisation, Notarzt/-ärztin, Ambulanz etc.) entnommen werden, aus der Krankengeschichte eines früheren Aufenthaltes stammen, aus Transferberichten anderer sozialer Einrichtungen, aus mündlichen Informationen von ÄrztInnen, Verwaltungspersonal, Ambulanzpflegepersonen etc.

Bereits diese Informationen können bei der Pflegeperson Vorurteile, Stereotype, eigene Erfahrungen in Erinnerung rufen, die, wenn sie nicht bewusst gemacht werden, ihr Handeln maßgeblich beeinflussen können. Das kann etwa bei der Aufnahme eines bereits bekannten Alkoholkranken mit einem aktuellen Promillespiegel von über drei der Fall sein, oder bei Personen aus einem bestimmten sozialen Milieu oder mit ausländisch klingendem Namen. Hinzu kommt: Kennt der oder die Pflegende Details nicht, die dem Krankenhaus oder der Pflegeorganisation bereits vorliegen, so entsteht für den Patienten bzw. die Patientin der Eindruck, dass hier der Kommunikationsfluss nicht funktioniert. Das verunsichert die Betroffenen (noch mehr). Zudem können daraus peinliche Situationen entstehen.

Beispiel
Eine Auszubildende erhielt den Auftrag, bei einem Karzinompatienten, der zum wiederholten Male zur Applikation des Chemotherapeutikums kam, die Pflegeanamnese zu aktualisieren. Sie nahm zuvor keinen Einblick in die bestehende Krankenakte. Sie erläutert ihre Erlebnisse so: „Bei der Fragestellung selber hatte ich keine Probleme, bis auf die Frage seiner Stuhlgewohnheiten. Denn als der Mann sein Hemd hochzog und

mir sein Stoma zeigte, wusste ich im ersten Augenblick nicht, was ich sagen sollte. Ich hatte einfach nicht damit gerechnet. Mir war es in diesem Moment sehr unangenehm, nichts darüber gewusst zu haben."

3.3 Aufnahme einer professionellen Pflegebeziehung

Wenn sich PatientIn und Pflegeperson zum ersten Mal kennen lernen, stehen oft Unsicherheit, unausgesprochene Ängste, Abhängigkeitsempfinden u. dgl. im Vordergrund. Umso wichtiger sind daher ein freundliches, höfliches, aber vor allem ungekünsteltes, empathisches Auftreten der Pflegeperson. Die Pflegeperson sollte „in der Welt des Klienten bzw. der Klientin" zu Hause sein. Sie sollte versuchen, die Schilderungen und geäußerten Gefühle der Betroffenen präzise und sensibel zu erfassen und mehr wahrzunehmen als nur den Wortsinn des Gesagten, ohne jedoch die Äußerungen zu bewerten.

Eine positive Wertschätzung und einfühlendes Verstehen, ein so genanntes kongruentes Verhalten, erkannte Rogers bereits 1973 als wesentliche Dimensionen für den Aufbau sowie den Verlauf einer Beziehung. Sich kongruent zu verhalten bedeutet, dass sich die Pflegeperson hinter keiner professionellen Maske oder Fassade verbirgt, sondern dass sie gegenüber dem Klienten bzw. der Klientin transparent handelt und Gefühle und Einstellungen offen zeigt. S. Weinberger (1996) geht auch davon aus, dass man Kongruenz nicht einfach lernen kann, sondern dass es sich dabei um eine grundlegende Einstellung handelt. Diese Einstellung kann man durch persönliche Weiterentwicklung erwerben, indem man sich selbst besser kennen lernt.

Für den Auf- und Ausbau einer fundierten Beziehung zwischen Pflegeperson und KlientIn sind die Häufigkeit der Begegnungen sowie das Ausmaß der gemeinsam verbrachten Zeit ausschlaggebend. Weitere Voraussetzungen für das Gelingen einer befriedigenden Beziehung sind die Fähigkeit beider zum wechselseitigen Geben und Nehmen (Blamauer et al., 2001/2003, Janhonen, 1993, Williams, 1998 und Frei-Rhein/Hantikainen, 2001).

Ist die Pflegeperson allerdings erschöpft und fühlt sich ausgebrannt, so kann sich das in einer Distanzierung gegenüber dem Patienten bzw. der Patientin bis hin zu einer zynischen Haltung äußern.

3.3.1 Erstkontakt

Der erste Kontakt mit dem oder der Betroffenen ist entscheidend für den weiteren Verlauf der Pflegebeziehung. Dieser Kontakt wird maßgeblich bestimmt:

- durch das Ausmaß und den vom Klienten bzw. der Klientin wahrgenommenen Schweregrad der Gesundheitsbeeinträchtigung und
- von der neuen, für den Klienten bzw. die Klientin in der Regel fremden Umgebung.

Die Atmosphäre in vielen Akut-, aber auch Langzeiteinrichtungen ist häufig geprägt durch Sterilität, verbunden mit überwiegend weißen Flächen, weißer Dienstkleidung, weißer Bettwäsche, unbekannten, unangenehmen Gerüchen, unbekannten Geräuschen bis hin zu bedrohlichem Lärm und wenig Privatsphäre. Diese Situation steht in krassem Gegensatz zur bisherigen vertrauten, persönlichen Umgebung im Eigenheim und kann zu Beklemmung, einem Gefühl der Hilflosigkeit, Angst vor Kontrollverlust und Machtlosigkeit führen bzw. dieses Gefühl verstärken (vgl. Busch, 1996).

Gelingt der Aufbau einer fundierten Pflegebeziehung nur vage oder nicht, so wird der Patient bzw. die Patientin kaum persönliche, intime Daten an die Pflegeperson weitergeben. Das wiederum verhindert meist eine korrekte und komplette Pflegeplanung.

Beispiel
Bei diesem Beispiel aus der Schülerpraxis dürfte der Beziehungsaufbau mehrfach gelungen sein. Eine Auszubildende berichtet: „Es stellte sich heraus, dass man zu Patienten, mit denen man eine Pflegeanamnese erstellt hat, einen ‚besonderen Draht' entwickelt. Ich hatte das Gefühl, dass die Patienten sich gern an jemanden wenden, der sich mit ihnen schon etwas auskennt."

> Eine Pflegebeziehung gilt als sinnvoll, wenn sie für den Klienten bzw. die Klientin und die Pflegeperson bereichernd wirkt.

3.3.2 Ersteinschätzung

Die Ersteinschätzung stellt das Ergebnis des ersten groben „Screenings" (Untersuchung) des oder der neu aufgenommenen PatientIn dar. Diese erste Untersuchung und Beurteilung sollte möglichst rasch durchgeführt werden. Die Ersteinschätzung ist auch juristisch notwendig, da der Zustand des Patienten bzw. der Patientin beim Eintreffen konkret nachvollziehbar sein muss. Immer wieder werden Fragen nach der Herkunft von Hautdefekten, Hämatomen, Nervenläsionen im Zusammenhang mit Operationen etc. gestellt. Das folgende Beispiel soll die Situation von Pflegepersonen veranschaulichen, in die sie aufgrund unvollständiger Dokumentation rasch geraten können.

Beispiel
An einer Unfallabteilung eines Krankenhauses wurde eine 94-jährige Patientin, die eine Schenkelhalsfraktur nach einem Sturz erlitten hatte, betreut. Die Patientin hatte multiple Hämatome, weil sie unmittelbar vor der Aufnahme zu Hause mehrmals gestürzt war. Sie war vermutlich aufgrund des vorangegangenen Unfalls und des Ortswechsels vollständig desorientiert und schrie deshalb immer wieder laut um Hilfe. Ein Besucher eines anderen Patienten, der zu diesem Zeitpunkt hauptberuflich als Staatsanwalt tätig war, nahm die Schreie wahr und brachte die für ihn in Verdacht stehende Misshandlung zur Anzeige. So mussten die Pflegepersonen nachweisen, welches Hämatom „worauf" zurückzuführen war.

Folgende Inhalte sollten in einem Ersteinschätzungsbogen aufgezeichnet werden:

- Datum und Uhrzeit der Aufnahme
- Von wem/welcher Abteilung wurde der Patient/die Patientin übernommen? (z. B. Ambulanz, Station, OP, Rettung, Notarzt/-ärztin, von zu Hause)
- In welchem Zustand wurde der Patient/die Patientin übernommen? (Vitalparameter, Mobilität, ggf. Sensibilität, psychische, soziale Auffälligkeiten)
- Mit welchen Kanülen, Drainagen, Sonden etc. wurde der Patient/die Patientin übernommen?
- Erste Beurteilung des körperlichen Zustandes
- Wertgegenstände/Depositen
- Unterschrift/Handzeichen der Pflegeperson, die die Ersteinschätzung durchgeführt hat

Für die Dokumentation dieser Inhalte eignen sich insbesondere Ersteinschätzungsbögen, die im Multiple-Choice-Format gestaltet sind. So ist das schriftliche Festhalten relativ einfach, ohne dass wesentliche Punkte vergessen werden.

3.4 Information der PatientInnen

„Auskunft" zu erhalten, also vom Pflegepersonal informiert und aufgeklärt zu werden, ist ein Patientenrecht. Im KAKuG § 5a und in den entsprechenden Landesausführungsgesetzen wurde festgehalten, dass PatientInnen ein Recht auf Aufklärung und Information über die Behandlungsmöglichkeiten und deren Risiken haben. Ergänzend dazu wurde für die Pflege im GuKG § 9 die Auskunftspflicht normiert (siehe 2.1). KlientInnen, PatientInnen, HeimbewohnerInnen haben aber nicht nur ein Recht auf Information, sondern in der Regel auch ein Bedürfnis danach. In entsprechenden Untersuchungen konnte ein eindeutiger Zusammenhang zwischen PatientInnenzufriedenheit und Information nachgewiesen werden. Auf den Pflegealltag übertragen bedeutet das: Je besser die KlientInnen informiert, beraten, geschult werden, umso größer ist die Wahrscheinlichkeit, dass sie sich aktiv an der Pflege beteiligen.

3.4.1 Warum Information so wichtig ist

Aus den von Alexandra Just in einer Studie (2000) ausgewerteten Pflegeanamnesegesprächen geht hervor, wie unentbehrlich dieser Informationsfluss für PatientInnen ist. Eine Pflegeperson schrieb über eine Karzinompatientin: „Sie kann im Moment gut mit der Krankheit umgehen. Sie sagt, wenn sie alles weiß, kann sie sich darauf einstellen und es angehen." Umgekehrt entstehen durch Unwissen und empfundene Ungewissheit der Betroffenen Spannungen, Angst, Sorgen, Leid und Qual, die häufig schwer auf der Beziehung PatientIn/Pflegeperson lasten (vgl. Bühlmann, 1998; Weber/Kirsch, 2000).

Information vorzuenthalten bedeutet immer auch eine Form der Machtausübung durch jene, die Informationen bewusst oder unbewusst nicht vermitteln.

Die Praxis zeigt, dass häufig verabsäumt wird, neu aufgenommene PatientInnen über organisatorische und pflegebezogene Belange zu informieren. Im Rahmen einer Dokumentenanalyse von 19 Pflegedokumentationen zweier Abteilungen eines Akutkrankenhauses konnte ich feststellen, dass nur zwei PatientInnen pflegebezogene Informationen erhielten. Aus rund einem Viertel der Dokumente ging hervor, dass diese PatientInnen auch keine organisatorischen Informationen erhalten hatten (vgl. Leoni-Scheiber, 2001/2003, S. 33, 34).

Die Pflegepersonen müssen sich auch vergewissern, dass die übermittelten Informationen verstanden werden. Sie sollten deshalb die Art sowie die Fülle der Daten qualitativ an die jeweilige Person bzw. ihren aktuellen Gesundheitszustand und ihre geistigen Fähigkeiten anpassen (vgl. Rettke, 1999). Unter Umständen ist es notwendig, wichtige Informationen auf mehrere kleine „Portionen" aufzuteilen, sie insgesamt zu reduzieren, mehrfach zu wiederholen bzw. die Vertrauensperson häufiger mit einzubeziehen. Zudem sollte die Pflegeperson dem bzw. der Betroffenen die Gelegenheit geben, Fragen zu stellen.

Zwei Arten von Informationen können unterschieden werden:

- organisatorische und
- pflegebezogene Informationen

3.4.2 Organisatorische Informationen

Dazu zählen

- Informationen zur Orientierung in der unmittelbaren Umgebung, z. B. Funktion des elektrischen Bettes, welches Nachtkästchen und welchen Kleiderschrank der Patient bzw. die Patientin benutzen darf, wie Rufanlage, Telefon, Radio, TV-Gerät funktionieren, Lage von Waschraum und Toilette, wo die Mahlzeiten eingenommen werden können, wo es untertags Getränke gibt, Vorstellung der MitpatientInnen
- Details zur An- und Abmeldung in der Gesundheitsinstitution, etwaige Gebühren
- Informationen zur Depositenverwahrung, Möglichkeit, einen Safe zu mieten etc.
- Besuchszeiten, Parkmöglichkeiten für BesucherInnen, Kontaktmöglichkeiten zur Institution, zu einzelnen Abteilungen von außen (Telefon-, Faxnummer, E-Mail-Adresse)
- Informationen zu Kiosk, Café, Essensbestellung u. dgl.
- Rauch-, ggf. Handyverbot
- Friseur, Fußpflege
- Seelsorge, Priester, Teilnahme an Messen, Kommunionsspende
- Beschäftigungsmöglichkeiten (z. B. Seiden malen, Kerzen verzieren)
- Patientenanwalt – Name, persönliche Kontaktmöglichkeit oder Telefonnummer, E-Mail-Adresse, Briefkasten

Viele Institutionen haben zu diesem Zweck auch Informationsbroschüren zusammengestellt.

3.4.3 Pflegebezogene Informationen

Sie betreffen sämtliche von der Pflegeperson gesetzten gesundheits- und krankenpflegerischen Maßnahmen, unabhängig davon, in welchen Tätigkeitsbereich sie fallen (eigenverantwortlich, mitverantwortlich oder interdisziplinär). Medizinische Informationen wie radiologische, serologische oder andere Untersuchungsergebnisse, Indikationen, Kontraindikationen oder die Durchführung spezieller operativer Techniken, die Gabe von Chemotherapeutika und dgl. dürfen ausschließlich ÄrztInnen mitteilen. Erkennt die Pflegeperson derartige Wissensdefizite des Patienten bzw. der Patientin oder beklagen diese selbst Informationslücken, soll die Pflegeperson einen Termin mit dem oder der Zuständigen vermitteln, bei dem dann die offenen Fragen geklärt werden können.

Die pflegebezogenen Informationen im eigenverantwortlichen Bereich betreffen in erster Linie sämtliche Prophylaxen inklusive der jeweiligen Risikofaktoren. Die PatientInnen sollen auch über alle dokumentierten Pflegeinhalte Bescheid wissen. Informationen rund um die mitverantwortlichen Tätigkeiten wie die Medikamentenapplikation, Blutentnahme, das Legen von Kathetern und Sonden müssen sie ebenso zeitgerecht und ausführlich genug erhalten. Über Tätigkeiten im interdisziplinären Handlungsfeld (z. B. Entlassung, Transfer) sollten die Betroffenen von den beteiligten Personen informiert werden. Dabei handelt es sich meist um Arzt/Ärztin und Pflegeperson.

Beispiel
Sollen einer Patientin medizinische Thrombosestrümpfe angepasst werden, muss sie über das Thromboserisiko, die Wirkung und das Handling informiert werden. Bekommt ein Patient Infusionen über Infusionspumpen verabreicht oder werden seine Vitalparameter über einen Monitor überwacht, so müssen ihm selbstverständlich die Funktionen, die Bedeutung der akustischen und optischen Alarme erklärt werden.

Ein besonderes Thema, weil juristisch problematisch, ist die Dokumentation der weitergegebenen Informationen zum Anbringen von Bettgittern, da das Recht auf Freiheit beschränkt wird. Hier muss die Dokumentation besonders sorgfältig sein und auch die Reaktionen des bzw. der Betroffenen und ihrer Angehörigen enthalten. Die Einträge in der Pflegeanamnese: „Den Angehörigen wäre recht, wenn man beidseits Bettgitter anbringt. Der Pat. ist einverstanden." und „Auf Wunsch des Patienten Gitter angebracht." sind gut formuliert. Hingegen ist der Eintrag „Gitter beidseits in der Nacht" ohne weiteren Kommentar in der Pflegeanamnese unzureichend und problematisch (vgl. Leoni-Scheiber, 2001/2003, S. 33, 34).

Bedenken Sie auch, dass KlientInnen jederzeit das Recht haben, Handlungen, unabhängig ob von der Pflegeperson angeordnet oder nicht, abzulehnen. Dafür benötigen sie zeitgerechte Informationen und soweit möglich alternative Angebote.

Damit die Pflegeperson aber überhaupt in der Lage ist, diese umfangreichen Informationen zu vermitteln,

- muss sie vorbereitet sein und
- ein vielschichtiges Wissen besitzen (Fachwissen, Wissen über die Organisation etc., vgl. Walther, 2001).

Die Vorbereitung meint zum einen die Persönlichkeitsmerkmale (Einstellung, Haltung etc.) und zum anderen einen ausreichenden Wissensstand über den Patienten oder die Patientin. Mangelndes organisatorisches oder Fachwissen kann die Pflegebeziehung und die Pflegequalität negativ beeinflussen.

Beispiel
Eine Auszubildende führt ein Anamnesegespräch mit einem Diabetiker. Im Anamnesegespräch wird ihr klar, dass der Patient seine Diät nicht ernst nimmt. Zwei Zehen wurden bereits amputiert und drei weitere sind bereits stark angegriffen. „An dieser Stelle hätte ich mir gewünscht, etwas genauer über Diabetes Bescheid zu wissen, um besser darauf eingehen zu können."

> PatientInnen, KlientInnen, HeimbewohnerInnen haben ein Recht auf Information und wollen diese auch. Gut informiert fühlen sie sich sicherer und können dann auch selbstständig(er) handeln.

3.5 Das Anamnesegespräch

Das Anamnesegespräch sollte nicht als Erstgespräch bezeichnet werden, da es vielfach nicht das erste persönliche Gespräch zwischen Pflegeperson und PatientIn darstellt (siehe 3.3).

Hier möchte ich einen Überblick über die notwendige Grundhaltung, über Zeitpunkt, Dauer und Ausmaß des Anamnesegespräches sowie umfassende Tipps zur praktischen Anwendung wie zum Gesprächsstil, den Fragetypen und zu Frageninhalten geben.

3.5.1 Grundhaltung

Neben anderen, bereits oben erwähnten Gesichtspunkten nimmt die Grundhaltung der Pflegeperson im Gespräch eine wichtige Stellung ein.

Heidemarie Weber, Krankenschwester und zugleich Soziologin, und die Philosophin Hiltrud Kirsch (2000) beziehen sich auf Sokrates und sehen in der so genannten dialogischen Grundhaltung einen Schlüssel zum Erfolg. Dabei gelten die Pflegeperson wie der bzw. die PatientIn als Nichtwissende. Das Nichtwissen wird als Tugend verstanden, um sich für die Sache oder das Problem offen zu halten bzw. sich bewusst zu öffnen. Wenn die Pflegeperson akzeptiert, dass auch sie Nichtwissende ist, führt das zu einer Verhaltensänderung. Beide GesprächspartnerInnen bemühen sich um gegenseitiges Verständnis. Dadurch entsteht der Kontakt und beide werden zu gleichberechtigten PartnerInnen. So kann eine ideale Gesprächsbasis geschaffen werden. In Bezug auf die Gewohnheiten, Ressourcen und Bedürfnisse des Patienten bzw. der Patientin kann die Pflegeperson grundsätzlich nur eine Nichtwissende sein. Sie kann zwar generelle Bedürfnisse, die der überwiegende Anteil der Betroffenen mit dem gleichen Krankheitsbild hat, aus ihrer Erfahrung und ihrem Wissen ableiten, individuelle Defizite, Ressourcen und Gewohnheiten aber nicht.

3.5.2 Zeitpunkt und Dauer des Anamnesegespräches

Die Frage, wann das Pflegeanamnesegespräch durchgeführt werden soll, wird in der Literatur wie in der Praxis unterschiedlich beantwortet. Gehäuft trifft man auf die Forderung, dass es noch am Aufnahmetag selbst geführt werden muss (vgl. ARGE Mödling, 1998, S. 3; Just, 2000). Die Krankenpfleger Arets et al. (1997, S. 276) meinen, dass das Gespräch innerhalb von vier bis zwölf Stunden nach der Aufnahme stattfinden soll, sofern dies der Zustand des Patienten bzw. der Patientin zulässt. Andere, etwa Pägel (1989), vertreten die Meinung, das Anamnesegespräch sollte bis spätestens am dritten Tag nach der Aufnahme bzw. auf Spezialabteilungen wie Intensivstationen erst ab dem dritten Tag bis spätestens eine Woche danach geführt werden. Der Arbeitskreis „Projekt Patientenorientierte Pflege an Intensivstationen" (POP) am Wiener AKH (1997) begründet diese Empfehlung mit dem Ausfall der IntensivpatientInnen als direkte Informationsquelle. Deshalb wird das Gespräch in erster Linie mit der oder den Vertrauenspersonen geführt, die sich aber erst auf die veränderte, zumeist angstbesetzte, schwierige Situation einstellen müssen.

Aussagen über die sinnvolle Dauer von Anamnesegesprächen gibt es nur vereinzelt. Im österreichischen Standard zum pflegerischen Erstgespräch bei neu aufgenommenen PatientInnen wird von zehn bis zwanzig Minuten ausgegangen (vgl. ARGE Mödling, 1998, S. 3).

Wenn sich der Beziehungsaufbau durch persönliche Faktoren (des Patienten oder der Patientin bzw. der Pflegeperson) oder aufgrund von äußeren Faktoren schwieriger gestaltet, ist es sinnvoll, das Gespräch zu einem späteren Zeitpunkt fortzuführen (vgl. Weber/Kirsch, 2000, S. 130). Soll die Anamnese umfassender erhoben werden, wie z. B. im Rahmen einer Biografieerhebung, so kann die Informationssammlung sich auch über mehrere „Einzelsitzungen" erstrecken.

> Der Zeitpunkt und die Dauer des Anamnesegespräches müssen individuell auf den Klienten bzw. die Klientin und auf die Situation (die Umgebungsfaktoren) abgestimmt werden.

3.5.3 Ausmaß des Anamnesegespräches

Die Ausführlichkeit des Anamnesegespräches hängt von mehreren Faktoren ab, zum einen vom Grad und der Art der Pflegebedürftigkeit, von den Fähigkeiten zur Mitarbeit und den Beeinträchtigungen des Patienten bzw. der Patientin, die aus der Krankheit oder der Therapie resultieren, von geplanten therapeutischen Interventionen und zum anderen von der voraussichtlichen Aufenthaltsdauer in der jeweiligen Gesundheitsinstitution. Diese erste Einschätzung basiert auf den Informationen, die die Pflegeperson

- vor dem persönlichen Erstkontakt erhalten hat,
- im Rahmen der Ersteinschätzung erheben konnte,
- während der Übermittlung von Informationen beobachtet und erkannt hat,
- aus der aufgenommenen professionellen Beziehung ableiten konnte,
- vom Betroffenen bzw. der Betroffenen selbst und/oder der Vertrauensperson erhielt und
- aus eigenem Wissen und eigener Erfahrung schöpft.

Der letzte Punkt entscheidet im Wesentlichen über die kompetente Verknüpfung einzelner Zeichen und Symptome zu ersten Schlüssen – sprich Hypothesen (siehe Kapitel 4).

Abb. 4 soll die notwendige Ausführlichkeit und Tiefe des Anamnesegesprächs verdeutlichen. Der Punkt in der linken Hälfte der Abbildung stellt einen Patienten dar, der voraussichtlich nur kurz (wenige Tage) hospitalisiert wird und bei dem die Pflegeperson zunächst eine mittelgradige Pflegebedürftigkeit festgestellt hat. Das bedeutet, dass das Gespräch möglichst rasch – noch am Aufnahmetag – durchgeführt werden sollte und dass ein durchschnittlicher Umfang der Informationssammlung erforderlich ist. Der Punkt in der rechten Bildhälfte oben beschreibt eine Patientin, die voraussichtlich für mehrere Monate aufgenommen wird und intensiverer Pflege bedarf. Bei ihr kann sich die Pflegeperson für das Anamnesegespräch mehrere Tage Zeit lassen, jedoch sollte dieses umfassend, möglicherweise auch im Sinne einer Biografieerhebung, gestaltet werden. Diese Grafik ist keinesfalls als statisch zu verstehen, jede neue Information, jede plötzliche Veränderung des Gesundheitszustandes erfordert eine neu angepasste Vorgehensweise. Fixe Handlungsrichtlinien in diesem Zusammenhang sind nicht empfehlenswert.

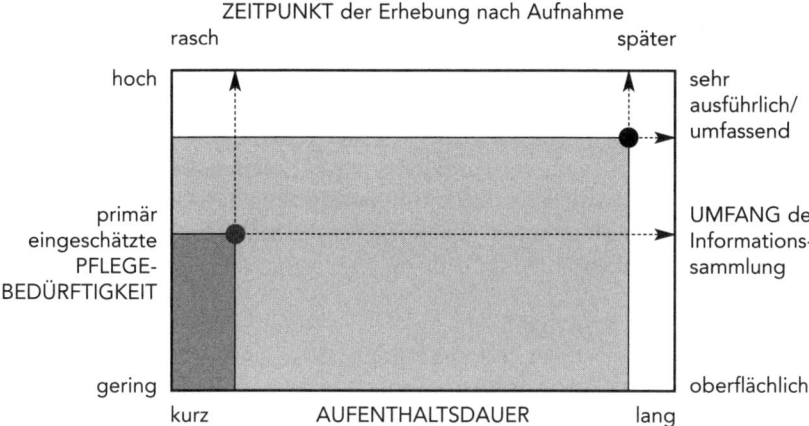

Abb. 4: Ausführlichkeit und Tiefe von Pflegeanamnesen

Ein Beispiel bestehender Richtlinien zur Pflegeanamnese
Im Richtlinienteil der Rahmenstandards des Wiener KAV (Krankenanstaltenverbund) 2003 wird das Ausmaß der Pflegeanamnese von der geplanten Verweildauer abhängig gemacht. Die voraussichtliche Aufenthaltsdauer wurde in fünf Kategorien eingeteilt: bis vierzehn Stunden, vierzehn bis 72 Stunden, drei Tage bis drei Wochen, drei Wochen bis drei Monate und länger als drei Monate. Exemplarisch wird die Vorgehensweise für die erste und dritte Kategorie beschrieben. Bis vierzehn Aufenthaltsstunden sind Informationen zu den Bedürfnissen Bewegung, Essen/Trinken, Körperpflege, Kleiden und Ausscheiden einzuholen. Weitere nur dann, wenn die Pflegeperson Gefährdungen wahrgenommen hat. Wird der voraussichtliche Aufenthalt zwischen drei Wochen und drei Monaten liegen, so wird eine umfassende Datensammlung gefordert. Diese Standards besitzen für sechzehn Krankenanstalten und sieben Geriatriezentren mit 13 000 PflegemitarbeiterInnen und 14 800 Betten in Wien Gültigkeit.

Je nachdem, wie ausführlich die Pflegeanamnese gestaltet wird bzw. welcher Schwerpunkt von der diplomierten Pflegeperson gelegt wird, gibt es unterschiedliche Bezeichnungen für das Vorgehen. Collier et al. (1998, S. 45 ff.) unterscheiden folgende Arten der Pflegeanamnese bzw. des Assessments (unter Assessment versteht man die Sammlung und Interpretation von pflegerelevanten Informationen inkl. der Bewertung/Einschätzung des Gesundheitszustandes des oder der Betroffenen):

- Umfassendes Assessment
- Fokusassessment
- Screeningassessment und
- fortlaufendes Assessment

Umfassendes Assessment
Das umfassende Assessment bezeichnet eine umfangreiche, gründliche, pflegespezifische Datensammlung, die viel Zeit in Anspruch nimmt. Die Pflegeperson wird zu sämtlichen Bedürfnissen (z. B. ATL, AEDL, LA) Informationen einholen. In der Geriatrie wird der Schwerpunkt vielfach in der Biografieerhebung liegen, um Verhaltens- und Vorgehensweisen der betreffenden Person nachvollziehen zu können und so die Basis für eine fundierte Pflegebeziehung zu schaffen, aber auch um die individuell richtigen Pflegeinterventionen auswählen zu können.

Beispiel
Ein Auszubildender berichtet: „Bei allen Befragten stellte sich heraus, dass die Biografie ein Grundstein der Persönlichkeit ist. Für eine gute Pflege, die versucht, auf den Altenheimbewohner einzugehen, ist es notwendig, über die Biografie Bescheid zu wissen. Man kann dann Musik, Spiele und Anstöße für Gespräche gezielt auswählen."
Auch das „Aushalten" eigenwilliger Verhaltensweisen von Bewohnern wird dadurch erleichtert: „Der Umgang mit ihr ist nicht immer einfach, doch kennt man ihre Lebensgeschichte, bekommt man Verständnis dafür."

Fokusassessment
Beim Fokusassessment, das auch gezieltes Assessment genannt wird, werden Daten in Zusammenhang mit einem bestimmten Problem eingeholt. Dieses Problem kann der oder die Betroffene selbst geäußert haben, von der Pflegeperson aufgrund der vorliegenden Erstdaten (siehe 3.3) vermutet werden oder auch im Zusammenhang mit einer speziellen Pflegediagnose stehen.

Beispiel
Bei einem Asthmatiker wird sich die geplante Datenerhebung hauptsächlich auf die Atmung beziehen (siehe 8.2.2). Dazu zählen aktuelle Informationen zur Atemfrequenz, zur peripheren Sauerstoffsättigung, zu hörbaren Atemgeräuschen, Auswurf, Einsatz der Atemhilfsmuskulatur, zum subjektiven Empfinden seiner Atemsituation usw. Es gibt jedoch vielfältige Querverbindungen zu anderen Bereichen. Nach langfristiger Kortisonapplikation etwa sollte auch die Haut entsprechend beurteilt werden.

Screeningassessment
Das Screening ist eine Filteruntersuchung zur Krankheitsfrüherfassung (vgl. Gutzwiller/Jeanneret, 1999, S. 39), das Screeningassessment stellt eine spezifische Kurzeinschätzung dar. Ziel ist es, eine Datengrundlage zur Auswahl geeigneter Vorbeugungsmaßnahmen zu bekommen. Zur allgemeinen Krankheitsvorbeugung (Primärprävention) können Teilbereiche oder umfassend der Lebensstil erfragt werden – Bewegungsverhalten, Ernährung, Sexualverhalten, Stillen etc. Diese Daten werden zur Formulierung von Wellnessdiagnosen herangezogen. Sekundär- und tertiärpräventiv wird

nach Risikofaktoren gesucht, um mögliche Gefährdungen diagnostizieren zu können und/oder interdisziplinäre Pflegediagnosen zu erstellen (siehe Kapitel 5, Pflegediagnosen).

Beispiel
Wird ein Patient mit insulinpflichtigem Diabetes stationär aufgenommen, sollten sämtliche Informationen eingeholt werden, die dazu dienen können, eine ausgeglichene Stoffwechsellage zu erreichen, damit Spätschäden und Komplikationen wie Hypo- und Hyperglykämie vermieden werden können. Wie er seinen Blutzucker misst und sich Insulin verabreicht, muss ebenso überprüft werden wie sein Sehvermögen, der Zustand seiner Füße, der Einstichstellen, der Fingerkuppen usw. Nur wenn alle diese Daten vorliegen, können adäquate Maßnahmen besprochen und umgesetzt werden.

Fortlaufendes Assessment
Das fortlaufende oder kontinuierliche Assessment findet bei allen KlientInnen statt. Bei jeder Begegnung, insbesondere bei allen Pflegehandlungen, werden Daten gezielt oder ungeplant neu eingeschätzt (siehe 8.2.2). Sämtliche Informationen/Daten müssen laufend aktualisiert werden, damit die angeordneten Pflegemaßnahmen richtig und auf dem neuesten Stand sind. Auch der Arbeitskreis des Wiener AKH (1997, POP) verweist auf die laufende Ergänzung der Informationssammlung als Grundlage für einen dynamischen Prozess.

Beispiel
Sie treffen einen Patienten auf dem Gang an und beobachten – nicht geplant – unbewusst/bewusst seine Motorik. Der nächste Schritt besteht darin, ihn in Small talk zu verwickeln, so können Sie seinen Orientierungssinn zumindest partiell überprüfen. Anders beim Verbandswechsel: Führen Sie einen angeordneten Verbandswechsel durch, beurteilen Sie planmäßig die Wunde, die Wundumgebung und das Empfinden des Patienten oder der Patientin.

Das Ausmaß der Pflegeanamnese muss ebenso wie der Zeitpunkt und die Dauer individuell an den Klienten bzw. die Klientin sowie an die Situation (die Umgebungsfaktoren) angepasst werden.

3.5.4 Zehn Tipps für die Praxis

1. Sich richtig vorstellen
Stellen Sie sich mit Ihrem Namen und Ihrer Funktion vor, sofern das nicht bereits geschehen ist.

2. Nach offenen Bedürfnissen fragen
Klären Sie, ob Ihr Gesprächspartner bzw. Ihre Partnerin vor dem Gesprächsbeginn noch Bedürfnisse zu erledigen hat. Ob er/sie noch zu Ende essen möchte, den gegenwärtigen Besuch verabschieden will oder noch die Toilette aufsuchen muss.

3. Sich Zeit nehmen
Vermitteln Sie Ihrem Gegenüber, dass Sie sich für ihn bzw. sie Zeit nehmen. „Die ruhige und aufmerksame Zuwendung wird sich in der Genauigkeit der Datenerfassung und der Details niederschlagen und zu einer gemeinsamen Wirklichkeit in Bezug auf bestehende Ressourcen, Probleme und deren Bewältigungsstrategien beitragen" (Weber/Kirsch, 2000, S. 125). Führen Sie kein Anamnesegespräch, wenn Sie in Eile sind, sich im Nachbarzimmer ein Notfall ereignet hat oder Sie ein schlechtes Gewissen haben, weil ein anderer von Ihnen betreuter Patient aus welchen Gründen auch immer jetzt Ihre ungeteilte Aufmerksamkeit erhalten sollte. Zeitmangel wirkt sich fast immer negativ auf das kommunikative Miteinander aus. So haben Lalouschek und Menz (1999) in einer sprachwissenschaftlichen Studie herausgefunden, dass, je größer der Druck im Laufe eines Vormittags wurde,

- desto kürzer dauerten die Anamnesegespräche mit den Betroffenen,
- desto weniger zusätzliche Informationen wurden den KlientInnen übermittelt,
- desto knapper und unwilliger beantworteten die Pflegepersonen die Fragen der PatientInnen und
- desto eher wurden weitere eintretende Probleme und Zwischenfälle von Pflege- wie ärztlichem Personal abgewehrt anstatt konstruktiv bearbeitet (vgl. Walther, 2001, S. 341).

Haben Sie lediglich einen begrenzten Zeitraum zur Verfügung, so besprechen Sie das im Vorfeld. So kann sich Ihr Gegenüber darauf einstellen, das verhindert eine eventuell falsche Einschätzung oder Interpretation Ihrer Vorgehensweise. Wechselseitige Erwartungen können so konkretisiert und Enttäuschungen vermieden werden.

> Klären Sie Ihren Gesprächspartner bzw. Ihre Gesprächspartnerin über die voraussichtliche Dauer des Gespräches auf und holen Sie rechtzeitig das Einverständnis zu Zeitpunkt und Dauer ein.

4. Die Intimsphäre wahren
Wahren Sie die Intimsphäre des Patienten bzw. der Patientin. Ein Gespräch, das zum Ziel hat, die persönlichen Gewohnheiten, Bedürfnisse, Defizite,

Ressourcen einer Person in Erfahrung zu bringen, sollte keinesfalls in der „Öffentlichkeit" geführt werden. Mit Öffentlichkeit sind von BesucherInnen und Personal frequentierte Gänge, Räume und Aufenthaltsbereiche gemeint. Über persönliche Probleme zu sprechen fällt vielen Menschen ohnehin nicht leicht, vor allem dann nicht, wenn es sich um eher tabuisierte oder mit Scham, Angst oder Ekel besetzte Themen handelt – Inkontinenz, künstlicher Darmausgang, Vaginalausfluss, aber auch Bewegung, Ernährung, Trinken usw.

Deshalb sollten mobile Bettnachbarn aus dem Zimmer gebeten werden, sofern die zu befragende Person selbst bettlägerig ist. Stehen Gesprächsräume wie Besprechungs- oder Untersuchungszimmer, eventuell auch ein Arbeitsraum zur Verfügung, so sollten diese von den Pflegepersonen für mobile PatientInnen genutzt werden. Besteht aufgrund diverser Umgebungsfaktoren nur unter besonders erschwerten Bedingungen oder keine Möglichkeit, ein akustisch und optisch abgeschirmtes Gespräch zu führen, so muss der bzw. die Betroffene um das Einverständnis zu dieser Gesprächssituation befragt werden. Die Pflegeperson selbst sollte durch eine rücksichtsvolle Fragestellung und Lautstärke ihre Wertschätzung signalisieren.

Walther (2001) konnte allerdings nachweisen, dass knapp die Hälfte aller geführten Pflegeanamnesegespräche gestört werden.

5. Auf gleicher Ebene kommunizieren
Passen Sie die Kommunikationsebene im Sinne einer symmetrischen Kommunikation an. Nehmen Sie sich einen Stuhl, um sich zu bettlägerigen KlientInnen zu setzen. Aufgrund der Rollenverteilung besitzen Pflegepersonen Macht, die PatientInnen sind von vornherein schwach, handlungseingeschränkt oder -unfähig bis hin zu ohnmächtig. Deshalb nehmen PatientInnen vieles hin (z. B. Informationsdefizite) oder lassen Unangenehmes über sich ergehen (patientenfeindliche Arbeitsablaufstrukturen, vgl. Weber/Kirsch, 2000, S. 118).

6. Das Gesprächsanliegen klar formulieren
Erklären Sie Ihrem Gegenüber Ihr Anliegen – den Sinn, das Ziel des Anamnesegespräches, und holen Sie sein bzw. ihr Einverständnis dazu ein, sofern das nicht schon zuvor, etwa bei der Vereinbarung des Gesprächszeitpunktes, geschehen ist.

So könnte die Vereinbarung zu einem Gespräch lauten:
Hr. Huber, ich möchte ein Gespräch mit Ihnen führen, um Ihnen Gelegenheit zu bieten, uns Ihre persönlichen Anliegen, Wünsche und Bedürfnisse in Bezug auf Ihre Pflege mitzuteilen. Wir möchten diese hier mit

> einbeziehen. Außerdem sollte ich anhand der Informationen, die Sie mir übermitteln, etwaige Gefährdungen, die aufgrund Ihrer Beeinträchtigungen, Ihrer Diagnose oder der ärztlichen Therapie auftreten könnten, erkennen und mit Ihnen geeignete Maßnahmen besprechen. Zudem möchte ich Ihnen einige Informationen über unser Haus geben, damit Sie sich einfacher orientieren können, sowie Informationen über pflegerische Inhalte. Das Gespräch wird ca. eine halbe Stunde dauern. Passt das für Sie? Sind Sie einverstanden, dass wir uns jetzt darüber unterhalten?
>
> Die konkrete Ankündigung des Anamnesegespräches sowie die Fülle und Genauigkeit von Informationen, die dem Betroffenen vermittelt werden, müssen auf seinen aktuellen Gesundheitszustand zugeschnitten werden.

Vielfach erklären Pflegepersonen PatientInnen, dass sie sie kennen lernen wollen. Darunter wird jedoch von verschiedenen Menschen Unterschiedliches verstanden. Manche denken dabei an oberflächlichen Small talk, andere an ein tief greifendes, intimes Kennenlernen etc. Die Pflegeperson sollte deshalb möglichst konkret formulieren, was mit dem Pflegeanamnesegespräch erreicht werden soll.

Pflegepersonen verabsäumen häufig, den Patienten bzw. die Patientin über den Sinn des Gespräches aufzuklären. Nennen sie den Zweck, dann umschreiben sie diesen oft so, dass der oder die Betroffene kaum wissen kann, worum es wirklich geht.

7. Ein Gespräch führen, nicht interviewen
Das Pflegeanamnesegespräch sollte eher als Gespräch und weniger als Interview geführt werden. Doch dieses Vorgehen erfordert Übung, Erfahrung und Reflexion.

Für Lewandowski (1990) ist das Gespräch die natürliche Art und Weise des Sprachgebrauchs im Alltag, bei der zwei oder mehrere TeilnehmerInnen sich zwanglos und dennoch sozial geregelt in der Redeführung abwechseln. Entscheidend sei dabei der Wechsel von Sprecher- und Hörerrolle und die Möglichkeit, ein Thema anzuschneiden oder anzunehmen (vgl. Walther, 2001, S. 38). Beim Interview hingegen nimmt die Pflegeperson den aktiven Part ein, der oder die PatientIn wird dabei fast automatisch in die passive Rolle gedrängt.

Wird der bzw. die Betroffene aber als ExpertIn der eigenen Bedürfnisse und Gewohnheiten betrachtet, dann muss er oder sie auch die Möglichkeit haben, selbst Themen anzuregen. Zudem muss die Pflegeperson aktiv zuhören. Es können jedoch keine generellen Richtlinien zur Gesprächsführung und zum Umgang mit PatientInnen aufgestellt werden (vgl. Bauer,

1997). Das fehlende „Kochrezept" sollte durch ein individuelles, also personen- und situationsgerechtes Handeln ersetzt werden.
Der Gesprächseinstieg, das Aufwärmen, lässt sich durch belangloses Plaudern über das Wetter, ein aktuelles weltpolitisches oder regionales Geschehen erleichtern.

Beispiel
Eine Auszubildende erzählt: „Da ich hörte, dass sie nicht aus Österreich ist, war der Beginn nicht schwierig. Man spricht über Urlaub, ihren Heimatort, was passiert ist. In unser Gespräch band ich die ATL gut ein."

Manche KlientInnen erzählen von sich aus mehrere Details aus ihrem Leben, sodass die Pflegeperson das Gespräch steuern muss, um jene Daten zu erhalten, die für die Pflege relevant sind. Andere PatientInnen wiederum sind äußerst zurückhaltend. In solchen Fällen ist vermehrt Einfühlungsvermögen und Geduld erforderlich.

Es ist auch wichtig, dem oder der Betroffenen immer die Möglichkeit zu geben, Fragen zu stellen. Redewendungen, die die eigene Befindlichkeit der Pflegeperson widerspiegeln, sollten vermieden werden, beispielsweise „Das ist mir auch bekannt" oder „So ist es mir auch schon ergangen". Diese Aussagen würden zu einem inneren Rückzug beim Gegenüber führen (vgl. Weber/Kirsch, 2000, S. 131). Auch auf Wörter aus der Pflegefachsprache bzw. dem „Pflegeslang" sollte man möglichst verzichten. Nichtinsider, das sind PatientInnen zumeist, können die Worte „Pflegebedürftigkeit", „Prophylaxe", „Anus praeter", „mobil", „Druckstellen", „grüne Damen" etc. nicht entsprechend begreifen.

Häufig werden von KlientInnen verdeckte Signale ausgesandt, die nur durch aufrichtiges, aktives Zuhören wahrgenommen werden können. Die durch die Anspielungen zum Ausdruck gebrachten Themen sind für sie meist sehr wichtig. Der oder die Betroffene möchte sie jetzt, im Moment, loswerden oder zumindest darauf aufmerksam machen. Solche Anspielungen sind ideale Anknüpfungspunkte, um mehr vom Erleben des Patienten bzw. der Patientin zu erfahren. Pflegende sollten diese Signale unbedingt aufgreifen und dem Patienten oder der Patientin so viel Zeit zur Verfügung stellen, wie zur Klärung nötig ist.

Lernen Sie in der Gesprächsvorbereitung keine Phrasen auswendig. Gehen Sie statt dessen offen, ehrlich und interessiert in die Gespräche. Reflektieren Sie auch jedes Gespräch, das Sie geführt haben, hinsichtlich Ihrer Empfindungen und der Reaktionen Ihres Gegenübers.

8. Den richtigen Fragetyp wählen
Grundsätzlich werden vier Fragetypen im Pflegeanamnesegespräch differenziert:

- offene Fragen,
- halboffene Fragen,
- geschlossene Fragen und
- Suggestivfragen

Offene Fragen eignen sich vor allem zum Gesprächseinstieg. Der oder die Betroffene erhält die Möglichkeit zur Selbstdarstellung, kann über sein oder ihr subjektives Erleben berichten und dabei die Informationen inhaltlich und mengenmäßig dosieren (vgl. ZEFFP, 1995/1997, S. 11). Diese Fragestellung ermuntert KlientInnen, mehr von sich zu erzählen. Gewähren Sie dieser Gesprächsphase Zeit und bestätigen Sie Ihr Verstehen mit zustimmendem Kopfnicken oder Kurzlauten wie ja und mhm.

> **Beispiel**
> „Was beschäftigt Sie im Moment am meisten?" „Wie geht es Ihnen?" „Liegt Ihnen irgendetwas am Herzen?"

Halboffene Fragen, die nur wenige konkrete Antworten zulassen, und geschlossene Fragen, die meist nur mit Ja oder Nein beantwortet werden können, eignen sich eher zum Nachfragen und besseren Detailverständnis. Diese gezielten Rückfragen helfen auch beim Überbrücken von Pausen (vgl. Weber/Kirsch, 2000, S. 124). Das Nachfragen vermittelt dem Gegenüber Interesse an seiner Person.

> **Beispiel**
> „Habe ich Sie richtig verstanden, dass Sie bereits beim Übertreten der Türschwelle zwischen Ihrer Küche und Ihrem Wohnzimmer starke Atemnot empfinden?" (geschlossene Frage)
> „Was hilft Ihnen am besten, die Atemnot auszuhalten?" (halboffene Frage)

Suggestivfragen schreiben den PatientInnen ein bestimmtes Verhalten, eine konkrete Vorgehensweise und dgl. zu, mehr noch, sie schreiben ihm oder ihr dieses förmlich vor. Einem suggerierten Verhalten nicht zuzustimmen bedeutet, dieser Aussage zu widersprechen. Aufgrund der rollendefinierten Machtposition der Pflegeperson trauen sich Betroffene kaum, diese Aussagen zu widerlegen. Deshalb ist es besser, auf diese Fragen ganz zu verzichten.

> **Beispiel**
> „Sie fühlen sich hier im Krankenhaus/im Seniorenzentrum wohl?" „Ihre Halsschmerzen sind jetzt leichter geworden?" „Haben Sie gut geschlafen?"

9. Die richtigen Fragen stellen
Das zweifellos Schwierigste in einem Pflegeanamnesegespräch ist es, nach dem Gesprächseinstieg jene Fragen zu stellen, mit denen entsprechend relevante Antworten „provoziert" werden. Je weniger Erfahrung die Pflegeperson hat, desto mehr wird sie sich am Pflegeanamneseblatt orientieren. Die meisten Systeme zur Anamnesedokumentation sind nach Bedürfnismodellen (z. B. ATL, siehe 3.11.1) in Form von Checklisten strukturiert. Die Gefahr besteht, dass sich die Pflegeperson nicht vom Formblatt losreißen kann und so das Gespräch zu einem Interview wird, wodurch aber viele Informationen verloren gehen oder nicht abgefragt werden.

Fragen zu religiösen und anderen Bedürfnissen: Bevor das Gespräch begonnen wird, sollte die Pflegeperson das notwendige Ausmaß, die Ausführlichkeit überdenken. Bei jeder Frage ist abzuwägen, ob sie notwendig ist und die persönliche Diskretion nicht überflüssigerweise verletzt. Beispielsweise muss überlegt werden, ob die Pflegeperson dezidiert nach der Konfession fragen soll, wenn der oder die Betroffene keine oder nur wenig Unterstützung in der Selbstpflege benötigt, voraussichtlich nur kurz in der Gesundheitseinrichtung verweilen wird und keinerlei Signale in diese Richtung aussendet. Viele Personen der heutigen Wertegesellschaft wollen nicht zu ihrem Glauben Stellung beziehen. Offene Fragen, die mehrere Lebensbereiche des Patienten oder der Patientin ansprechen, eignen sich hingegen besonders für „freie Antworten", hier können sie selbst bestimmen, wie viele Informationen sie zu welchen Lebensumständen bekannt geben möchten.

Beispiel
„Haben Sie Gewohnheiten bezüglich Tagesablauf, Ernährung, Verdauung etc., die für Ihre Gesundheit wichtig sind und auf die Sie hier im Krankenhaus nicht verzichten möchten?" (vgl. ZEFFP, 1995/1997, S. 18)

Fragen nach Telefonnummern und Wertgegenständen: Für jede halboffene oder geschlossene Frage sollte die Pflegeperson eine Erklärung mitliefern oder zumindest parat haben, um sich einerseits die Bedeutung dieser Fragen für die Pflege zu vergegenwärtigen und andererseits diese Bedeutung auch dem Patienten bzw. der Patientin mitteilen zu können. Beispielsweise die Frage nach der Telefonnummer von Angehörigen oder die Frage nach den Wertgegenständen/Depositen. Pflegepersonen erklären die Frage nach der Telefonnummer meist mit einem etwaigen Bedarfsfall, was die KlientInnen häufig verunsichert. In Einzelfällen erscheint diese Frage sogar als Disziplinierungsmaßnahme.

Beispiele
Die deutsche Pflegewissenschaftlerin Sabine Walther hat Erstgespräche aufgezeichnet (2001):
Krankenschwester: „Mh, Ihren Ehemann? Gut. Den man dann auch, eh, im Bedarfsfall benachrichtigen kann?"
Krankenschwester: „Und wer kümmert sich jetzt in erster Linie, wenn jetzt irgend ..."
Patientin: „Um mich? Ich mich selber."
Geeigneter ist es, die Betroffenen nach Freunden oder nahen Verwandten zu fragen, die ihr Vertrauen genießen und die sie in ihrer Situation unterstützen. Eine darauf folgende Frage könnte sein: „Möchten Sie, dass wir Ihrer Vertrauensperson Informationen geben – z. B. wenn sie sich nach Ihrem Befinden unmittelbar nach der Operation erkundigt?"

Die Frage nach mitgebrachten Wertgegenständen sollte ausschließlich im Zusammenhang mit dem Angebot einer sicheren Verwahrung angesprochen werden. Zusätzlich muss der Klient bzw. die Klientin über die Haftungssituation der jeweiligen Institution im Falle eines Diebstahls aufgeklärt werden. Die Ausnahme stellen bewusstlose oder verwirrte PatientInnen dar, deren Schmuck, mitgebrachtes Geld, Ausweise u. dgl. ordnungsgemäß dokumentiert und dem gesetzlichen Vertreter bzw. Ehegatten usw. übergeben werden sollen.

Beispiel
„Herr Huber, ich möchte Sie darüber in Kenntnis setzen, dass Sie selbst die Aufsicht über Ihre Wertgegenstände übernehmen müssen, wie dies auch in der Hausordnung verankert ist. Sollten Sie sich im Garten unseres Hauses aufhalten, sich einer Röntgenuntersuchung unterziehen oder Ähnliches – also nicht in Ihrem Zimmer anwesend sein –, kann unsere Institution für etwaig abhanden Gekommenes keine Haftung übernehmen. Sie haben aber die Möglichkeit, Ihre Wertgegenstände in einem Safe direkt hier an der Abteilung auch vorübergehend einsperren zu lassen."

Fragen nach dem körperlichen Zustand: Die Fragen rund um den körperlichen Zustand sollten nicht mit dem Kürzel AZ für Allgemeinzustand zusammengefasst werden. Dafür gibt es keine einheitlichen und konkreten Definitionen. Statt dessen sollte der körperliche Zustand möglichst präzise und ohne inhaltliche Wiederholung anderer Elemente wie Mobilität und Hautzustand beschrieben werden. Diese können sich auf den BMI, Wahrnehmungsstörungen, Aussagen zum Körpergefühl, besondere Ressourcen oder Fähigkeiten beziehen. Für die Beurteilung des körperlichen Zustandes inklusive der Hautbeschaffenheit genügt die Befragung nicht, Beobachtung und körperliche Untersuchung sind mindestens ebenso wichtig. Vertraut man aus bestimmten Gründen (z. B. bei jungen PatientInnen, die sich zur Hautbeurteilung nicht auszuziehen brauchen) trotzdem nur auf die PatientInnenaussage, dann sollte das auch so dokumentiert werden (lt. Aussage/Angaben des Patienten/der Patientin).

Fragen nach Rauch- und Trinkgewohnheiten: Das Rauchverhalten sollte im Kontext allfälliger Atemprobleme und einer eventuell bevorstehenden Operation oder anderer Risikofaktoren aufgegriffen werden, Ähnliches gilt für die Frage nach dem Alkoholkonsum.

Beispiel
Hier noch ein Auszug aus einem von Sabine Walther (2001) aufgezeichneten Anamnesegespräch:
Krankenschwester: „Trinken Sie gern irgend einen Wein, Bier oder so?"
Patient: „Komisch, dass der Alkohol vorn liegt. Wie viel Wasser ich in der Woche trinke, interessiert keinen."
Völlig zu Recht hat hier ein Patient barsch auf die Frage nach dem Alkoholkonsum reagiert. Wesentlich wichtiger sind die tägliche Trinkmenge und die Getränkevorlieben – ob er oder sie lieber Tee trinken möchte (welchen), stilles Wasser, Mineralwasser und wo man diese Getränke beziehen kann. Hat der Patient oder die Patientin tatsächlich einen problematischen Umgang mit Alkohol, werden Sie das durch mehrere andere Anzeichen wahrnehmen (ev. Atemgeruch, Verhalten, Rhinophym, Aszites, Laborwerte etc.).

Gesprächsthema Sicherheit: Der Themenbereich „für Sicherheit sorgen" umfasst viele Komponenten. Das können Bettgitter sein, selbst mitgebrachte Medikamente, Allergien, Gefahrenquellen wie Türschwellen, Treppen, keine rutschsicheren Teppiche, Kälte-, Hitze- oder Stromquellen und vieles mehr. Für viele Patienten und Patientinnen wird das alles kein Thema sein, für andere ein sehr wesentliches, vor allem bei älteren Menschen in Bezug auf die Sturzgefahr. In diesem Fall müssen dazu möglichst viele und konkrete Informationen eingeholt werden.

Gesprächsthema „Mann/Frau sein" und „Sinn finden": Weitere schwierige Themen betreffen die Bedürfnisse „sich als Mann/Frau fühlen" sowie „Sinn finden". Beides sollte nur dann zum Gesprächsthema werden, wenn dies der oder die Betroffene anspricht, durch Anspielungen vermittelt und/oder wenn die Pflegeperson dazu Beobachtungen wahrnimmt. Pflegeprobleme zum Bereich „sich als Mann/Frau fühlen" können sich ergeben, weil der Klient oder die Klientin

- andersgeschlechtliche Pflegekräfte ablehnt,
- außergewöhnliche Schamgefühle im Rahmen der Intimpflege empfindet,
- seine Sexualität z. B. über einen längeren Zeitraum nicht ausleben kann,
- sich bei Pflegehandlungen enthemmt verhält,
- sich aufgrund seiner Situation in einer veränderten Rolle wiederfindet (z. B. Zustand nach Brustamputation einer Frau),
- sich nicht mehr selbst schminken kann,
- Berührung und Körperkontakt völlig ablehnt und vieles mehr.

(vgl. Hellmann, 2003, S. 40)

Pflegeanamnese

Nur ein geringer Teil der Patienten und Patientinnen in Akuteinrichtungen wird mit grundsätzlich fremden Personen über das intime Thema „Sinn finden" reden wollen, es sei denn, es berührt eines der zentralen Probleme, das vielleicht auch zur Aufnahme in die Gesundheitsinstitution geführt hat. In der Langzeitpflege wird diese Frage naturgemäß viel häufiger thematisiert, weil sich hier oft Menschen in ihrem letzten Lebensabschnitt befinden. Hier gilt es jedoch weniger Fragen zu stellen als aufrichtig zuzuhören, zu verstehen und zuzulassen.

Wenig angesprochene Themen: Einige Themen werden selten bis nie in Anamnesegesprächen behandelt.

Just (2000) konnte nachweisen, dass die Lebensbereiche Körpergefühl, Selbstpflegedefizit, Sicherheit und soziale Interaktion in allen vierzehn von ihr beobachteten und aufgezeichneten Pflegeanamnesen nicht zur Sprache kamen.

Weiters sprechen Pflegende von sich aus nur selten emotionale Inhalte an. Pflegende wechseln das Thema, wenn PatientInnen emotionale Probleme offen legen (vgl. Weber/Kirsch, 2000). Doch das Erlernen von Gesprächstechniken kann hier keine Abhilfe schaffen, die Auseinandersetzung mit den eigenen Gefühlen ist hier allein entscheidend.

Beispiel
Eine Auszubildende führt in einer Prüfungssituation ein Anamnesegespräch mit einem knapp über achtzigjährigen Mann. Dieser kommt zur Aufnahme, weil sein Hausarzt einen Tumor im unteren Gastrointestinaltrakt vermutet. Der Patient soll eine Koloskopie erhalten. Die Schülerin erhebt die Lebensgewohnheiten und Bedürfnisse des Klienten. Plötzlich sagt er, dass er Angst hat, sterben zu müssen, weil man einen Krebs entdeckt. Aber das gehe nicht, da er seine pflegebedürftige Frau zu Hause betreue. „Was wird mit ihr, wenn ich ...". Die Auszubildende senkt den Blick, schweigt für kurze Zeit und gibt dann dem Betroffenen Informationen zum angeordneten Abführmittel.
Besser wäre es, die vom Patienten angesprochene Angst aufzugreifen. Beispielsweise durch Spiegeln – indem Sie das Gesagte wiederholen. „Sie sagten, Sie haben Angst sterben zu müssen und das geht nicht wegen Ihrer Frau." Oder Sie erkundigen sich, wer seine Frau in der Zeit, die er im Krankenhaus verbringt, versorgt. Gewähren Sie dem Betroffenen die Zeit, die er für die erste „Klärung" benötigt.

Versuchen Sie ein Gespräch mit möglichst offenen Fragen zu führen, damit Sie nicht in die Dilemma-Situation gelangen, Ihrem Gesprächspartner bzw. Ihrer Gesprächspartnerin irgendwelche Antworten abzuringen. Orientieren Sie sich an der aktuellen Lage des Patienten bzw. der Patientin und geben Sie ggf. Erklärungen zur Risikoeinschätzung und/oder zu optionalen Pflegemaßnahmen. Überlegen Sie, bevor Sie eine Frage stellen, ob Sie das Wissen zu diversen Bereichen für die individuelle Pflege benötigen.

10. Gesprächsende
Fassen Sie während des Gespräches nach Abschluss eines größeren Themas oder nach der gesamten Pflegeanamnese die wichtigsten Inhalte zusammen. Hinterfragen Sie, ob Sie alles richtig verstanden haben und ob die genannten Punkte für den Klienten bzw. die Klientin vollständig sind. So hat er bzw. sie die Möglichkeit, Inhalte richtig zu stellen bzw. zu ergänzen.

Bieten Sie dem oder der Betroffenen eine weitere Option, um noch offen gebliebene Fragen zu stellen. Bedanken Sie sich für die Offenheit und erwähnen Sie kurz, soweit vorhersehbar, wie sich der weitere Tagesablauf darstellen wird.

> Zusammenfassend:
> Das Anamnesegespräch hat einen zentralen Stellenwert für die Informationssammlung. Pflegende sollten als „Nicht-Wissende" in das Gespräch gehen, um dem Patienten bzw. der Patientin möglichst offen gegenüberzutreten.
> Der Zeitpunkt und das Ausmaß des Anamnesegespräches sind vor allem von der Pflegebedürftigkeit und der voraussichtlichen Aufenthaltsdauer abhängig.
> Die Einschätzung kann umfassend, gezielt in Hinblick auf nur ein Problem oder fortlaufend gestaltet werden. Eine spezifische Kurzeinschätzung im Sinne einer Filteruntersuchung wäre das Screeningassessment.
> Sich persönlich vorzustellen, sich bewusst für das Gespräch Zeit zu nehmen, das Wahren der Intimsphäre Ihres Gegenüber, das Anpassen der Kommunikationsebene und das Erklären von Sinn und Ziel des Gespräches fördern eine gute Gesprächsatmosphäre sowie die Offenheit des Patienten bzw. der Patientin.
> Beim Gespräch sollten vor allem offene Fragen gestellt werden.

3.6 Weitere Elemente der Anamnese

3.6.1 Beobachtung

Im Rahmen des Pflegeanamnesegespräches ist es auch möglich und wichtig, den Patienten bzw. die Patientin systematisch und gezielt wahrzunehmen: die Hautfarbe, ob er oder sie schwitzt, die Atemfrequenz, die Sprache, die Orientierung, die Körperhaltung, die Motorik, Monitoring-Ergebnisse, das Verhalten, die Mimik etc. Um möglichst vollständig wahrzunehmen ist es notwendig, sich auf das Gegenüber einzulassen. Routine kann die Wahrnehmung einschränken. Hinzu kommt: Die eigene Wahrnehmung ist nie das Spiegelbild der Realität, sondern es handelt sich um Konstrukte unseres Gehirns (vgl. Roth, 1996). Das, was wir wahrnehmen, hängt vor allem von der Persönlichkeit ab, von unserer individuellen Lebens- und Lerngeschichte, vom eigenen Wissen, den gemachten Erfahrungen und Erwartungen. Müri (1990) pocht daher darauf, dass jede Wahrnehmung durch drei Brillen gesehen werden sollte: durch jene des Verstandes, jene der Intuition und jene des Gefühls.

3.6.2 Körperliche Untersuchung

Die körperliche Untersuchung ist nicht nur eine ärztliche Tätigkeit. Die Pflegeperson führt bei all ihren Handlungen Bewertungen durch. Beispielsweise beurteilt sie Hautveränderungen, wenn sie dem Klienten oder der Klientin beim Entkleiden hilft, sie kontrolliert die Mundschleimhaut, wenn sie die Mundpflege durchführt etc.

Beispiel
Eine Auszubildende berichtet: „Eine siebzigjährige Frau wurde mit der Einweisungsdiagnose ‚Epistaxis' aufgenommen, der Brustbereich ihrer Kleiderschürze war auch dementsprechend blutig. Ich half ihr beim Entkleiden, um ihr in Folge Unterstützung bei der Reinigung und beim Anziehen eines frischen Nachthemdes zu bieten. Als der Oberkörper frei war, wurde ein großer exulzerierender Mammatumor, aus dem es geblutet hatte, sichtbar. Die Patientin hatte zwar auch geringfügiges Nasenbluten, aber die Hauptblutungsquelle war nun identifiziert. Selbstverständlich wurden die Daten sofort an die Mediziner weitergeleitet."

Wesentlich ist eine abgestimmte interdisziplinäre Zusammenarbeit, insbesondere der Medizin und der Pflege. So sollte nicht ohne Grund zweimal in kurzem Abstand von beiden Berufsgruppen der Blutdruck gemessen werden, es sollten auch nicht die Unterschenkel nach Schwellungen oder Verhärtungen doppelt abgetastet werden. Die Pflegeperson sollte situationsbedingt abwägen, wie rasch und in welchem Ausmaß sie die körperliche Untersuchung durchführt. So sollten bettlägerige PatientInnen möglichst unmittelbar nach der Aufnahme umfassend untersucht werden (Hautbeschaffenheit, Schleimhäute, Mobilität, Vitalparameter u. dgl.).

3.6.3 Hinzuziehung von Literatur

Bei bestimmten, eher seltenen Gesundheitsproblemen, diagnostischen Verfahren, Therapien und/oder pflegerischen Vorgehensweisen, die der jeweiligen Bezugsperson nicht oder nur oberflächlich bekannt sind, hilft das Nachschlagen in Fachliteratur. Dabei kann es sich um Fachzeitschriften,

Fachbücher, Übersichtswerke und Datenbanken im Internet handeln. Die erfolgreiche Literaturrecherche kann die Qualität der Pflege positiv beeinflussen.

3.6.4 Befragung von ExpertInnen

Auch die Befragung von ExpertInnen der eigenen oder einer anderen Disziplin kann bei Unwissenheit oder Unsicherheit helfen, die erforderlichen Informationen richtig zu sammeln bzw. erhobene Daten richtig einzuschätzen. Da sich in der Pflege wie auch in der Medizin Fachrichtungen immer schneller entwickeln, wächst auch das Expertentum. Für jede Richtung innerhalb einer Spezialdisziplin profilieren sich Fachpersonen. Leider hat die Befragung von ExpertInnen in der Pflege noch wenig Tradition.

3.7 Informationsquellen

In allen Phasen der Pflegeanamnese sind die Pflegepersonen auf InformantInnen angewiesen. Die Personen oder auch die Sache (z. B. Fachbuch), die Informationen aktiv und auch passiv vermitteln, werden als Informationsquellen bezeichnet.

Es gibt

- die direkte Informationsquelle und
- die indirekte Informationsquelle.

3.7.1 Die direkte Informationsquelle

> Betroffene, PatientInnen, KlientInnen, HeimbewohnerInnen sind eine direkte Informationsquelle, wenn sie aktiv an einem Gespräch teilnehmen oder passiv von der Pflegeperson untersucht werden, wenn diese etwa den Hautzustand, das Bewusstsein, die Atmung etc. prüft.
> Wenn möglich, sollte man immer den oder die Betroffene selbst zu Lebensgewohnheiten, Bedürfnissen, Ressourcen, Einschränkungen, Störungen befragen.

Der Patient, die Patientin ist *der/die* ExpertIn der eigenen Bedürfnisse, Ressourcen und Defizite. Nur sie können subjektive Empfindungen in ihrem Sinne richtig beschreiben. Das individuelle Selbstpflegebedürfnis bzw.

Selbstversorgungsdefizit kennt niemand so konkret wie der oder die Betroffene selbst.

Manche Patienten und Patientinnen können sich aber nur bedingt oder kaum selbst einbringen: Etwa KlientInnen mit Bewusstseinsstörungen, mit besonderen emotionalen Problemen (z. B. psychiatrische Erkrankungen), Betroffene mit geistigen/kognitiven Einschränkungen wie Desorientierung oder geistige Behinderung sowie PatientInnen mit akuten und gravierenden körperlichen Problemen (z. B. Notfall- und IntensivpatientInnen bei der Aufnahme, PatientInnen mit Atemnot, enormen Schmerzen, Todesängsten u. dgl.).

Alle PatientInnen aber müssen in der Pflege als direkte Informationsquelle herangezogen werden. Selbst stark bewusstseins- und sprachlich beeinträchtige Menschen wie endotracheal Intubierte sind in der Lage, über Gestik, Mimik und Stoffwechselvorgänge zu kommunizieren. So konnte der Neurologe Fröhlich 1991 aufgrund seiner Beobachtungen an schwerst geistig Behinderten feststellen, dass selbst bei ausgeprägten zerebralen Einschränkungen, etwa bei komatösen PatientInnen, folgende Fähigkeiten weitgehend erhalten bleiben:

- körpernahe Wahrnehmungen aufzunehmen (z. B. Berührungen: Wärme, Druck, Bewegung, Vibration, Lageveränderungen),
- mit dem Körper zu kommunizieren (z. B. über Atmung, Muskelspannungen, Veränderungen in Mimik, Gestik und Motorik),
- sich aktiv vor Dysregulation zu schützen (z. B. durch den psychosomatischen Rückzug auf sich selbst durch Autostimulation, beispielsweise durch Zuführen eines Schmerzreizes) und
- elementare Austauschprozesse zur Lebenserhaltung aufrechtzuerhalten (beispielsweise Stoffwechselprozesse, etwa Durchfälle).

(vgl. Bienstein/Fröhlich, 1991)

All diese von der Pflegeperson wahrgenommenen Informationen haben große Bedeutung im Rahmen der Pflegeanamnese.

3.7.2 Die indirekte Informationsquelle

> Als indirekte Informationsquelle werden alle verfügbaren InformantInnen bezeichnet, außer dem Klienten bzw. der Klientin selbst. Dazu zählen insbesondere die Vertrauensperson(en), das Personal anderer sozialer Einrichtungen, ExpertInnen, die Krankengeschichte, Literatur sowie das eigene Wissen, die persönlichen Erfahrungen der Pflegeperson.

Zur Vertrauensperson wird eine Person, wenn sie von dem oder der Betroffenen als auskunftsberechtigt benannt wurde. Kann ein Patient oder eine Patientin aufgrund des körperlichen, geistigen oder seelischen Zustandes diese nicht nennen (z. B. im Koma), muss davon ausgegangen werden, dass nahe Angehörige die Vertrauenspersonen sind, zumindest solange der oder die Betroffene keine anderen Auskünfte erteilt. Nahe Angehörige können die Mutter, der Vater, die Tochter, der Sohn, die Ehegattin, der Ehegatte sein.

Personal anderer sozialer Einrichtungen oder anderer Abteilungen in der selben Institution sind wichtige InformantInnen, wenn der Patient bzw. die Patientin zuvor dort betreut bzw. behandelt wurde. Dabei kann es sich um Pflegepersonal und/oder MedizinerInnen diverser Stationen im Krankenhaus, im Seniorenzentrum, in extramuralen Einrichtungen handeln, um SozialarbeiterInnen von ambulanten oder stationären Einrichtungen, um ErgotherapeutInnen, PhysiotherapeutInnen und/oder ernährungsmedizinische BeraterInnen.

ExpertInnen für bestimmte Fachrichtungen (z. B. StomatherapeutInnen), PraxisbegleiterInnen für basale Stimulation in der Pflege® können im Einzelfall wichtige Informationen beitragen.

Auch die Krankenakte von früheren Aufenthalten, Einweisungsformulare, Transferberichte, Kurzberichte von diversen Behandlungen können Daten liefern, die für die Ersteinschätzung von Bedeutung sind.

Leidet der Patient oder die Patientin an einer seltenen Erkrankung, erhält er bzw. sie eine wenig bekannte medikamentöse oder andere Therapie oder benötigt spezielle pflegerische Interventionen, so kann die entsprechende Fachliteratur weiterhelfen.

Beispiel
Eine Krankenschwester berichtet: „Eine Patientin mit einer thrombotisch-thrombozytopenischen Purpura wurde an der nephrologischen Spezialstation telefonisch angekündigt. Ich sollte die Bezugspflegeperson für die Patientin sein. Allerdings hatte ich zu diesem Zeitpunkt keine Vorstellung davon, wodurch diese Erkrankung verursacht wird, wie sie sich äußert, wie sie therapiert wird und vor allem, mit welchen Ressourcen und Defiziten der Betroffenen ich rechnen konnte. Das Nachlesen in den auf der Station verfügbaren Fachbüchern sowie das Gespräch mit einem Experten (Nephrologen) half mir, die Situation einigermaßen einzuschätzen und mich auf die erste Begegnung mit der Patientin vorzubereiten."

Das eigene Wissen, die persönlichen Erfahrungen der Pflegeperson bieten ihr die Entscheidungsgrundlage, um einzuschätzen, welche Informationen in welchem Ausmaß und mit welcher Dringlichkeit erhoben werden sollen. Auch die Vernetzung der erhobenen Daten zu sinnvollen Konstrukten wird durch mehr Wissen und Erfahrung vereinfacht.

> Im Rahmen jeder Informationssammlung gelangen beide Informationsquellen, die direkte und eine oder mehrere indirekte, zur Anwendung, allerdings in unterschiedlichem Ausmaß.

3.8 Informationstypen

Alle gesammelten Informationen können in zwei Gruppen eingeteilt werden (vgl. Collier et al., 1998).

- objektive Informationen – sie sind sachlich und nicht von Gefühlen und Vorurteilen bestimmt – und
- subjektive Informationen – das sind jene, die die unmittelbaren Empfindungen des Klienten bzw. der Klientin wiedergeben.

3.8.1 Objektive Informationen

Als objektiv werden alle beobachtbaren und messbaren Phänomene bezeichnet, beispielsweise Vitalparameter, sämtliche Laborparameter inkl. Blutgasanalysewerte, andere Untersuchungsbefunde wie radiologische, histologische, bakteriologische u. dgl., Körpergewicht, Harnmenge, Bauchumfang, Hautdefekte, Stomata und die diagnostizierte Krankheit selbst. Die Pflegeperson ist nicht für die direkte Beschaffung all dieser objektiven Daten verantwortlich.

Diese objektiven Indikatoren für Gesundheitsprobleme werden auch Zeichen genannt. Grundsätzlich werden objektive Daten wertfrei betrachtet. Der Pflegeperson muss trotzdem bewusst sein, dass sich persönliche Emotionen, Erfahrungen, Stereotype, vorgefasste Meinungen und mangelndes Wissen auf die Analyse der Daten auswirken können. Unter Umständen wird aus einer objektiven Information eine subjektive Interpretation der Pflegenden.

Beispiel
Betreuen Sie über einen längeren Zeitraum einen Diabetiker, der sich trotz intensiver Beratung und Schulung nicht an die Diät hält, so beurteilen Sie einen erhöhten HbA_{1c}-Wert im Lichte Ihrer persönlichen Erfahrungen.

Manchmal werden auch die Dokumentationseinträge objektiver Parameter subjektiv ausgedrückt. Zum Beispiel: „Atmung akzeptabel", „Atmung besser", „Hatte den ganzen Tag über sehr niedrigen Blutdruck" (Leoni-Scheiber, 2001/2003, S. 47). Diese Parameter sollten so ausgedrückt werden, dass andere Pflegepersonen, die den Betroffenen bzw. die Betroffene nicht kennen, die Aussagen nachvollziehen können. Beispielsweise: „Der Blutdruck war den ganzen Tag unter 90 mmHg systolisch", „Hatte heute keine hörbaren Atemgeräusche, der Pat. gibt Besserung seiner Atemsituation an".

3.8.2 Subjektive Informationen

Daten, die die unmittelbaren Empfindungen des Klienten oder der Klientin wiedergeben, sind subjektive Informationen. Diese Informationen, auch Symptome genannt, kann nur der Klient oder die Klientin selbst der Pflegeperson mitteilen. Symptome wie Schmerzen, Krämpfe, Müdigkeit, Schwäche, Erschöpfung, Durst, Hoffnungs- oder Machtlosigkeit sind Beispiele für Daten, die im Allgemeinen nicht beobachtbar oder messbar sind. Häufig hängt die Qualität, die Präzisierung und die Menge der subjektiven Daten vom kommunikativen Geschick, der Befragungstechnik und vor allem vom vorangegangenen Beziehungsaufbau zwischen Pflegeperson und KlientIn ab. Sie hängt auch davon ab, inwieweit der oder die Pflegende bereit ist, sich bei bewusstseinsbeeinträchtigten Personen auf nonverbale Kommunikation einzulassen.

Obwohl subjektive Daten „neutral" zu beschreiben sind, sollte man versuchen, sie so objektiv wie möglich darzustellen, beispielsweise auch, um später ein Pflegeziel in diesem Bereich evaluierbar zu machen. Eine Möglichkeit besteht in der Verwendung von visuellen Analogskalen (siehe 8.2.1). Alle subjektiven Informationen sollten so dokumentiert werden, wie der Patient oder die Patientin sie formuliert.

Beispiel
Fr. Renner sagte, dass sie jeweils beim Frisieren, wenn sie den rechten Arm über den Kopf hebt, besonders starke, stechende Schmerzen in der rechten Schulter verspürt.

Häufig werden subjektive Daten allerdings aus der Sicht der Pflegeperson dokumentiert. „Pat. ist sehr zufrieden", „Pat. geht es gut", „Pat. schlief gut", „heute schwach und müde", „hat Kopfschmerzen" (Leoni-Scheiber, 2001/2003, S. 47).

Um objektive und subjektive Informationen möglichst präzise wiederzugeben, eignet sich die Richtlinie „VAKOG" aus dem Neurolinguistischen Programmieren (NLP). V steht für visuell, A für auditiv, K für kinästhetisch, O für olfaktorisch und G für gustatorisch. Beschreibt die Pflegeperson die erhobenen Daten so, wie sie diese gesehen, gehört, gespürt, gerochen oder geschmeckt hat, dann lassen sich Interpretationen weitgehend vermeiden. Es sollte die möglichst konkrete Sinneswahrnehmung dokumentiert werden.

> Bei allen KlientInnen müssen objektive und subjektive Informationen eingeholt werden. Die Pflegeperson muss dabei darauf achten, dass sich die Informationen aus beiden Informationsgruppen nicht widersprechen. Treten solche Widersprüche auf, so sollten sie am besten mit dem oder der Betroffenen geklärt werden.

3.9 Auswahl und Ordnung der Daten

Bei einer richtig durchgeführten Pflegeanamnese erhält die Pflegeperson eine Fülle von Informationen, die beurteilt und geordnet werden müssen, damit sie für weitere Schritte, zunächst für den diagnostischen Prozess, verfügbar sind. Der Datenbeurteilung folgt eine bewusste/unbewusste Datenauswahl und -aussonderung.

Beispiel
Sie lernen einen Patienten erstmals kennen. Dabei nehmen Sie seine Sprache, seine Motorik, seine Hautfarbe etc. wahr. Die Haarfarbe, den Schmuck, den Stil der Kleidung, die der Patient trägt, beobachten Sie zwar auch, aber Sie sondern diese Informationen sofort aus, weil Sie diese in der Regel für die Pflege nicht benötigen (= unbewusste Selektion).
Weitere Daten wählen Sie aufgrund Ihrer persönlichen Erfahrung, Ihres Wissens und Ihres Pflegeverständnisses aus.

Die Auswahl von Informationen kann jedoch auch von organisatorischen Bedingungen abhängen. Personalmangel, vermehrtes Arbeitsaufkommen und dgl. können dazu führen, dass bewusst und unbewusst weniger Informationen aufgenommen werden. Das bedeutet, dass die Datenverarbeitung mit der Wahrnehmung und Bewertung seitens der Pflegeperson steht und fällt. Just (2000) zitiert Hussy (1998), dass es ohne Aufmerksamkeit, Empathie und das Verstehen sowie Erkennen der Probleme und Pflegediagnosen keinen Denk- oder Problemlösungsprozess geben kann.

Neben den persönlichen Charakter- und anderen Eigenschaften der Pflegeperson entscheidet der gewählte theoretische Rahmen, das Pflegemodell (siehe 9.1) oder die Pflegekonzeption, welche Daten für die Pflege als relevant angesehen werden. Das Pflegemodell spiegelt sich in der Regel auch in den verwendeten Formblättern zur Pflegedokumentation wider. Die konkrete Struktur des Pflegeanamneseblattes bestimmt dabei die Qualität und Quantität der erhobenen Daten. Nicht das Leidensausmaß des oder der Betroffenen, sondern der verfügbare Platz pro Rubrik entscheidet über die Menge der niedergeschriebenen Daten.

Just (2000) konnte zeigen, dass sich nur die Hälfte aller von der Pflegeperson wahrgenommenen Daten in der Dokumentation wiederfindet. Es bleibt jedoch fraglich, inwiefern der Informationsverlust Konsequenzen für die PatientInnen hat.

> Reflektieren Sie immer wieder Ihr Wissen, Ihre persönlichen Erfahrungen, Ihr Pflegeverständnis und welche Informationen Sie als wichtig einschätzen. Überlegen Sie weiters, welche Daten Sie häufig „unter den Tisch" fallen lassen und warum.

3.10 Validierung der Daten

Hinterfragen Sie, ob alle erhobenen Daten gültig und zuverlässig sind. Die Gültigkeit, die auch als Validität bezeichnet wird, zeigt an, ob das Messinstrument tatsächlich das misst, was es messen soll (vgl. Mayer, 2001, S. 70).

Beispiel
Die Pflegeperson tastet den Puls eines Patienten und dokumentiert anschließend das Ergebnis als Herzfrequenz. Dieses Vorgehen ist nicht valide, da die Herzfrequenz nur über die Ableitung eines EKG beurteilt werden kann. Nicht jede Herzerregung muss eine Pulswelle verursachen (z. B. Extrasystolen). Somit kann die Herzfrequenz höher als der Puls sein.

Informationen gelten als zuverlässig (reliabel), wenn wiederholte Messungen mit einem Messinstrument bei gleichbleibenden Rahmenbedingungen immer den gleichen Wert liefern. Beispielsweise, wenn nach wiederholter Beobachtung dasselbe wahrgenommen wird bzw. wenn unterschiedliche BeobachterInnen das gleiche wahrnehmen.

Ursachen dafür, dass Daten ungültig bzw. unzuverlässig sind:

- falscher Einsatz von Messinstrumenten (siehe Beispiel oben)
- falsche Handhabung von Messgeräten (z. B. unpassende Blutdruckmanschettengröße)
- meist unbewusste, realitätsferne Aussagen von kognitiv beeinträchtigten PatientInnen (z. B. Demenz, Intoxikation)
- eher bewusst getätigte unkorrekte Angaben von PatientInnen (z. B. aus Schamgefühl)

Ziele der Datenvalidierung:

- möglichst alle Ungereimtheiten und Widersprüche zu erfassen sowie die Gründe dafür zu eruieren
- eine Balance zwischen der Perspektive der Pflegeperson und jener des Patienten bzw. der Patientin herzustellen (auch zwischen objektiven und subjektiven Daten) und
- überprüfte Daten als Basis für die weiteren Schritte im Pflegeprozess (diagnostischer Prozess, Pflegediagnosen) zur Verfügung zu haben

Die vorliegenden Informationen können folgendermaßen überprüft werden:

- indem man die Gültigkeit der Informationen mit den Betroffenen nochmals bespricht

Beispiel
Pflegeperson: „Hr. Huber, interpretiere ich Ihr Stirnrunzeln und die gebeugte Körperhaltung richtig? Sie haben jetzt starke Schmerzen."

Unter Pflegenden besteht allerdings wenig Tradition, die erhobenen Daten gemeinsam mit dem oder der Betroffenen noch einmal abzugleichen. Das gezielte Zusammenfassen und Nachfragen (siehe S. 53) sollte jedoch als PatientInnenrecht erkannt und immer eingesetzt werden.

- durch Wiederholung der Messung/Beobachtung
- durch Gespräche mit allen involvierten Berufsgruppen, bezogen auf ihre Wahrnehmungen
- durch Nachschlagen in der Literatur

Werden nicht validierte Daten in die Dokumentation aufgenommen, kann das mehrere Folgen haben:

- nicht zusammenpassende, widersprüchliche (inkongruente) Informationen, die schwer einschätzbar sind
- falsche Einschätzung von PatientInnenaussagen, Situationen, Beobachtungen etc.
- inkorrekte Schlüsse aus den Informationen und in letzter Konsequenz sogar nicht zutreffende, nicht passende Pflegeinterventionen.

Überprüfen Sie alle erhobenen Daten auf Ihre Gültigkeit (Validität) und Zuverlässigkeit (Reliabilität), bevor Sie diese in die Dokumentation aufnehmen.

3.11 Dokumentation

Das schriftliche Festhalten aller erhobenen Daten dient der Nachvollziehbarkeit. Das ist erstens im Selbstschutzinteresse der Pflegenden und zweitens dient es als Nachweis für Dritte, auch für den oder die Betroffene selbst. Bedenken Sie, dass der Patient bzw. die Patientin ein Recht auf Akteneinsicht hat und die Formblätter in Kopie auch an sich nehmen darf. Dokumente müssen auch stets zugänglich aufbewahrt werden – für KollegInnen, andere beteiligte Berufsgruppen sowie für Sozialversicherungsträger, Gerichte u. dgl.

Bei der Dokumentation sollten folgende Punkte beachtet werden:

- Erklären Sie dem Klienten bzw. der Klientin, warum Sie Notizen zum Gespräch festhalten (idealerweise samt Datenvalidierung).

Beispiel
„Hr. Singer, ich werde wichtige Details aus unserem Gespräch aufschreiben, damit diese Informationen nicht verloren gehen. Meine KollegInnen, die Sie in meiner Abwesenheit betreuen, sollen ebenso informiert sein. Sonst werden Sie vieles mehrmals gefragt. Ich zeige Ihnen am Ende des Gespräches meine Aufzeichnungen bzw. gehe sie mit Ihnen durch, um zu kontrollieren, ob ich alles richtig verstanden habe."

- Drücken Sie sich klar und deutlich in Wort und Schrift aus. Versuchen Sie dabei die Informationen auf das Wesentliche zu reduzieren. ZEFFP (1995/1997, S. 14) empfiehlt, dass die Daten auf einem A4-Blatt Platz finden sollten.
- Vermeiden Sie wertende oder gar diskriminierende Formulierungen, etwa „Pamperswechsel", „Pat. scheint vieles nicht zu verstehen.", „Patient stinkt."
- Gehen Sie beschreibend vor anstatt zu interpretieren bzw. Schlussfolgerungen zu ziehen.
- Können Sie die Pflegeanamnese nicht gleich fertig stellen oder bleiben wesentliche Sachverhalte ungeklärt, müssen diese Punkte Gegenstand der mündlichen Übergabe sein und im Pflegebericht verankert werden.
- Informationen, die im Laufe des Aufenthaltes bekannt werden, sollten Sie immer mit aktuellem Datum und Uhrzeit im Pflegebericht eintragen. Würden diese jeweils im Anamneseblatt ergänzt, wäre die Übersichtlichkeit sowie Nachvollziehbarkeit bei den meisten Formblättern nicht mehr gegeben.
- Jede Bezugspflegeperson muss die Inhalte der Pflegeanamnese kennen.

3.11.1 Das Formblatt

Einer der wichtigsten Faktoren bei der Informationssammlung ist das Formblatt, in dem die Daten niedergeschrieben werden. Die grundlegende Gestaltung dieses Blattes ist deshalb besonders wichtig. Das Dokumentationssystem kann von offen bis hin zu völlig strukturiert sein. Das Pflegekonzept/-modell, das der Gestaltung des Formblattes zugrunde liegt, bestimmt, welche Daten für die Pflege wichtig sind.

Sowohl für offene, unstrukturierte als auch geschlossene, strukturierte Formblätter werden in Tabelle 1 Beispiele genannt und ihre Vor- und Nachteile abgewogen.

Erläuterungen zu den Beispielen in der Tabelle
Die in der Tabelle unter „Nachteile von offenen Dokumentationssystemen" genannten Fähigkeiten und Fertigkeiten von Pflegepersonen sind selbstverständlich keine Nachteile. Verfügt eine Pflegeperson jedoch nicht in ausreichendem Maß über diese Fähigkeiten, kann das den Erfolg der Pflegeanamnese schmälern, wenn nicht sogar zunichte machen.

Poletti (1985) hat den Menschen mit seinen vier Aspekten und in seiner Beziehung zur Umwelt dargestellt. Die Aspekte umfassen

- den philosophischen und geistigen Aspekt,
- den psychosoziologischen und kulturellen Aspekt,
- den biologischen sowie
- den psychologischen Aspekt.

Das Formblatt, welches im Rudolfinerhaus Anwendung findet, enthält drei Bereiche: „Momentaner Gesundheitszustand des Patienten", „Lebensgewohnheiten" und „Informationsweitergabe an den Patienten". Auf der vierten Seite des Formulars soll die pflegerische Ersteinschätzung nach dem Gespräch festgehalten werden.

Der pflegediagnosenorientierte Anamnesebogen von Stefan/Allmer (1999) umfasst insgesamt sieben Seiten. Er wurde an neunzehn Stationen diverser Fachbereiche einem Praxistest unterzogen. Die Autoren weisen darauf hin, dass die Fragestellung nicht checklistenartig erfolgen sollte. Die AnwenderInnen des pflegediagnosenorientierten Anamnesebogens sind jedoch besonders gefährdet, den diagnostischen Prozess zu übergehen, weil es genügt, von links – den erhobenen Informationen – nach rechts zu gehen, um die zutreffende Pflegediagnose abzuleiten.

Nydahl/Bartoszek (1997) haben zwei spezielle Anamnesebögen vorgestellt: einen für LangzeitpatientInnen an Intensivstationen sowie einen persönlichen Fragebogen zur Pflegeanamnese. Letzteren sollen die PatientIn-

Tab. 1: Gegenüberstellung offener und geschlossener Pflegeanamneseformblätter

Formblatt	Offen/unstrukturiert	Geschlossen/strukturiert
Vertreter	• Gestaltung nach Poletti, 1985 – grobe Unterteilung in vier Aspekte; die konkrete Raumverteilung wird den jeweiligen Erfordernissen angepasst. • Aus der Privatkrankenanstalt Rudolfinerhaus in Wien (vgl. Smoliner, 2000)	• Sämtliche Checklisten oder ähnliche Instrumente, die nach Bedürfnismodellen gegliedert sind (ATL, LA, AEDL ...) • Der pflegediagnosenorientierte Anamnesebogen (vgl. Stefan/Allmer, 1999) • Anamnesebogen für Anwendungen für Basale Stimulation in der Pflege® (vgl. Nydahl, Bartoszek, 1997)
Vorteile	• Eher Gespräch • Der Patient, die Patientin gewichtet „seine/ihre Probleme", nicht der vorhandene Platz am Formblatt • Die Pflegeperson kann - flexibel vorgehen, - im Gespräch und in der Dokumentation kreativ sein, - die Situation in ganzen Sätzen notieren und - Schwerpunkte gewichten. • Das ZEFFP, 1995/1997, S. 14 meint, dass komplexe Situationen in ihrer Vernetztheit dargestellt werden können (systematisches versus lineares Denken) • Käppeli, 2000¹, S. 39 sieht im Gegensatz zu Collier et al., 1998, in unstrukturierten Dokumentationssystemen die bessere Chance, Pflegediagnosen zu erkennen, Verknüpfungen und Gruppierungen vorzunehmen und Prioritäten zu setzen.	• Collier et al., 1998, S. 5 sehen in geschlossenen Instrumenten einen systematischen Ansatz für die Sammlung, Strukturierung und Dokumentation der Daten. Daher sind sie wichtige Hilfsmittel, um wichtige Befunde zu erkennen und um diagnostische Kennzeichen zu identifizieren. Die einfache Faktenauflistung ist sehr hilfreich zur Ausrichtung der Pflege.
Nachteile	Die Pflegeperson benötigt - viel Wissen, - viel Erfahrung, - eine größere Kommunikationskompetenz, - Formulierungsgeschick, - Fähigkeiten, analytisch zu denken und - sie sollte das Pflegekonzept verinnerlicht haben.	• Eher Interview – erzwingt zum Teil Antworten vom Patienten bzw. der Patientin, lässt aufgrund der häufig geschlossenen Fragen wenig Spielraum. • Datenverlust bis zu „untergegangenen Pflegediagnosen" durch einseitige Themenvorgabe. • Die Gefahr besteht, dass der diagnostische Prozess völlig übergangen wird.

nen vor ihrem geplanten Intensivaufenthalt präoperativ selber ausfüllen. Beide Instrumente ermöglichen den Pflegenden ein gezieltes, individuelles Handeln.

Von der Pflegeanamnese zum Pflegeplan
Wurde eine Pflegeanamnese erhoben, so resultiert daraus die Verpflichtung, einen Pflegeplan zu erstellen. Dabei muss das, was der Klient oder die Klientin gesagt hat, berücksichtigt werden, sonst verliert die Pflegeperson an Glaubwürdigkeit (vgl. Kappelmüller, 1993).

Beispiel
Die Pflegeperson erkundigt sich nach den Getränkewünschen des Patienten. Dieser bittet um eine Tasse Pfefferminztee und für Zwischendurch um einen Krug Leitungswasser. Das Hilfspersonal, das u. a. für die Versorgung aller KlientInnen mit Getränken zuständig ist, wird darüber nicht informiert und fragt erneut nach den Wünschen. Das ist ein denkbar schlechter Start für die Pflegebeziehung.

Die Qualität der Tätigkeiten, die auf die Anamnese folgen (insbesondere diagnostischer Prozess, Pflegediagnosen und Planung der Pflege), hängen maßgeblich von der Vollständigkeit und Richtigkeit der erhobenen Informationen ab.

Zusammenfassung

Die Pflegeanamnese steht als erster Schritt im Zentrum des Pflegeprozesses. Sie ist die Grundlage zur Pflegeplanung und zur aktiven Beteiligung der PatientInnen an ihrem Betreuungsprozess.

Die Informationssammlung umfasst mehrere Elemente: die Informationen vor dem persönlichen Erstkontakt, den Aufbau einer professionellen Beziehung, die Ersteinschätzung, die Übermittlung von Informationen an die Betroffenen, das Anamnesegespräch, die Beobachtung, die körperliche Untersuchung, die Hinzuziehung von Literatur sowie die Befragung von ExpertInnen. Der Patient bzw. die Patientin ist dabei die wichtigste und direkte Informationsquelle. Die Vertrauensperson(en), anderes soziales Personal und die Krankenakte können als indirekte Informationsquellen ebenso wesentliche Daten vermitteln.

Die erhobenen Daten können in objektive und subjektive unterschieden werden, wobei es wichtig ist, dass diese Informationen übereinstimmen. Die Datenflut, die auf die Pflegenden zukommt, muss von diesen „gesichtet" und geordnet werden. Im Rahmen der Sichtung, vor dem Hintergrund ihres Wissens und ihrer Erfahrung, werden Daten ausgewählt und ausgesondert. Dieser Vorgang passiert zumeist unbewusst, die ausgesonderten Informationen könnten für die Betroffenen wichtig sein!

Die vorliegenden Daten werden aufgrund der Formblattgestaltung geordnet. Die Art der Strukturierung des Dokumentationssystems bestimmt über die Quantität und die Qualität der Daten. Jede einzelne Information sollte vor der Niederschrift auf ihre Gültigkeit und Zuverlässigkeit überprüft werden.

Fragen zur Wissensüberprüfung

- Welches sind die wichtigsten Ziele der Pflegeanamnese?
- Welche Komponenten umfasst die Informationssammlung?
- Was muss beim Aufbau einer professionellen Beziehung beachtet werden?
- Welche Inhalte sollten in einem Ersteinschätzungsbogen dokumentiert werden?
- Wozu dient die Informationsübermittlung an die Betroffenen und welche Informationsgruppen werden unterschieden?
- Wann sollte das Pflegeanamnesegespräch in welchem Umfang geführt werden?
- Welcher Gesprächsstil, welche Fragen eignen sich besonders für das Anamnesegespräch?
- Welche Informationsquellen gibt es und wie unterscheiden sie sich voneinander?
- Wodurch können objektive und subjektive Daten unterschieden werden?
- Wie können vorliegende Daten auf ihre Zuverlässigkeit und Gültigkeit überprüft werden?
- Wie unterscheiden sich unstrukturierte von strukturierten Formblättern zur Anamnesedokumentation?

4 Diagnostischer Prozess

Lernziele:

Nach dem Studium dieses Kapitels sollten Sie ...
... die Schritte und die Charakteristik des diagnostischen Prozesses erklären können.
... die Ziele kennen, die mit der Pflegediagnostik erreicht werden können.
... die einzelnen Handlungsabläufe bei der Erstellung von Pflegediagnosen kennen.
... die Notwendigkeit einer Beteiligung des Patienten bzw. der Patientin begründen können.
... Einblick in unterschiedliche Modelle des pflegediagnostischen Prozesses gewonnen haben.
... Möglichkeiten zur Hypothesenprüfung nennen können.

4.1 Definition, Rahmenbedingungen und Vorgehensweise

> Der diagnostische Prozess ist der Weg von der Informationssammlung, also dem ersten Schritt im Pflegeprozess, bis zur Erstellung der Pflegediagnose(n), also dem zweiten Schritt. Dabei werden nur das Ergebnis der Informationssammlung und die erstellten Pflegediagnosen schriftlich in der Pflegedokumentation festgehalten. Die Zwischenschritte, bei denen aus den Informationen eine oder mehrere Diagnosen gewonnen werden, spielen sich nur im Kopf der Pflegeperson ab.

Der Weg der Diagnosenfindung, der gekennzeichnet ist durch systematisches Denken und die Fähigkeit, logische Schlüsse über den Gesundheitszustand des oder der Betroffenen zu ziehen, wird auch als Pflegediagnostik bezeichnet. Käppeli (2000, S. 13) versteht darunter den gesamten Prozess der klinischen Beurteilung der Pflegesituation eines Patienten oder einer Patientin:

- Die Erhebung der Pflegeanamnese
- Die schrittweise Analyse der gesamten Informationen
- Die Beurteilung dieser Informationen und die Diagnosenstellung

- Die Überprüfung, ob die Pflegediagnosen richtig sind und
- Das Setzen von Prioritäten bei den Pflegehandlungen (aus praktischen Gründen und aufgrund der Meinung anderer Autoren finden Sie die Priorisierung im Kapitel 6.1.1).

Die Pflegediagnostik ist ein gezieltes, fortwährendes, also nie abgeschlossenes zyklisches Vorgehen mit dem Endprodukt Pflegediagnose(n), für das die diplomierte Pflegeperson die Verantwortung trägt. Nie abgeschlossen deshalb, weil der Zustand des Patienten oder der Patientin sich laufend verändert, was jeweils neue Einschätzungen und eine Anpassung der Pflegediagnosen und des Pflegeplans nach sich zieht. Die Pflegediagnostik hat also einen dynamischen Verlauf und ist ein vielschichtiges und komplexes Geschehen (vgl. Käppeli, 2000, S. 18). Dabei geht es darum, die einzelnen Schritte einmal zu lernen und mehrfach bewusst einzusetzen, damit die Struktur und der Ablauf verinnerlicht werden können und sie dann in der Praxis quasi automatisch gemacht werden. Für Lernende haben die Schritte des diagnostischen Prozesses besondere Bedeutung, weil ihnen in der Regel die Berufserfahrung, der „rote Faden" der Pflegediagnostik („die Übung") noch fehlt.

Der Prozess kann laut König, einem deutschen Pflegemanager (1998, S. 17), sowohl bewusst wie auch unbewusst und rational wie auch intuitiv ablaufen. Je größer die Erfahrung der Pflegeperson, desto eher wird sie den diagnostischen Prozess unbewusst bewältigen. Auszubildende und in der Pflegediagnostik wenig Erfahrene durchlaufen den Prozess bewusst und versuchen diesen auf Vernunft und auf ihr Fachwissen aufzubauen. Bedingt durch die vielfältigen, häufig aus der Beziehung zwischen Pflegenden und Gepflegten entstandenen, nicht greifbaren, unspezifischen Hinweise werden Pflegende intuitiv, aus dem Bauch heraus Entscheidungen treffen. Wobei diese dann fast immer korrekt sind.

Liegen der Pflegeperson zu wenige Informationen zum Patienten bzw. zur Patientin vor, kann sie theoretisch keine Pflegeprobleme diagnostizieren. Ausreichende und richtige Daten sowie das Durchlaufen des Diagnoseprozesses bilden die essenzielle Grundlage für die Erstellung von Pflegediagnosen.

Ziele, die mittels Pflegediagnostik erreicht werden können:

- Die Erhebung des Pflegebedarfs, damit der Patient bzw. die Patientin eine bedürfnisgerechte Pflege erhält (vgl. Johnson/Hales, 1989). Der Weg der Diagnosenfindung kann somit als Instrument zur Einschätzung des Pflegebedarfs und damit des Personalbedarfs betrachtet werden (vgl. Holzer-Pruss, eine Schweizer Pflegeexpertin, 1999, S. 5).
- Die Teilnahme des Klienten bzw. der Klientin am Pflegeprozess
- Die Kontinuität in der Pflege durch fortlaufende Dokumentation

4.1.1 Voraussetzungen

Um diesen äußerst komplexen, anspruchsvollen Vorgang der Wahrnehmung, Informationsvorbereitung und sprachlichen Zusammenfassung der Ergebnisse des Prozesses zu bewältigen, benötigt die Pflegeperson eine Vielzahl von Kompetenzen:

- Zwischenmenschliche Fähigkeiten und Persönlichkeitsmerkmale, die es dem bzw. der Pflegenden erlauben, sich ihrer selbst bewusst zu sein, um objektiv handeln zu können (vgl. McFarland/McFarlane, 1997). Die regelmäßige Supervision ist dabei sehr wichtig.
- Ein Pflegeverständnis, das eine ganzheitliche Sichtweise sowie die Einzigartigkeit jedes einzelnen Menschen beinhaltet. Erst daraus kann individuelles Handeln resultieren. Moers et al. (2000) sprechen von „der mangelhaften Verbreitung von systematischem Handeln in der Pflege, das sich auf ein Verständnis des je individuellen Falls stützt". Die Systematik des angewandten Pflegeprozesses bricht oft nach dem zweiten Schritt ab, weil sich bisherige Handlungsroutinen offenbar immer wieder durchsetzen.
- Wahrnehmungs- und Kommunikationsfähigkeiten
- Intuition
- Kognitive Fähigkeiten, insbesondere für die Analyse, also die systematische Untersuchung, und für die Zusammenfassung und Verknüpfung (Synthese) der Daten sowie Fachkompetenz (Bildung und Erfahrungswissen). Abderhalden, ein Schweizer Pflegewissenschaftler am Weiterbildungszentrum für Gesundheitsberufe in Aarau (1999, S. 28), drückt das so aus: „die Fähigkeit, allgemeines Wissen über Pflegediagnosen mit eigener klinischer Erfahrung zu verknüpfen und auf einfühlsame Art und Weise mit der konkreten individuellen Situation und dem individuellen Erleben der Patientinnen und Patienten in Verbindung zu setzen".

4.1.2 Rahmenbedingungen

Die diplomierte Pflegewirtin Adelheid Brune (1999) führte leitfadengestützte Interviews mit vierzehn Pflegekräften zum Stand der Einführung der Pflegediagnostik durch. Dabei befürworteten die Pflegepersonen diese mehrheitlich und sahen auch ihre fachlichen Kompetenzen erweitert. Einzelne MitarbeiterInnen berichteten vor allem im Zusammenhang mit der Einführung der Pflegediagnostik von subjektiver Überforderung und dem Wunsch nach mehr Unterstützung durch die Leitungspersonen. Sie äußerten auch große Ängste, dass die Pflegediagnostik bei hohem Arbeitsdruck und Personalmangel versanden könnte (vgl. Moers et al., 2000, S. 34, 35).

Um Pflegediagnostik in die Praxis umzusetzen und sie anzuwenden, ist wesentlich mehr als „nur" eine Wissenserweiterung im Rahmen von Schulungen erforderlich.
Für das Gelingen braucht es auch entsprechende Rahmenbedingungen. Käppeli (2000, S. 13) nennt in diesem Zusammenhang teamspezifische und institutionelle Faktoren wie die Pflegekultur und das soziale Klima an der Abteilung. Um Pflegediagnostik kontinuierlich in die Praxis umzusetzen, ist es erforderlich, dass alle an einem Strang ziehen. Pflegepersonen müssen sich auch bewusst sein, dass sie nicht Privatpersonen, sondern eine Berufsgruppe, eine Institution inkl. deren Macht- und Einflussmöglichkeiten, repräsentieren. Das beeinflusst die Beziehung zu den PatientInnen sowie den Ablauf der gesamten Pflegediagnostik (vgl. Simon, 1999).

4.1.3 Partizipation (Beteiligung)

Im Sinne der Partizipation wird nicht über den Patienten oder die Patientin hinweg bestimmt, geurteilt und formuliert, sondern die individuelle, angemessene Pflege wird gemeinsam festgelegt. Dazu ist ein vertieftes Verständnis erforderlich, das erst anhand der Analyse sämtlicher Probleme mit dem oder der Betroffenen und den Vertrauenspersonen möglich wird (vgl. Ehrenberg et al., 1996). Die Pflegediagnose ist dann kein „Urteil", sondern ein grundsätzliches Einverständnis zwischen KlientIn und Pflegeperson (vgl. ZEFFP, 1995/1997, S. 8). Unverzichtbare Grundlage dafür ist eine professionelle Pflegebeziehung und die situationsangepasste Informationsübermittlung, sonst wird dem Patienten bzw. der Patientin die Freiheit auf Mitbestimmung indirekt genommen. Gehen die Beteiligten den Weg der Diagnosenfindung jedoch gemeinsam,

- nimmt die Qualität der erstellten Pflegediagnosen zu, da der oder die Betroffene die im Vorfeld erhobenen Informationen bekräftigt, verworfen oder modifiziert hat,
- ist der Patient bzw. die Patientin im Rahmen der Pflegebeziehung autonom und
- die angesprochene Individualisierung kann erreicht werden.

Das gemeinsame Erarbeiten des diagnostischen Prozesses mit dem Klienten oder der Klientin entspricht einer „neuen" Pflegekultur. Dazu ist ein zum Teil verändertes Verständnis nötig, ebenso wie eine entsprechende Arbeitsablauforganisation: Insbesondere das Organisationssystem der Station muss diesen neuen Bedingungen angepasst werden (siehe Kapitel 9).

4.2 Modelle des diagnostischen Prozesses

Zwei unterschiedliche Ansätze des Diagnoseprozesses sollen hier aufgezeigt werden. Nicht um Verwirrung zu stiften, sondern um eine möglichst vollständige, alle Einzelteile umfassende und somit verständliche Sicht zu ermöglichen. Explizit wird die Hypothesenprüfung nochmals zusammengefasst.

4.2.1 Der Diagnoseprozess nach Little/Carnevali, 1976

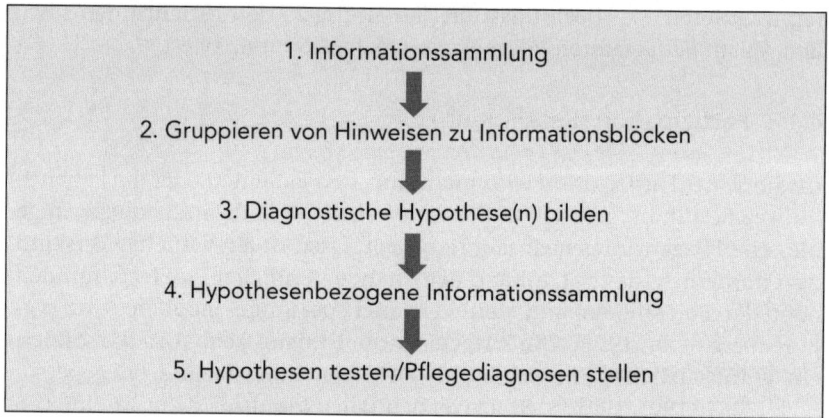

Abb. 5: Die Schritte des diagnostischen Prozesses nach Little/Carnevali, 1976

Der erste Schritt des Diagnoseprozesses der beiden amerikanischen Pflegewissenschaftlerinnen entspricht der Pflegeanamnese mit all ihren Komponenten (siehe Kapitel 3, Pflegeanamnese). Dabei erhält die Pflegeperson eine Fülle von Daten und sieht eine erste Tendenz, in welche „Richtung" die Pflegesituation gehen kann. Um die Datenmenge besser handhaben zu können, sollen die einzelnen Daten zu Informationsblöcken gruppiert werden. Das bedeutet, dass objektive wie subjektive Informationen zu möglichen Problembereichen und Themengruppen geordnet werden (z. B. Atmen, Bewegen, Essen/Trinken). Diese möglichen Gruppen ergeben sich aus dem theoretischen Bezugsrahmen, dem Pflegemodell, nach dem vorgegangen wird. Handelt es sich um ein Bedürfnismodell (z. B. ATL), dann werden die zuvor genannten Themenbereiche passen. Darauf folgt eine Analyse der Inhalte eines jeden Problembereiches, vorläufige Diagnosen, so genannte diagnostische Hypothesen, werden gebildet. Es handelt sich dabei um eine erste Situationseinschätzung hinsichtlich möglicher Pflegediagnosen, interdisziplinärer oder medizinischer Probleme. Der Vorteil der Hypothesenbildung liegt in der Eingrenzung der möglichen Pflegeschwerpunkte, wodurch man schneller und gezielter zum Wesentlichen kommt und völlig unzutreffende Schlüsse verhindern kann (vgl. Käppeli, 2000, S. 21). Indem man mehrere Hypothesen aufstellt, reduziert man das Risiko, dass wesentliche Punkte oder Bereiche übersehen oder verfrüht ausgeschieden werden. Diese vorläufigen Annahmen können sich durchaus auch widersprechen, z. B. Über- und Unterernährung oder Flüssigkeitsüberschuss und -mangel, wenn entsprechende Daten vorliegen.

Da Hypothesen vorläufige Annahmen oder Interpretationen sind, müssen sie überprüft werden. Dies gelingt durch die hypothesenbezogene Informationssammlung, bei der gezielt weitere Daten eingeholt werden, um jede einzelne diagnostische Hypothese

- zu bestätigen (verifizieren),
- zu widerlegen (falsifizieren) oder
- durch neue Erkenntnisse abzuändern (modifizieren) (vgl. Schrems, DGKS und Soziologin aus Österreich, freiberufliche Professorin für Pflegewissenschaft in Lehre, Forschung und Beratung, 2003, S. 256).

Beispiel
Herr Huber sitzt am Bettrand und atmet hörbar schneller und sichtlich oberflächlicher. Nachdem Ihnen diese Atemform aufgefallen ist, führen Sie einen systematischen „Kurzcheck" der Atmung durch. Sie beurteilen die Hautfarbe im Gesicht, die Lippenfarbe und jene der Fingernägel, Sie halten Ausschau nach Schweiß auf der Stirn und beobachten die Nasenflügel, sehen sich die Sitzposition an, zählen die Atemfrequenz etc. Ihre vorläufige Annahme ist ein ungenügender Atemvorgang oder Atemnot. Nun holen Sie weitere Informationen dazu ein. Sie suchen in der Krankenakte nach möglichen Ursachen bzw. Hinweisen und fragen Hr. Huber, seit wann er so schnell atmet oder wie er sich im Moment fühlt. Antwortet Hr. Huber, dass er dachte, zu spät zum vereinbarten Gesprächstermin mit der Diätassistentin zu kommen und deshalb sei er sehr rasch die drei Stockwerke hochgelaufen, indem er jeweils zwei Stufen auf einmal genommen habe, sonst habe er nie ein Problem mit der Atmung, und haben Sie auch keine anderen Anhaltspunkte gefunden, können Sie die diagnostische Hypothese verwerfen. Bestätigt er hingegen Ihre Vermutung mit Äußerungen wie „Ja, ich fühle es bereits seit Tagen, ich bekomme immer weniger Luft" u. dgl., ist das ein Hinweis für eine Bestätigung der Hypothese.

Der letzte Schritt im diagnostischen Prozess bei Little/Carnevali beschreibt das Testen der Hypothese sowie das Erstellen der Pflegediagnosen. Das Testen der Hypothese beinhaltet den Vergleich sämtlicher erhobener individueller Faktoren mit den entsprechenden Pflegediagnosen eines Klassifikationssystems (mit ihrer Definition, den Haupt- und Nebenkennzeichen sowie den Einflussfaktoren) und die Absprache mit dem Klienten oder der

Klientin. Je größer die Übereinstimmung, desto eher kann man davon ausgehen, dass die angenommene Pflegediagnose zutrifft.

Die Ordnungsskala der Professorin für Pflegewissenschaft in New York Margaret Lunney (1990), dargestellt in folgender Tabelle, kann helfen, den Grad der Übereinstimmung bzw. die Genauigkeit einer Pflegediagnose zu ermitteln. Die Genauigkeit ist unterschiedlich groß (+5 bis +1) und kann nicht mit richtig oder falsch bezeichnet werden.

Tab. 2: Ordnungsskala zur Bewertung des Übereinstimmungsgrades eines vorliegenden Pflegeproblems mit einer klassifizierten Pflegediagnose nach Lunney, 1990

Wert	Kriterien
+5	Die Diagnose stimmt mit allen Kennzeichen überein, wird von relevanten Kennzeichen gestützt und ist eindeutig.
+4	Die Diagnose stimmt mit den meisten oder mit allen Kennzeichen überein und wird von relevanten Kennzeichen gestützt, spiegelt jedoch eines oder mehrere der relevanten Kennzeichen nicht wider.
+3	Die Diagnose stimmt mit vielen der Kennzeichen überein, spiegelt jedoch nicht die Besonderheit der anwesenden Kennzeichen.
+2	Die Diagnose ist durch einige Kennzeichen indiziert, doch gibt es nur eine unzureichende Anzahl von Kennzeichen, die für die Diagnose relevant sind, und/oder die Diagnose hat gegenüber anderen Diagnosen eine geringere Priorität.
+1	Die Diagnose wird nur durch ein/einige Kennzeichen gestützt.
0	Die Diagnose ist durch keines der Kennzeichen indiziert; es wird trotz ausreichender Anzahl von Kennzeichen, die auf eine Diagnose hindeuten, keine Diagnose gestellt; die Diagnose lässt sich nicht einschätzen.
-1	Die Diagnose ist durch mehr als ein Kennzeichen indiziert, sollte jedoch aufgrund der Anwesenheit von mindestens zwei nicht übereinstimmenden Kennzeichen ausgeschlossen werden.

Stellen Sie den Wert 0 bzw. +1 fest, sollten Sie den Einsatz einer frei formulierten Pflegediagnose in Erwägung ziehen, wenn Sie dazu eigenverantwortliche Pflegemaßnahmen anordnen können. Ist das nicht der Fall, soll die Problembeschreibung in den Pflegebericht aufgenommen und ggf. an Mitglieder des interdisziplinären Teams weitergegeben werden.

Die Pflegediagnosenhandbücher (z. B. Doenges et al., 2002; Gordon, 1998) sollen erst nach der Hypothesenbildung eingesetzt werden. Würden Pflegepersonen passende Pflegediagnosen aus den Büchern nur aufgrund einzelner Informationen auswählen, so besteht die Gefahr, dass der oder die Betroffene in ein starres Schema (in eine für die Pflegenden praktikable

Form) gepresst wird. Die Handbücher können jedoch nach dem Prozess der Hypothesenfindung die inhaltliche Auseinandersetzung mit den klassifizierten Pflegediagnosen fördern und dabei helfen, sie pflegesprachlich richtig zu formulieren. Durch die Hypothesentestung sollte die Hauptdiagnose festgestellt und mit den möglichen Nebendiagnosen verknüpft werden. Wenn möglich, sollten die Pflegediagnosen mit dem Patienten bzw. der Patientin abgestimmt werden. Das trifft insbesondere auf Pflegediagnosen zu, die mehrheitlich anhand subjektiver Daten erstellt wurden, wie Angst, Schmerzen, Hoffnungs- und Machtlosigkeit. Hier sollte der oder die Betroffene das „letzte Wort" haben. Fühlt er sich so oder nicht? Beobachten Sie dabei mögliche Ungereimtheiten zwischen objektiven und subjektiven Daten. Dieses Vorgehen führt einerseits zu einem vertieften Verständnis der Situation und andererseits zu einem übersichtlicheren Bild der Zusammenhänge und gegenseitigen Beeinflussungen der Pflegediagnosen (vgl. Käppeli, 2000, S. 21), was wiederum zu einem optimierten Pflegeplan führen kann. Der diagnostische Prozess gilt als „beendet", wenn auf der Grundlage der Daten die am meisten zutreffende(n) Pflegediagnose(n) ausgewählt wurde(n). Es wird jedoch sofort wieder analog einem Kreislauf mit der Datenerfassung begonnen.

4.2.2 Der diagnostische Prozess nach Alfaro, 1990

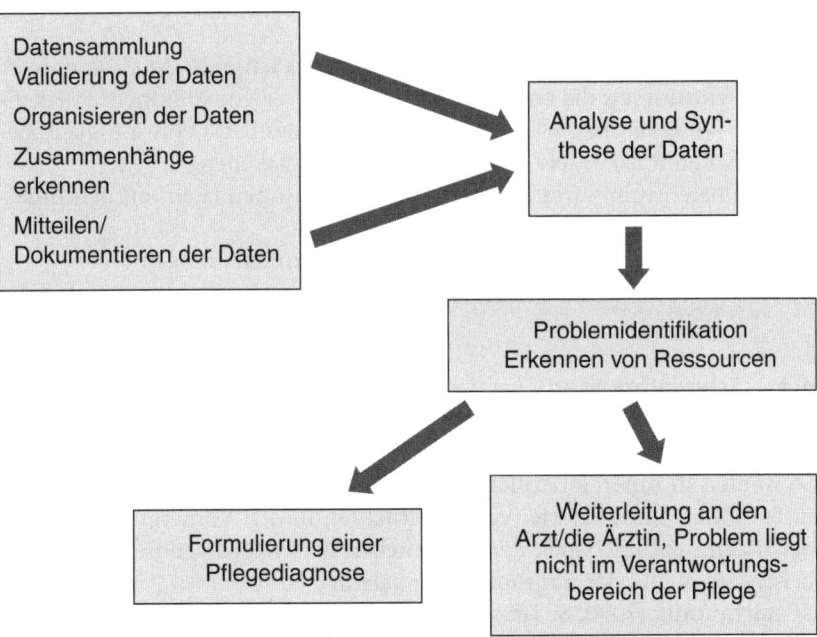

Abb. 6: Der Diagnoseprozess nach Alfaro, 1990

Alfaro, eine amerikanische Pflegewissenschaftlerin, nennt im Block der Pflegeanamnese (in der Abb. 6 links oben) explizit einzelne Details. In der Pflegeanamnese lassen sich bereits Zusammenhänge erkennen und eine tendenzielle Richtung wird sichtbar. In einem zweiten Schritt beschreibt sie das „Auseinanderklauben", die Analyse der Daten sowie das darauf folgende Zusammenfügen zu neuen, übersichtlicheren und themenspezifischen Gruppen. Anhand dieser allgemeinen Problembereiche sollen nicht nur Probleme identifiziert, sondern auch Ressourcen erkannt werden. Dieser Diagnoseprozess orientiert sich also nicht nur an den Defiziten der Betroffenen. Die wichtigste Perspektive, die Alfaro von anderen AutorInnen unterscheidet, ist die abschließende Vorgehensweise mit den erhobenen Problemen. Es werden nicht automatisch und ausschließlich Pflegediagnosen formuliert, Probleme, die nicht in den Kompetenzbereich der Pflegenden fallen, müssen – zumeist an den Arzt oder die Ärztin – weitergeleitet werden. Alfaro kommt damit den Anforderungen des österreichischen Gesundheits- und Krankenpflegegesetzes sehr nahe (eigen-, mitverantwortlicher und interdisziplinärer Tätigkeitsbereich). Denn Pflegende können/dürfen nicht alle erhaltenen Informationen eigenverantwortlich zu Pflegediagnosen „verarbeiten". Die Übernahme der Verantwortung für notwendige Therapien infolge bestimmter Informationen wird vom Berufsbild nicht oder eben mitverantwortlich vorgesehen.

Zusammengefasst soll die Hypothesenprüfung

- eine Reflexion, einen Rückblick beinhalten (Schrems, 2003 beschreibt die Reflexion als die einzige Möglichkeit, die eigene Blindheit zu erkennen. Wir erkennen, wie wir erkannt haben, das heißt eine Tätigkeit, bei der wir auf uns, unsere Handlung selbst zurückgreifen),
- die Übereinstimmung der erhobenen PatientInnendaten mit den Inhalten klassifizierter Pflegediagnosen überprüfen,
- durch Diskussionen mit KollegInnen, ExpertInnen erfolgen und
- nicht zutreffende Pflegediagnosen ausschließen.

4.3 Schwierigkeiten

Vielfach wird dem diagnostischen Prozess zu wenig Bedeutung zugemessen. So werden in innerbetrieblichen Schulungen u. dgl. die Pflegediagnosen, insbesondere klassifizierte (vereinheitlichte), in den Vordergrund gestellt, der Diagnoseprozess aber, der das Erstellen der Pflegediagnose erst ermöglicht, wird nicht oder nur rudimentär gelehrt.

Auch König (2000, S. 102) erklärt in seinem Erfahrungsbericht zur Einführung von Pflegediagnosen, dass sie sich in der Institution zu schnell der

Bearbeitung formaler Vorlagen (klassifizierter Pflegediagnosen) zugewandt haben, ohne vorab zu klären, wie der Prozess zur Erstellung einer Diagnose aussieht. Es scheint sinnvoll, diese Handlungsabläufe bewusst zu machen und an den Stellen nachzuhaken, wo vorschnelles Handeln auf einer unzureichend analysierten Pflegeanamnese beruht.

Selbst im „neuen" Curriculum zur theoretischen Ausbildung in der Allgemeinen Gesundheits- und Krankenpflege in Österreich wird der diagnostische Prozess unter den Inhalten zum Pflegeprozess nicht genannt (vgl. ÖBIG, 2003). Im Praxiskatalog zum offenen Curriculum, der im Februar 2004 vom ÖBIG herausgegeben wurde, wird erstmals neben der Informationssammlung der diagnostische Prozess angeführt: „Prüft, analysiert, selektiert, interpretiert und verknüpft gewonnene Informationen pflegerelevant. Ordnet pflegerelevante Informationen in ein bestehendes Klassifikationssystem ein. Erstellt und priorisiert Pflegediagnosen." Dieses Ziel in der Praxis ohne theoretischen Hintergrund erreichen zu wollen, erscheint allerdings wenig realitätsnah.

Entsprechend den Angaben von sechzehn Stationsleitungen chirurgischer Intensivstationen durchlaufen knapp zwei Drittel der MitarbeiterInnen aller Stationen selten bis nie den diagnostischen Prozess (vgl. Leoni-Scheiber, 2001). Pflegende können aber erst dann handeln, wenn klar ist, warum interveniert werden soll. Dazu benötigen sie eine solide Datenbasis.

> Das Durchlaufen des diagnostischen Prozess entscheidet über die Qualität der erstellten Pflegediagnosen. Ohne Diagnostik können keine Pflegediagnosen erstellt werden.

Zusammenfassung

Die Pflegediagnostik verkörpert den Weg zwischen der Pflegeanamnese und den erstellten Pflegediagnosen, wobei letztere als Produkt des Prozesses bezeichnet werden können. Diese problemlösende, intellektuelle Vorgehensweise beinhaltet mehrere Schritte – die Informationssammlung, die Analyse der Daten, die Zusammenfassung dieser Daten zu möglichen Problembereichen, die Erstellung diagnostischer Hypothesen, deren Überprüfung und die Formulierung von Pflegediagnosen.

Die Prüfung der Hypothesen kann durch Reflexion, die Beurteilung der Übereinstimmung von PatientInnendaten mit den Inhalten ausgewählter klassifizierter Pflegediagnosen, durch Diskussion mit KollegInnen, PflegeexpertInnen und durch den Ausschluss unzutreffender Pflegediagnosen erfolgen.

Das Ergebnis kann die Bestätigung, der Ausschluss oder eine Veränderung der Hypothesen sein. Die KlientInnen sollten immer mit einbezogen werden, um eine möglichst hohe Treffsicherheit der Pflegediagnosen, die Autonomie des oder der Betroffenen sowie eine individuelle Pflege zu ermöglichen. Dazu bedarf es einer veränderten Pflegekultur.

Fragen zur Wissensüberprüfung

- Wodurch ist der pflegediagnostische Prozess gekennzeichnet?
- Wie kann seine Vorgehensweise charakterisiert werden?
- Welcher Voraussetzungen bedarf die Anwendung der Pflegediagnostik?
- Worin liegen die wesentlichen Unterschiede der Diagnoseprozesse nach Little/Carnevali, 1976, und Alfaro, 1990?
- In welcher Form können diagnostische Hypothesen überprüft werden?
- Wie können die möglichen Resultate der Hypothesenprüfung lauten?

5 Pflegediagnosen

Lernziele:

Nach dem Studium dieses Kapitels sollten Sie ...
... wissen, was unter dem Begriff Pflegediagnose verstanden werden kann.
... die Notwendigkeit von Pflegediagnosen begründen können.
... die Arten der Pflegediagnosen inklusive ihrer Schreibformate voneinander unterscheiden können.
... einen Überblick über mögliche Hilfen zur Erstellung und Formulierung von Pflegediagnosen gewonnen haben.
... die Ziele von Pflegediagnosenklassifikationen, insbesondere der NANDA, und die Vorbehalte gegen sie nennen können.

Der eigenverantwortliche Tätigkeitsbereich des gehobenen Dienstes der Gesundheits- und Krankenpflege in Österreich umfasst u. a. die Feststellung der Pflegebedürfnisse (Pflegediagnose).

In Österreich wurde 1997 die gesetzliche Grundlage für die Erstellung von Pflegediagnosen geschaffen, die Praxis hinkt jedoch diesem Auftrag hinterher. Vielerorts scheitert es an den Rahmenbedingungen, gehäuft fehlt das dafür nötige Pflegeverständnis (siehe 9.1). Heute werden Pflegediagnosen in vielen Ländern, wenn auch kaum flächendeckend, eingesetzt: neben den USA und Kanada in den Niederlanden, in Dänemark, z. T. in den anderen skandinavischen Ländern, in Frankreich, Portugal, Slowenien, der Schweiz, in Thailand und Australien (vgl. Heuwinkel, 2000).

5.1 Definitionen

In der Pflege wurde früher von Pflegeproblemen (zweiter Schritt des Pflegeprozesses) gesprochen. Erst aufgrund der amerikanischen Entwicklung, die stark verzögert auch in Europa in Gang kam, wurde der Begriff Pflegediagnose eingeführt. Webb (1992) meint allerdings, dass es sich dabei um die selben Begriffe handelt. Ich verstehe die Pflegediagnose als Weiterentwicklung und Verbesserung der ursprünglichen Sicht- und Ausdrucksweise des Pflegeproblems, ähnlich der zweiten oder dritten Generation eines Medikamentes.

Das mit den Pflegeproblemen noch wenig diskutierte Durchlaufen des diagnostischen Prozesses als Grundlage der Pflegediagnose, die gleichzeitige Beschreibung der Ursachen, der beeinflussenden Faktoren sowie der Gesundheitsdiagnosen wird bei den Pflegediagnosen zum „State of the art".

Was sind nun Pflegediagnosen konkret?
Die Frage kann nicht eindeutig beantwortet werden. König (2000^2, S. 21) nennt die Arbeit von Miers (1991) in der mindestens 26 verschiedene englischsprachige Definitionen zusammengetragen wurden. Damit konnte gezeigt werden, wie vielfältig und zugleich unpräzise der Begriff Pflegediagnose umschrieben wird. Zumeist haben die Definitionen aber folgendes gemeinsam: Es handelt sich um eine

- Aussage über gesundheitsbezogene Situationen/Zustände/Verhalten,
- für die Pflegepersonen aufgrund ihrer Profession (Ausbildung, Wissen etc.) verantwortlich sind und
- die diesbezüglich auch intervenieren können.

Die NANDA-Definition
Die am weitesten verbreitete Definition der Nordamerikanischen Pflegediagnosenvereinigung (NANDA) von 1995 lautet: „Eine Pflegediagnose stellt eine klinische Beurteilung der Reaktion eines Individuums, einer Familie oder einer Gemeinschaft auf aktuelle oder potenzielle Gesundheitsprobleme/Lebensprozesse dar. Pflegediagnosen bilden die Grundlage für eine definitive Behandlung zur Erreichung von Ergebnissen, für die die Pflegeperson verantwortlich ist" (vgl. Gordon, 1998, S. 5). Übersetzt in den österreichischen Pflegealltag trifft diese Definition nur teilweise zu. Sie trifft nicht zu in Bezug auf Familie und Gemeinschaft. Family Health Care und gemeindebezogene Pflege werden in Österreich, abgesehen von wenigen Pilotprojekten, kaum angegangen. Angehörige Sterbender, aber auch chronisch Kranker und pflegebedürftiger Personen, werden aber sehr wohl von den Pflegenden betreut, in bestimmten Bereichen informiert, beraten und angeleitet. Diese Tätigkeiten werden jedoch kaum über Pflegediagnosen abgehandelt. Zutreffend ist diese Definition hingegen hinsichtlich des Verantwortungsbereiches der diplomierten Pflegepersonen, wobei dieser in Österreich die Pflegeinterventionsplanung und die Zielerreichung umfasst.

Die Definition von Mundinger und Jauron
Die oft kritisierte überwiegende Orientierung der NANDA-Pflegediagnosen an den Defiziten der Betroffenen wurde bereits 1975 in der Definition von Mundinger und Jauron durch eine „gesundheitsorientierte" Sicht ergänzt. Sie sehen Pflegediagnosen als „Feststellung eines aktuell oder potenziell

ungesunden Verhaltens des Patienten, welches durch pflegerische Interventionen in Richtung auf Gesundheit verändert werden kann. Pflegediagnosen sollten auch wichtige Faktoren benennen, die in Beziehung zu dem ungesunden Verhalten stehen" (zitiert in Steppe, 1995). Steppe, eine mittlerweile verstorbene Krankenschwester und Diplom-Pädagogin aus Deutschland, merkt dazu an, dass Diagnosen als Zustandsbeschreibungen grundsätzlich sowohl für Ressourcen als auch für Probleme denkbar wären. Meines Erachtens sollten Stärken und Ressourcen des oder der Betroffenen in jede Pflegediagnose in Form eines Freitextes einfließen, da sie für eine effektive individuelle Interventionsplanung unverzichtbar sind.

Zwei Definitionen aus der Schweiz
Im deutschsprachigen Raum finden vor allem zwei Definitionen aus der Schweiz Beachtung. Jene vom ZEFFP (1994) und jene, die vom Schweizer Psychiatriepfleger und Pflegewissenschaftler Abderhalden 1997 verfasst wurde. Er beschreibt Pflegediagnosen als kurz und präzise formulierte, auf eine systematische Datensammlung (Pflegeanamnese) gestützte Aussagen über pflegerische Aspekte des Gesundheitszustandes und des Gesundheitsverhaltens von Patientinnen und Patienten.

Das Zentrum für Entwicklung, Forschung und Fortbildung in der Pflege (ZEFFP) sieht in der Pflegediagnose das Endprodukt der Analyse der Situation des Patienten bzw. der Patientin (diagnostischer Prozess) sowie eine Beurteilung der Lage aus pflegerischer Sicht (vgl. Holzer-Pruss, 1999).

Grundlage der Formulierung von Pflegediagnosen ist also neben der Erhebung der Pflegeanamnese das Durchlaufen des diagnostischen Prozesses. Ob eine Pflegeperson eine Pflegediagnose aufnehmen darf, auch dann, wenn der Patient oder die Patientin dieses Problem nicht erkennt oder anders bewertet, ist Gegenstand zahlreicher Diskussionen in Pflegefachkreisen. Selbstverständlich müssen Pflegediagnosen, z. B. Gefährdungsdiagnosen, die entsprechende vorbeugende Maßnahmen nach sich ziehen (etwa Dekubitus-, Thrombose-, Pneumonie-, Obstipations-, Habituationsprophylaxe), aufgenommen werden, auch wenn das der Betroffene nicht erkennt. Zu den Aufgaben der professionell Pflegenden zählt erstens, diese Probleme zu erkennen und zu behandeln, und zweitens, den Patienten oder die Patientin bzw. die Vertrauenspersonen darüber zu informieren und zu beraten sowie um „Verständnis" zu „werben".

5.1.1 Interdisziplinäre Pflegediagnosen

Pflegende können in ihren Handlungsbereichen nicht vollständig autonom agieren. Ein unterschiedlich großes Tätigkeitsfeld fällt in den mitverantwortlichen bzw. interdisziplinären Tätigkeitsbereich, in diesen sind sie auf ärztliche Anordnung bzw. Zusammenarbeit/Mitverantwortung angewiesen. Für Gordon/Bartholomeyczik (2001, S. 20, 21) hängt die Verteilung zwischen den rein pflegediagnostischen und den von den MedizinerInnen delegierten Maßnahmen vom Bereich der Gesundheitseinrichtung ab. In der häuslichen Pflege, in Langzeiteinrichtungen oder bei Krankenhaussituationen, die im Wesentlichen auf Pflegebedürftigkeit zurückzuführen sind, könnte der Schlüssel 60 zu 40 betragen, bei akuten KrankenhauspatientInnen 30 zu 70, im Rahmen der Intensivpflege kann der pflegediagnostische Anteil sogar auf 10 % sinken.

Bei vielen Problemen ist das teilweise eigenständige Vorgehen mehrerer Berufsgruppen möglich, es muss aber koordiniert werden. Carpenito hat dafür bereits im Jahre 1983 (1st Edition) das bifokale Modell für die klinische Praxis (bifocal clinical practice model) vorgestellt. Sie beschreibt interdisziplinäre Probleme als bestimmte physiologische Komplikationen, die insbesondere von den Pflegenden kontrolliert werden – z. B. Potenzielle Komplikation (PK) paralytischer Ileus, erhöhter intrakranieller Druck, Arrhythmie, Hämorrhagie, Hypokaliämie, Hypoglykämie, Hypoxie, arterielle Hypertonie. Der Vermerk „potenzielle Komplikation" bedeutet, dass die Komplikation bei dem Klienten oder der Klientin aufgetreten ist oder dass die Gefahr des Auftretens besteht (vgl. Carpenito, 1997, S. 26–34).

Beispiel
Ein Patient hat momentan keine Blutungen, doch die Gefahr besteht, weil die Thrombozytenzahl zu gering ist. Hier kann die interdisziplinäre Pflegediagnose PK: Hämorrhagie gestellt werden.

Die Pflegenden benötigen umfangreiches pflegerisches und medizinisches Fachwissen und Erfahrung, um diesen Anforderungen gerecht zu werden. Sie überwachen je nach Komplikation die Darmperistaltik, die Ausscheidungen, den Hirndruck, das EKG-Monitoring, die Atemfrequenz, das Empfinden des oder der Betroffenen etc. bei sämtlichen Pflegehandlungen – Absaugvorgang, Lagerungen, Mobilisation u. dgl.

Die Aufgabe der Pflege liegt darin, die mit einem Gesundheitsproblem einhergehenden Komplikationen zu vermeiden, sie frühzeitig zu erkennen und möglichst gering zu halten. Im Pflegeplan können die Pflegepersonen dafür eigenverantwortlich das Führen einer Flüssigkeitsbilanz, die Überwachung der Vitalparameter in bestimmten Abständen usw. anordnen, parallel dazu wird der Arzt oder die Ärztin medizinische Interventionen in seinem bzw. ihrem Verordnungsblatt vermerken (Medikamentenapplikation, Atemhilfe oder Beatmung etc.).

Beispiel
Beim Vorliegen eines beeinträchtigten Gasaustausches kann die Pflegeperson die nicht invasive Überwachung, Lagerungen, die Bronchialtoilette, Vibrationsmassagen u. dgl. eigenverantwortlich anordnen, aber sie ist nicht alleine für dieses Problem verantwortlich. Der Arzt oder die Ärztin wird zusätzlich diagnostische Überwachungsmaßnahmen (z. B. Blutgasanalysen), Medikamente wie Sedativa, Mukolytika und Sauerstoff sowie atemunterstützende Maßnahmen wie CPAP oder Physiotherapie anordnen.

Wichtig ist, dass die interdisziplinären Pflegediagnosen auch als solche im Pflegeplan gekennzeichnet werden. Ob das mit einem „PK" oder einem „I" für interdisziplinär passiert, muss in der jeweiligen Institution vereinbart werden.

5.1.2 Abgrenzung der Pflegediagnose von der medizinischen Diagnose

Wie kann nun die schwierige Abgrenzung zwischen medizinischer und Pflegediagnose gezogen werden, wo es so viele Kontakt- und Überschneidungspunkte gibt? Beide Berufsgruppen, Medizin und Pflege, stellen das Wohl der PatientInnen in das Zentrum ihrer Bemühungen. Sie nähern sich jedoch aus verschiedenen Blickwinkeln oder Richtungen. Ziel ist in beiden Fällen die Klärung der Situation. Die Tabelle 3, S. 84 (angelehnt an Ulmer, 1995, Medizinerin und Professorin an der Fachhochschule Frankfurt, Fachbereich Pflege, und Brobst et al., 1996, S. 72), zeigt die wichtigsten Unterschiede auf.

Die österreichische Pflegepraxis zeigt allerdings teilweise, dass der Umgang mit Pflegediagnosen noch sehr ungewohnt ist. Im Rahmen einer Interventionsstudie wurde eine Wissensbefragung zum Pflegeprozess an 22 freiwilligen diplomierten Pflegepersonen der Intensivstation einer Universitätsklinik Österreichs durchgeführt. Auf die Frage, was man unter Pflegediagnose versteht, gaben 21 keine Antwort (vgl. Hohenauer/Leoni-Scheiber, 2000). Es bleibt zu hoffen, dass aufgrund einer forcierten Grundausbildung in Bezug auf den Pflegeprozess die theoretischen Wissensdefizite verringert werden können.

Pflegediagnosen können unterschiedlich ausgedrückt werden und sind zum Teil nur schwer von der medizinischen Diagnose abzugrenzen. Es handelt sich aber eindeutig um eine Pflegediagnose, wenn Sie die dafür notwendigen Informationen eigenverantwortlich erheben und in der Folge auch behandeln können.

Tab. 3: Unterscheidung medizinische versus Pflegediagnose

	Medizinische Diagnose	**Pflegediagnose**
Definition	beschreibt eine Erkrankung oder Organstörung, Verletzung	beschreibt eine individuelle menschliche Reaktion auf gesundheitliche Risiken, Erkrankungen oder Behandlungen
Diagnoseinstrumente	Anamnese, Befunde, technische Hilfsmittel (EKG-, EEG-Geräte, Röntgen, Stethoskop etc.), SpezialistInnen	Anamnese, Befund aufgrund genauer Wahrnehmung durch die eigenen fünf Sinne und medizinische Kenntnisse
Art der Erkenntnisgewinnung	reduktionistisch, eher objektivierend	integrierend, eher subjektiv (aus Sicht der PatientInnen)
Ziel der Erkenntnis	Krankheit (weitgehend ohne Berücksichtigung des individuellen Kontextes der PatientInnen, z. B. ihrer Beziehung zur Familie)	Kranksein
Ausrichtung	Beseitigung von Krankheit	viel stärker an der gesamten Lebens- u. Leidenssituation der PatientInnen orientiert (vgl. Höhmann, 1995, u. Steppe, 1995)
Erstellungsgrund	Beziehungen: Arzt-Patient, medizinisches Personal untereinander, zu verschiedenen Leistungserbringern (Abrechnung, z. B. Versicherungen) und Epidemiologie: schafft gemeinsame Verständnisgrundlage	zur Präzisierung des eigenen Gegenstandsbereiches (Abgrenzung), Grundlage von Leistungsnachweis und Abrechnung, zur Einpassung in EDV-Systeme (Basis für statistische Daten und Forschung)
Bestandteile	Topografie (Hinweis auf anatomischen Ort), Ätiologie (Hinweis auf vermutete Krankheitsursache, z. B. Hepatitis)	Pflegediagnosentitel/Pflegeproblem, ätiologische Faktoren, Zeichen und Symptome
Gültigkeitsdauer	statisch (solange die Erkrankung, Verletzung besteht)	eher flexibel (an die wechselnde Situation angepasst, tägliche Änderung möglich)
Gefahren	Machtausübung im Sinne einer Stigmatisierung (z. B. Schizophrenie); manchmal, je nach Kontext, handlungsleitend	Machtausübung über vordefinierte Normen; Dominanz zu Hautfarbe, Kultur, Frauen – ethische Konflikte; fraglich handlungsleitend (vgl. Höhmann, 1995, S. 18)
Ordnungssystem	Organe, Nosologie	Funktionelle Verhaltensmuster, menschliche Reaktionsmuster, theoriegeleitet

5.2 Die Notwendigkeit von Pflegediagnosen

Pflegediagnosen sollen formuliert werden, wenn Zustände oder Situationen des Patienten oder der Patientin vorliegen, in denen die Pflegeperson

- selbstständig die dafür notwendigen Informationen sammeln kann,
- zumindest eine eigenverantwortliche Pflegemaßnahme, die öfters durchgeführt werden soll, anordnen kann und
- für das Ergebnis beim Patienten bzw. bei der Patientin verantwortlich ist.

(angelehnt an Gordon, 1998, S. 5)

Pflegediagnosen bieten die Basis zur Erhebung des Leistungsbedarfes und somit einer patientInnengerechten Pflege und Kontinuität. Brobst et al. (1996, S. 70, 71) sind der Ansicht, dass die sorgfältige Erstellung und genaue Dokumentation von Pflegediagnosen die Kontinuität der Pflege erheblich verbessern kann und den Pflegepersonen hilft, von der Behandlung von Anzeichen und Symptomen medizinischer Störungen weg und hin zur Pflege der ganzen Person zu kommen. Auch Steppe (1995) sieht den Wert der Pflegediagnosen in der Objektivierung und Nachweisbarkeit pflegerischer Leistung. „Sie eröffnen damit die Möglichkeit der Transparenz und Nachvollziehbarkeit von Pflegeinterventionen." Ohne entsprechende Dokumentation sind Leistungsabrechnung, Personalforderungen u. dgl. nur unzureichend möglich.

5.2.1 Pflegefachsprache, Pflegeprofessionalisierung und Pflegeforschung

Fachsprache
"If we cannot name it, we cannot control it, finance it, research it, teach it, or put it into public policy." Wenn wir den Gegenstand der Pflege, die pflegerischen Probleme, Ziele und Handlungen nicht benennen können, dann können wir sie auch nicht kontrollieren, finanzieren, erforschen, lehren und in berufs- und gesundheitspolitische Forderungen und Richtlinien umsetzen. Der berühmte Ausspruch von June Clark und Norma M. Lang (1992) besitzt nach wie vor Gültigkeit, da es noch immer nicht gelungen ist, eine weltweite Pflegefachsprache zu etablieren, geschweige denn, dass sich die Pflege adäquat in gesundheitspolitische Angelegenheiten einbringt bzw. sich dort Gehör verschafft.

Professionalisierung
Carpenito (1997, S. 3) hat den Zusammenhang zwischen Pflegediagnosen und der Professionalisierung folgendermaßen dargestellt:

```
┌─────────────────────────────────────────────┐
│              Pflegediagnosen                │
│                    ▼                        │
│   Klarere Identifikation und Abgrenzung     │
│       des Wissensgebietes der Pflege        │
│                    ▼                        │
│     Größere Verantwortung in der Pflege     │
│                    ▼                        │
│    Vermehrte Professionalität und Autonomie │
└─────────────────────────────────────────────┘
```

Abb. 7: Pflegediagnosen und Professionalisierung (Carpenito, 1997)

Kollak (2000, S. 8), Prof. für Pflege und Pflegemanagement an der Alice-Salomon-Fachhochschule in Berlin, fasst unter dem Stichwort Professionalisierung zusammen, dass Pflegediagnosen zu einer gemeinsamen Fachsprache, einer logischen Klassifikation, zu vergleichbaren Daten sowie zur Mess- und Abrechenbarkeit von Pflegeleistungen führen. Dies sollte auch Grundlage für die Ausbildung sein.

Pflegeforschung
Pflegediagnosen ermöglichen aufgrund ihres detaillierten Aufbaus weitgehend normierte Beschreibungen einzelner Gesundheitszustände. Durch ihre Formalisierbarkeit eignen sie sich in hervorragender Weise zur EDV-gestützten Dokumentation, sie ermöglichen epidemiologische Pflegeforschung und Statistiken (z. B. Inzidenz von Dekubiti, vgl. Höhmann, 1995, S. 13). Dieser Meinung ist auch Gunnar Haase Nielsen, Forschungsleiter am DISS (1995), der die elektronische Pflegedokumentation mittels Pflegediagnosen für besonders wichtig hält, weil der Anteil der strukturierten Daten erhöht werden kann. Er sieht die Pflegediagnosen als Bindeglied zwischen klinischer Forschung und Anwendung der Forschungsresultate in der Praxis. Ob bestimmte pflegerische Vorgehensweisen Erfolg haben, kann durch wissenschaftliche Forschung überprüft werden. Die so begründete professionelle Praxiserfahrung, die Anwendung evidenzbasierter Pflegedaten, so Evers (1995, S. 67, 68), kann dazu beitragen, PatientInnen von unnötiger Abhängigkeit und von Beschwerden, Komplikationen, Behinderungen und Schmerzen zu erlösen. Evers, Krankenpfleger und Professor an der katholischen Universität Leuven, nennt mehrere Beispiele, die diese Aussage untermauern.

Beispiele
Die Pflegediagnose „Wissensdefizit" wurde bei 220 DiabetikerInnen untersucht. Die Ergebnisse gaben Aufschluss darüber, dass das Wissen über die Krankheit, insbesondere die Ernährung, über Komplikationen und Ursachen der Krankheit bei Typ-2-Diabeti-

kerInnen sehr niedrig war. Darauf aufbauend können adäquate, zielgruppenorientierte Schulungsprogramme angeboten werden.
Ein weiteres Beispiel: Die Pflegediagnose Angst wurde im Zusammenhang mit der Selbstpflegefähigkeit bei fünfzig Patienten analysiert, die sich einer Koronarbypassoperation unterzogen. Die Einschätzung erfolgte jeweils zehn Tage vor, zehn Tage nach und acht Wochen nach der Operation. Die Angst war präoperativ hoch, hatte zehn Tage danach deutlich abgenommen und stieg innerhalb der nächsten Wochen wieder bis auf präoperative Werte an. Die Selbstpflegefähigkeit folgte einem umgekehrten Muster. Daraus kann geschlossen werden, dass diese PatientInnengruppe nach ihrer Entlassung einer professionellen Pflegenachsorge bedarf. Wären die hier verwendeten Pflegediagnosen (Wissensdefizit, Angst) nicht standardisiert, also mit klaren Definitionen sowie Haupt- und Nebenkennzeichen belegt, könnten die Zustandsbilder unterschiedlicher PatientInnen nicht verglichen werden.

Mortensen, die Leiterin des dänischen Pflegeforschungsinstitutes (DISS, 1998, S. 20), fasst die unterschiedlichen Betrachtungsweisen von Pflegediagnosen wie folgt zusammen:

- aus dem Blickwinkel der Profession als Erweiterung des Kompetenzbereiches der Pflege,
- aus dem Horizont der Forschung als Entwicklung von Begriffen und Messinstrumenten innerhalb der Pflege,
- aus dem Blickfeld der Klinik als Entwicklung pflegerisch-klinischer Entscheidungsgrundlagen,
- unter dem Aspekt der Dokumentation als Entwicklung einer Pflegeinformatik und
- aus dem Blickfeld der Semantik als Entwicklung einer einheitlichen Fachsprache.

Aus all diesen Gründen ist eine verstärkte Auseinandersetzung mit Pflegediagnosen, seien es freie, theoriegeleitete oder nach einem Klassifikationssystem formulierte, in Theorie, Praxis und Lehre notwendig.

5.3 Arten von Pflegediagnosen und ihre Schreibformate

Kelly et al. haben 1995 das trifokale Modell der Pflegediagnosen veröffentlicht, das folgende Arten von Pflegediagnosen umfasst:

- Pflegediagnose zu einem aktuell bestehenden Problem,
- Gefährdungsdiagnose, wenn ein erhebliches Risiko für die Entstehung eines Problems sichtbar ist,
- Pflegediagnose, die auch das Potenzial zum Erreichen eines verbesserten Gesundheitszustandes umfasst (zitiert in Reimer/Füller, 1998, S. 94).
- Zusätzlich können Syndrom- und Verdachtsdiagnosen verwendet werden.

5.3.1 Aktuelle Pflegediagnose (Actual Nursing Diagnosis)

> Eine aktuelle Pflegediagnose liegt dann vor, wenn die Pflegeperson bestehende Zeichen und/oder Symptome erkennt, die durch pflegerische Handlungen beeinflusst werden können, unabhängig davon, ob der oder die Betroffene aktiv oder passiv am diagnostischen Prozess teilnehmen kann. Dazu sollte zumindest ein ursächlicher Faktor identifiziert werden.

Bereits in der zweiten NANDA-Konferenz 1976 einigten sich die Beteiligten auf den problemorientierten Ansatz zur Beschreibung aktueller Pflegediagnosen, auf das PES-Schreibformat (vgl. England/Magnan, 1996 in Mischo-Kelling, S. 49). „P" steht dabei für Pflegeproblem, Pflegediagnose, Pflegediagnosentitel und soll möglichst kurz und präzise ausgedrückt werden. (Pflegediagnosentitel meint eine vereinheitlichte Pflegediagnose aus einem Klassifikationssystem.) „E" bezeichnet das englische „Etiology", zu deutsch Ätiologie, die beeinflussenden, beisteuernden, in Beziehung stehenden oder verursachenden Faktoren.

Carpenito (1997, S. 13, 14) beschreibt vier ätiologische Gruppen:

- pathophysiologische (biologische oder psychologische) wie Immunschwäche, Lähmungen, sensorische Defizite etc.
- behandlungsbedingte (z. B. Medikamenten-[neben-]wirkungen, Gipsverbände, chirurgische Eingriffe)
- situationsbedingte aufgrund der Umgebung/Umwelt, Persönlichkeit, aufgrund von Lebenserfahrungen, Rollen u. dgl. (Müdigkeit, Schmerzen, Motivation) und
- alters- sowie entwicklungsbedingte Faktoren (z. B. Muskelschwäche oder motorische Beeinträchtigung bei älteren Menschen)

Können keine Ursachen oder mit dem Problem in Zusammenhang stehenden Faktoren ausgemacht werden, sollte das unter E auch so angegeben werden (z. B. aufgrund unklarer Genese, unbekannter Herkunft). Vermuten Sie eine Ursache, die Sie nicht verifizieren können, dann schreiben Sie „vermutlich aufgrund von ...". Am Prozess unbeteiligte KollegInnen können sich so ein besseres Bild machen.

Beispiel
P: Harninkontinenz (zu spezifizieren), E: ist uns leider nicht bekannt, aufgrund des Alters? S: spürt den Harndrang gelegentlich, kann die Harnausscheidung nicht regulieren.

Die ätiologischen Faktoren einer Pflegediagnose sollen zur Auswahl der Pflegemaßnahmen hinführen. Daher sollte auf die Nennung medizinischer Diagnosen oder Therapien als beeinflussende, verursachende Faktoren verzichtet werden, weil sie sonst zum Gegenstand pflegerischer Behandlung werden. Diese Ansicht wird durch eine inoffiziell vertretene Stellungnahme der Diagnoseprüfungskommission der NANDA bestätigt (vgl. Collier et al., 1998, S. 29). Sind Sie jedoch der Ansicht, dass die Angabe der medizinischen Diagnose das Verständnis der KollegInnen in Bezug auf die Pflegediagnose verbessert, dann besteht die Möglichkeit, die ätiologischen Faktoren zweizuteilen. In „primär bedingt durch" (p/b/d) und „sekundär bedingt durch" (s/b/d). Unter „primär bedingt durch" sollen sämtliche pflegerelevanten beeinflussenden Faktoren festgehalten werden, unter „sekundär bedingt durch" die medizinischen Angaben.

Beispiel
P: Fieber, E: p/b/d: die erhöhte Stoffwechselrate, s/b/d: die vermutlich präklinische Aspiration von Mageninhalt.

Der dritte Teil des Schreibformates bezieht sich auf die festgestellten individuellen, objektiven und subjektiven Daten des Patienten oder der Patientin. Wird die Pflegediagnose frei formuliert und geht daraus hervor, wie sich das Problem äußert, müssen keine Zeichen und Symptome zusätzlich angegeben werden. Können die Kennzeichen der gestellten Pflegediagnose nicht erkannt werden oder wird ein Pflegediagnosentitel wie die NANDA-Diagnosen „Hautschädigung" oder „körperlich beeinträchtigte Mobilität" herangezogen, muss klar und präzise angegeben werden, wie sich dieses Problem beim Patienten oder der Patientin darstellt:

- Typ der Beeinträchtigung (Was zeigt sich?)
- Qualität und Quantität (Wie stellt es sich dar? Wie viel, wie ausgeprägt zeigt es sich?)
- Lokalisation (Wo zeigt es sich?)

Beispiel
P: Hautschädigung, E: ..., S: 5 x 3 cm großer, nicht sezernierender Oberflächendefekt am lateralen oberen Drittel des rechten Oberschenkels.

Das Hauptaugenmerk bei der Formulierung von Pflegediagnosen sollte auf die Nachvollziehbarkeit durch Dritte gelegt werden.
Sämtliche aktuellen NANDA-Pflegediagnosen werden in den diversen Pocket-Guides oder Taschenbüchern mit ihrem Titel, ihrer Definition (was konkret unter P verstanden wird), den möglichen ätiologischen Faktoren sowie den bestimmenden Merkmalen und Kennzeichen angegeben.

Beispiel
„Aktivitätsintoleranz" wird definiert als ein Zustand, der einem Menschen nur ungenügende physische oder psychische Kraft oder Energie lässt, um erforderliche oder erwünschte alltägliche Aktivitäten durchzuhalten oder auszuführen. Unter möglichen ursächlichen oder beeinflussenden Faktoren werden u. a. festgehalten: Bettruhe, Bettlägerigkeit oder Immobilität, allgemeine Schwäche, Missverhältnis zwischen Sauerstoffangebot und Sauerstoffbedarf, bewegungsarme Lebensweise. Die subjektiven Merkmale sind Äußerungen über Müdigkeit oder Schwäche, Missbehagen oder Dyspnoe bei körperlicher Anstrengung und Belastung. Die objektiven Merkmale sind: abnorme Pulsfrequenz, -rhythmus, abnorme Blutdruckveränderung oder fehlende Anpassung als Reaktion auf Belastung bzw. EKG-Veränderungen in Folge von Arrhythmien oder einer Ischämie. Das Ausmaß der Aktivitätsintoleranz kann, wie viele andere NANDA-Diagnosen, über Funktionsstufen angegeben werden (vgl. Gordon, 1998):
Grad I: Geht normales Schritttempo auf einer unbegrenzten ebenen Strecke, eine oder mehrere Etagentreppen, ist aber kurzatmiger als gewöhnlich.
Grad II: Geht normales Schritttempo auf ebener Strecke ca. 150 m, steigt langsam eine Etagentreppe ohne anzuhalten.
Grad III: Geht nicht mehr als 15 m ohne anzuhalten, ist nicht in der Lage, ohne Unterbrechung Etagentreppe zu steigen.
Grad IV: Dyspnoe und Erschöpfung auch im Ruhezustand.
(Vgl. Doenges et al., 2002, S. 135, 136)

PES-Format in der Praxis
Die Dokumentenanalyse von neunzehn Pflegedokumentationen zum PES-Format zweier Normalpflegestationen brachte folgendes Ergebnis: Von 39 beurteilten Pflegediagnosen konnte nur in jeder fünften ein Einklang zwischen der Formulierung (P) und den jeweils beschriebenen Zeichen und Symptomen nachgewiesen werden. Manchmal fehlten die Kennzeichen zur Gänze oder waren unzureichend beschrieben. Die Größe, Lokalisation, Graduierung, das Ausmaß etc. eines Symptoms waren nicht angegeben. Ätiologische Faktoren bzw. Risikofaktoren wurden immer angeführt, vielfach enthielten sie jedoch medizinische Diagnosen, Therapien oder nur den Begriff „Grunderkrankung", wobei die meisten PatientInnen an mehreren Krankheiten litten (vgl. Leoni-Scheiber, 2001/2003, S. 36, 37).

Pro Pflegediagnose soll immer nur ein Pflegeproblem behandelt, sollen mindestens ein oder mehrere ätiologische Faktoren genannt und Zeichen und Symptome zur Klärung der individuellen PatientInnensituation angegeben werden.

5.3.2 Hochrisiko- oder Gefährdungsdiagnose (Risk and High-Risk Nursing Diagnosis)

> Kann die diplomierte Pflegeperson keine Zeichen und Symptome einer Pflegebedürftigkeit erkennen, kann sie aber aufgrund ihres Wissens, ihrer Erfahrung oder anhand von Risikoeinschätzungsskalen (z. B. Bradenskala) einen oder mehrere Risikofaktoren ausmachen, kann sie eine Gefährdungsdiagnose stellen.

Die NANDA definiert die Gefährdungsdiagnose wie folgt: "a clinical judgement that an individual, family, or community is more vulnerable to develop the problem than others in the same or similar situation" – übersetzt: eine Beurteilung, dass ein Individuum, eine Familie oder eine Gemeinschaft eher dazu neigt, das Problem zu bekommen als andere in der gleichen oder in einer ähnlichen Situation (Carpenito, 1997, S. 15).

Beispiel
Ein junges, normalgewichtiges Unfallopfer, das aufgrund einer Beinverletzung ans Bett gefesselt ist, ist kaum gefährdet, einen Dekubitus zu entwickeln, im Gegensatz zu einem älteren Patienten in der gleichen Situation, der übergewichtig ist und noch weitere Risikofaktoren hinsichtlich der Dekubitusgefährdung aufweist.

Carpenito unterscheidet zudem zwischen Risiko- und Hochrisikodiagnose, weil sie meint, dass manche PatientInnen ein wesentlich höheres Risiko haben als andere. Sie nennt als Beispiel die Wundinfektionsgefahr bei einem Diabetiker, der nach einem perforierten Duodenalgeschwür chirurgisch versorgt wurde. Grundsätzlich sind alle PatientInnen nach einem derartigen Eingriff einer Infektionsgefahr ausgesetzt, DiabetikerInnen aufgrund der verzögerten Wundheilung aber noch mehr.

Brobst et al. (1996, S. 85) differenzieren die Risikofaktoren in umweltbedingte, physiologische, psychologische, genetische und chemische. Die Pflegeplanung soll diese Risikofaktoren ausschalten, verringern oder verändern. Das gelingt mit pflegerischen Prophylaxen (Pneumonie-, Dekubitus-, Kontraktur-, Obstipationsprophylaxe etc.), die mit Handlungsstandards vereinheitlicht werden.

Die Gefährdungsdiagnosen werden im PR-Format dokumentiert. Wobei „P" wiederum für das Pflegeproblem, die Pflegediagnose, den Pflegediagnosentitel steht und das „R" für die ermittelten Risikofaktoren.

Beispiel
P: Infektionsgefahr der harnableitenden Organe; R: liegender transurethraler Blasenkatheter. Oder P: Obstipationsgefahr; R: angeordnete Bettruhe, Fieber, ballaststoffarme Ernährung.

Zeichen und Symptome finden keine Erwähnung, da sich die Risikodiagnosen auf einen möglichen, aber noch nicht eingetretenen Zustand beziehen. Die Haut eines Betroffenen mit der Pflegediagnose „Gefahr einer Hautschädigung" beispielsweise ist intakt.

5.3.3 Verdachts- und Vermutungsdiagnose (Possible Nursing Diagnosis)

Eine Verdachts- oder Vermutungsdiagnose kann man dann stellen, wenn innerhalb eines Dienstes zu wenig oder zu wenig signifikante Daten für eine vollständige Pflegediagnose erhoben werden konnten, jedoch Informationen vorliegen, die auf eine bestimmte Pflegediagnose hindeuten. Gelingt es im weiteren Verlauf, zusätzliche essenzielle Daten zu erheben, kann die Vermutungsdiagnose entweder in eine aktuelle oder in eine Gefährdungsdiagnose münden oder aber verworfen werden.

Die mögliche Pflegediagnose wird zweiteilig verfasst, ggf. dreiteilig. Sie wird ebenfalls im PES-Format dokumentiert. Vorangestellt werden sollte „Verdacht auf", „Vermutung hinsichtlich" oder Ähnliches sowie das konkret vermutete Problem und die ätiologischen (ursächlichen) Faktoren, die diesen Verdacht begründen. Liegen Daten vor, die bereits einzelne Puzzleteile für eine bestimmte Diagnose sein können, dann dokumentieren Sie diese Informationen unter „S" in Klammern.

Beispiel
P: Verdacht auf auditive Wahrnehmungsstörung; E: durch stark eingeschränktes Umfeld aufgrund krankheitsbedingter Isolationsmaßnahmen, s/b/d: Apoplex; (S): Hr. H. ist zu Person und Zeit desorientiert und erschrickt, wenn man den Raum betritt.

Da jedoch die Umsetzung des Pflegeprozesses insgesamt ebenso wie die Umsetzung der Pflegediagnosen in Österreichs Pflegepraxis vielerorts noch nicht ideal verläuft, empfehle ich zugunsten einer vereinfachten und übersichtlicheren Darstellung, auf diese Diagnosengruppe vorläufig zu verzichten. Anstatt dessen sollten diese Daten im Pflegebericht vermerkt werden.

5.3.4 Syndrompflegediagnose

Eine Syndrompflegediagnose besteht aus einem charakteristischen Bündel von aktuellen und Gefährdungsdiagnosen, die aufgrund einer bestimmten Situation oder eines Ereignisses fast immer zusammen auftreten.

Die NANDA hat bis 2000 vier Syndrompflegediagnosen aufgenommen: die Gefahr des Immobilitätssyndroms, das Relokations- oder Verlegungsstresssyndrom, das posttraumatische und das Vergewaltigungssyndrom.

Beispiel
Doenges et al. (2002, S. 437) definieren die Gefahr eines Immobilitätssyndroms als „Zustand, bei dem die Gefahr von Schädigungen als Folge verordneter oder unvermeidbarer körperlicher Inaktivität besteht". Die NANDA stellt dazu folgende Komplikationen fest: Dekubitus, Verstopfung, Stase der Lungensekrete, Thrombose, Harnwegsinfekt/-retention, verminderte Kraft/Ausdauer, orthostatische Hypotension, verminderte Gelenksbewegung, Desorientierung, Körperbildstörung und Machtlosigkeit. Starke Schmerzen, Lähmungen, mechanische oder verordnete Immobilisierung, veränderter Bewusstseinszustand sowie chronische körperliche oder psychische Krankheit werden als mögliche Risikofaktoren angegeben.

Jeder Begriff enthält bereits einen Hinweis auf die Ursache, dennoch kann es sinnvoll sein, die ätiologischen Faktoren individuell konkret zu benennen, dann sollen sie unter E (eventuell wiederum in Klammern) separat angeführt werden. Auch die Angabe der Zeichen und Symptome, wie sie sich bei dem oder der Betroffenen darstellen, kann zu einem verbesserten Verständnis der Diagnose führen.

Beispiel
P: Posttraumatisches Syndrom; (E): verlor bei Hochwasserkatastrophe das gesamte Hab und Gut (Wohnhaus, Tischlereibetrieb), seine Frau erlitt einen Herzinfarkt und verstarb kurz darauf; S: Hr. X. spricht von Schuldgefühlen, dass er sich während der Aufräumungsarbeiten zu wenig um seine Frau gekümmert hat; sagt des Öfteren, dass er keine Hoffnung mehr hat; zeigt immer wieder Stimmungsschwankungen (mehrfach tägliche Lachanfälle, die durch leises Weinen unterbrochen werden).

Die Syndrompflegediagnose ist eine Weiterentwicklung von Einzeldiagnosen, anhand derer versucht wird, komplexere Zusammenhänge mit emotionalen, sozialen und physischen Komponenten zu erfassen. Dies kommt dem ganzheitlichen Denken sowie einer adäquateren Handlungsleitung in der Pflege wesentlich näher als Einzeldiagnosen, die den Patienten oder die Patientin in einzelne Teile zergliedern (vgl. König, 2000^2, S. 21). Das Verwenden derartiger Diagnosen gestaltet sich aber auch schwieriger, da sie so umfassend sind.

5.3.5 Wellnessdiagnose

Die ursprünglich reine Defizitorientierung der NANDA-Pflegediagnosen wurde nach umfassender Kritik diverser Institutionen und Pflegefachpersonen um die gesundheitsfördernde Komponente erweitert. Die NANDA beschreibt die Wellnessdiagnose als „klinische Beurteilung eines Individuums, einer Gruppe oder Gemeinde, deren Gesundheitszustand sich in einem Übergangsstadium zu einem besseren Gesundheitszustand befindet" (Collier et al., 1998, S. 38). Erkennt eine Pflegeperson Mängel im Gesundheitsverhalten eines Klienten oder einer Klientin, dann soll sie sich darum bemühen, Interesse bei dem oder der Betroffenen zu wecken, um den aktuellen Gesundheitszustand, das Verhalten (Lifestyle) – Bewegungs-, Ernährungs-, Sexualverhalten, Umgang mit Stress usw. – zu verbessern (Tätigkeitsfeld der Gesundheitsförderung). Im Vorfeld muss sie das Wissen, die Fähigkeiten, die Selbstpflege-Handlungskompetenz einschätzen, um dann individuell vorgehen zu können.

Gesundheitsdiagnosen werden einteilig geschrieben und als Möglichkeit oder Potenzial der Verbesserung formuliert oder haben die Form einer normativen Beschreibung wie die NANDA-Pflegediagnose „Erfolgreiches Stillen". Das Verhalten soll möglichst präzise angegeben werden, sofern es sich nicht in der Pflegezielformulierung wiederfindet. Zusätzlich können auch bei dieser Diagnosenart die beeinflussenden Faktoren, die zu dieser Diagnosenstellung geführt haben, sowie vorliegende Zeichen und Symptome notiert werden.

Beispiel
Möglichkeit eines verbesserten Bewegungsverhaltens (mind. jeden zweiten Tag dreißig Minuten Spazieren gehen oder Ähnliches); Potenzial zur Verbesserung der Ernährungsgewohnheiten (max. 2000 kcal sowie vier mal Obst und Gemüse täglich).

Die aktuellen sowie die Risikopflegediagnosen gehören zu jenen, die in der Pflegepraxis am häufigsten eingesetzt werden. Aktuelle, bestehende Pflegediagnosen werden im PES-Format dokumentiert, Risikodiagnosen im PR-Format.

5.4 Hilfen zur Erstellung und Formulierung von Pflegediagnosen

5.4.1 Wichtige Fragen

Fällt es Ihnen besonders schwer, die im konkreten Fall korrekte Pflegediagnose zu erkennen, weil Sie sich z. B. von der medizinischen Sichtweise nur schwer lösen können, dann stellen Sie sich folgende Fragen:

- Wie reagiert der oder die Betroffene auf das gesundheitliche Risiko, die Krankheit oder die Behandlung(en)? Unter Reaktionen auf vorhandene

Gesundheitsprobleme werden Krankheitsfolgen, Krankheitserleben, Funktionsstörungen, Einbußen im Alltagsleben, Beeinträchtigungen, Coping (Bewältigungsvorgänge), Umgang mit Therapien etc. verstanden.
- Wie geht der Klient oder die Klientin mit seinen bzw. ihren gesundheitlichen Gefährdungen/Problemen um?
- Wie wirken sich die Folgen der Krankheit bzw. Behandlung auf die alltäglichen Aktivitäten, auf die Befriedigung grundlegender Bedürfnisse etc. aus?
- Oder Sie versuchen, das Pferd „über den Schwanz aufzuzäumen". Sie konnten bereits Erfahrungen sammeln, haben ein Bild von einem Patienten oder einer Patientin und wissen sofort, wie Sie handeln würden. Fragen Sie sich nun: Weshalb benötigt der/die Betroffene diese Pflege(-handlung)?

Die Antworten darauf geben Ihnen Anhaltspunkte zur Formulierung der Pflegediagnose(n).

Nutzen Sie Ihre Fähigkeiten zum Sammeln, Analysieren und Interpretieren von Daten, das analytische diagnostische Denken und wählen Sie die auf das Problem am meisten zutreffende Beschreibung (Pflegediagnosentitel, vgl. Collier, 1998, S. 6). Überdenken Sie komplexe PatientInnensituationen, versuchen Sie Ursachen, Zusammenhänge, Wechselbeziehungen zwischen den einzelnen in Frage kommenden Diagnosen zu erkennen, setzen Sie Prioritäten.

Beispiel
Just (2000, S. 93) beschreibt einen konkreten Fall: „Das Hauptproblem für Fr. M. sind die Schmerzen, die sie in der Mobilität einschränken, so dass sie zum Teil bettlägerig ist." Dabei handelt es sich um zwei Pflegediagnosen, wobei die Schmerzen für die Patientin im Vordergrund stehen. Somit sollte diese Diagnose samt Behandlung an die erste Stelle gereiht werden. Eventuell muss die körperlich beeinträchtigte Mobilität nicht extra aufgenommen werden, wenn sich die dafür erforderlichen Pflegemaßnahmen mit jenen zu den Schmerzen weitgehend decken.

5.4.2 Auswahl der Pflegediagnosen

In der Regel können Sie nicht auf alle Probleme eines Patienten oder einer Patientin eingehen. Just (2000, S. 89) meint allerdings, dass alle erkannten Pflegediagnosen auch aufgenommen werden sollten, damit die Situation systematisch betrachtet werden kann, es müssen aber nicht alle behandelt werden. Beleuchten Sie bei auftretenden Schwierigkeiten aber auch, ob die notwendigen institutionellen Rahmenbedingungen gegeben sind (siehe 9.3 und 9.4).

Wenn Ihnen klar ist, um welchen Problembereich es sich handelt, Sie aber nicht wissen, ob es sich um eine aktuelle oder eine Gefährdungsdiagnose handelt, folgen Sie dem Flussdiagramm.

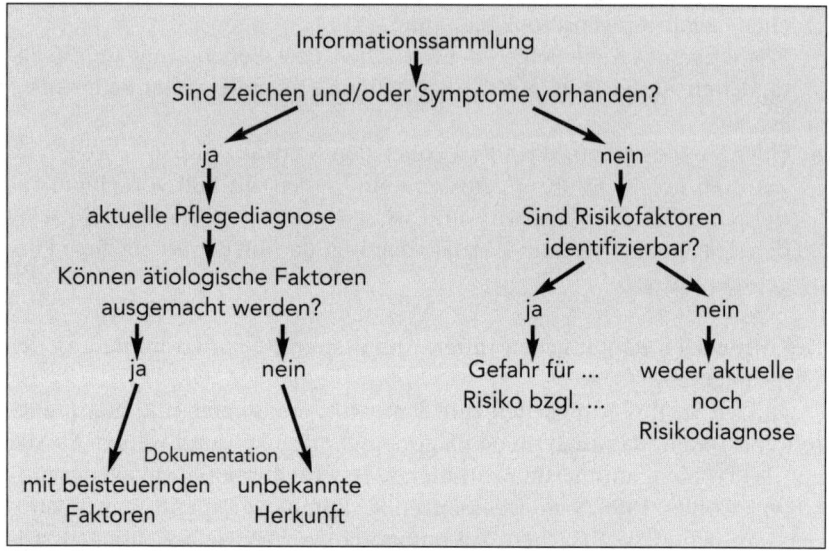

Abb. 8: Entscheidungshilfe zur Auswahl der Pflegediagnosenart

Überlegen Sie auch, ob es Sinn macht, zwischen langfristigen und kurzfristigen Pflegeproblemen zu unterscheiden (vgl. Fischer, 1999, S. 40). In mehreren Langzeiteinrichtungen für Altenpflege hat sich dieses Vorgehen bewährt, da die Aufmerksamkeit auf akute Probleme gesteigert werden konnte. Die Dokumentation lang- und kurzfristiger Pflegediagnosen wird in separaten Formblättern durchgeführt.

5.4.3 Schreibformate

Für die Formulierung von Pflegediagnosen werden häufig Füllwörter verwendet. Zur Beschreibung der Ätiologie beispielsweise: aufgrund von, verursacht, beeinflusst durch, in Zusammenhang mit. Für die bestimmenden Merkmale: festgestellt durch, das sich äußert durch, zeigt sich durch, angezeigt durch etc.

Anstatt der genannten Füllwörter können aber auch die Buchstaben PES bzw. PR auf dem Pflegeplanungsformblatt vorgedruckt bzw. geschrieben sein. Das erspart einerseits Zeit beim Dokumentieren und andererseits wird die Übersicht sowie die Systematik von Pflegediagnosen gewahrt. Wenn Sie zur Problembeschreibung eine NANDA-Diagnose verwenden, sollten Sie den verwendeten Begriff grammatikalisch richtig formulieren, das erleichtert es auch „Außenstehenden" (etwa PatientInnen, die ja ein Einsichtsrecht haben), die Diagnose zu verstehen.

Pflegediagnosenhandbücher
Auch die Verwendung von Pflegediagnosenhandbüchern kann eine Entscheidungshilfe zur Diagnosenfindung, eine Formulierungs- und Prüfungshilfe (sofern von Ihren Lehrpersonen zugelassen) sein. Diese Handbücher können Ihnen im Rahmen von Prüfungen Sicherheit geben, die Formulierung erleichtern, Sie jedoch auch auf falsche Fährten führen, wenn Sie zu wenig über Pflegediagnostik und den Pflegeprozess allgemein wissen. Handbücher können zum einen dazu verleiten, den diagnostischen Prozess zu übergehen, zum anderen dazu, „fix-fertige" Pflegediagnosen unreflektiert zu übernehmen.

Brobst et al. (1996, S. 82) empfehlen im Umgang mit klassifizierten Pflegediagnosen folgende Vorgangsweise:

- Studieren Sie jene Pflegediagnosen, die am häufigsten in Ihrem Arbeitsbereich vorkommen.
- Arbeiten Sie nur mit jenen Pflegediagnosentiteln, die auch Ihre KollegInnen verstanden und akzeptiert haben.
- Üben Sie den Umgang mit den Pflegediagnosen (Erstellung, Formulierung inklusive Dokumentation, Absprache mit den PatientInnen, Einsatz bei der Dienstübergabe etc.).
- Stimmen Sie sich mit erfahrenen KollegInnen ab.

5.4.4 So vermeiden Sie Fehler
(angelehnt an Brobst et al., 1996)

- Formulieren Sie keine Pflegediagnose, die Sie nicht mit eigenverantwortlichen Pflegeinterventionen beeinflussen können.
- Versuchen Sie sich bewusst zu machen, dass bei jeder Diagnosenstellung Ihre persönlichen Erfahrungen und Vorstellungen sowie das Konzept, das Sie von sich selbst haben und von dem, was eine „gute" Pflege ausmacht, mit einfließen.
- Schließen Sie nicht von sich auf andere bzw. lassen Sie sich nicht von Stereotypen leiten (vgl. Gordon/Bartholomeyczik, 2001).
- Versuchen Sie eine angemessene emotionale Reaktion (z. B. Trauerreaktion), die grundsätzlich individuell ausgeprägt ist, nicht als ungesund zu bewerten.

- Verwenden Sie keine medizinischen Diagnosen als Pflegediagnosen, diese können Sie nicht eigenverantwortlich behandeln, etwa: „ P: Entzündung einer oberflächlichen Vene am Handrücken und Unterarm rechts."
- Setzen Sie keine diagnostische und therapeutische Maßnahme aus der Pflege oder aus der Medizin statt einer Pflegediagnose ein.
- Beschreiben Sie kein Pflegeziel als Pflegediagnose.
- Nennen Sie kein PflegerInnenproblem anstatt eines Pflegeproblems (z. B. Unstimmigkeit zwischen Pflegenden und PatientInnen, Personalmangel etc.)
- Die Pflegediagnose behandelt keine Probleme mit Geräten, Pflegeutensilien oder Hilfsmitteln.
- Notieren Sie immer das Problem an erster Stelle, die Ätiologie bzw. die Risikofaktoren an zweiter und ggf. die Zeichen und Symptome an dritter Stelle. So können Missverständnisse von vornherein minimiert werden.
- Drücken Sie in den beeinflussenden Faktoren nicht den gleichen Inhalt aus, wie Sie ihn bereits in der Problemformulierung dargestellt haben, z. B.: „P: Schlafstörung; E: aufgrund mehrerer Unterbrechungen des Schlafs."
- Vermeiden Sie rechtlich bedenkliche Formulierungen, etwa: „P: Gerötete Haut am Gesäß; E: Durch die Windelhose? Durch ungenügenden Lagerungswechsel? S: Rechte Gesäßhälfte mehr gerötet als linke, Pat. gibt diesbezüglich keine Schmerzen an." Für die angegebenen Faktoren ist die Pflegeperson verantwortlich. Sie muss sich darum kümmern, dass die Inkontinenzversorgung oft genug gewechselt wird und der oder die Betroffene adäquat gelagert wird.
- Notieren Sie die Pflegediagnose erst dann, wenn Sie diese (sofern möglich) mit den Betroffenen bzw. mit deren Vertrauenspersonen abgesprochen haben.

> Haben Sie Schwierigkeiten, die zutreffenden Pflegediagnosen zu finden bzw. zu formulieren, können Ihnen die Fragen, die Prioritätensetzung, das Flussdiagramm zur Findung der Diagnosenart sowie die Verwendung von Pflegediagnosenhandbüchern helfen.

5.5 Freie Formulierung versus Klassifizierung

Zur klinischen Pflegedokumentation ist eine detaillierte, flexible Fachsprache erforderlich, die auch dem individuellen Empfinden und den Äußerungen der Betroffenen Raum zugesteht. Um aber die Gesundheitspolitik zu beeinflussen, so Goossen, ein niederländischer Forscher und Berater (2001,

S. 18), braucht es Pflegedaten in einer standardisierten und wohl strukturierten Form, die eine statistische Auswertung zulassen. Es sind also eine Struktur, Ordnungsschemata oder Klassifikationssysteme erforderlich. Darin stehen die definierten Begriffe in irgendeiner Form miteinander in Verbindung und können in Gruppen und Untergruppen eingeteilt werden.

Die Ziele von Klassifikationen sind (vgl. Goossen, 2001, S. 16, 17):

- die Entwicklung einer gemeinsamen Pflegefachsprache, um die Kommunikation zu verbessern,
- die Festlegung exakter und vergleichbarer Beschreibungen in der Pflegedokumentation,
- die Schaffung klinischer Datenbanken mit Pflegedaten für Qualitätssicherung und Pflegeforschung,
- eine Einflussnahme auf die Gesundheitspolitik durch Pflegedaten und
- die detaillierte Leistungsbeschreibung und Trends in der Pflege.

Diese Anforderungen können „frei formulierte" Pflegediagnosen bzw. Pflegeplanung nicht erfüllen.

Derzeit werden in den USA in der Fachöffentlichkeit und von offizieller politischer wie administrativer Seite die Klassifikationssysteme NMDS, NANDA, HHCC, Omaha System, NIC und NOC anerkannt (vgl. Mischo-Kelling, S. 53). Zusätzlich besitzt die Internationale Klassifikation der Pflegepraxis (ICNP), die 1989 als Initiative des ICN (International Council of Nurses) beschlossen wurde, weltweit zunehmende Bedeutung.

Die überaus schwierige Frage, die sich für das Pflegemanagement, die -praxis sowie die -forschung stellt, ist, ob frei formulierte oder klassifizierte Pflegediagnosen eingesetzt werden sollen und, wenn vereinheitlicht, welches Klassifikationssystem herangezogen werden soll. Die Fachgruppe Pflege hält im „Positionspapier Pflegediagnosen" des WE'G (Weiterbildungszentrum für Gesundheitsberufe des Schweizer Roten Kreuz, 1997) fest, dass

- sie für die Verwendung einer vereinheitlichten Sprache und damit für die Verwendung eines Klassifikationssystems ist, weil die Notwendigkeit, Pflege statistisch zu erfassen, immer größere Bedeutung gewinnt und wichtige Bereiche der Pflegeforschung dadurch erleichtert werden;
- sie trotz einiger Vorbehalte die Verwendung der NANDA-Klassifikation befürwortet, weil diese am weitesten entwickelt und weltweit am meisten verwendet wird. Außerdem gebe es dazu am meisten, auch deutsche, Literatur (z. B. Gordon, 1998; Doenges et al., 2002) und eine wichtige Klassifikation der Pflegeinterventionen (die NIC, siehe 6.3.2) orientiere sich daran (vgl. Abderhalden, S. 921 in Doenges et al., 2002).

Die standardisierte Befragung von pflegerischen Stationsleitungen chirurgischer Intensivstationen in Österreich ergab, dass an neun von sechzehn Abteilungen immer bzw. häufig frei formulierte Pflegediagnosen eingesetzt werden. Die MitarbeiterInnen von fünf Stationen verwenden hingegen immer oder häufig klassifizierte Pflegediagnosen, an acht Stationen werden nie klassifizierte Pflegediagnosen eingesetzt. Als Klassifizierungssystem werden immer NANDA-Pflegediagnosen eingesetzt (vgl. Leoni-Scheiber, 2001).

5.5.1 Überblick: die verschiedenen Klassifizierungssysteme

NANDA
Die Nordamerikanische Pflegediagnosenvereinigung (North American Nursing Diagnosis Association) bzw. die von ihr erstellte Pflegediagnosenklassifikation genießt weltweit große Bedeutung, was ihr zugleich aber auch Kritik einbringt.

Die Vorbehalte beziehen sich auf mehrere Bereiche. Erstens auf die biomedizinische Perspektive mit Betonung der Pathologie. Zahlreiche Pflegediagnosen sind physiologisch begründet und fallen zudem laut Carpenito (1993, zitiert in Powers, 2000, S. 49) nicht in den Verantwortungsbereich der Pflegenden. Auch in der österreichischen Gesetzgebung gehören viele NANDA-Pflegediagnosen nicht zum eigenverantwortlichen Tätigkeitsbereich. Weiters wird durch die gewählte Sprache (meist in der Ätiologie) Dominanz durch Rasse und Kultur sowie über Frauen ausgeübt. Steppe (1995, S. 58) merkt an, dass viele Pflegediagnosen auf psychosozialer Ebene wie „fehlgeleitetes Trauern" auf ihre Praktikabilität hin überprüft werden müssen. Denn was impliziert normale Trauer? Hat die Pflegeperson aus ihrer Überlegenheit heraus das Recht, dieses „Urteil" zu fällen? Auch die Verwendung familien- und gemeindebezogener Pflegediagnosen, die überwiegende Defizitorientierung, die geringfügige wissenschaftliche Absicherung der Pflegediagnosen und das anders gelagerte Pflegeverständnis in den USA samt Übersetzungsproblematik sind Kritikpunkte.

ICNP
Die Internationale Klassifikation der Pflegepraxis (International Classification for Nursing Practice), ICNP, enthält Pflegephänomene (Pflegediagnosen), Interventionen und Ergebnisse. Die Alphaversion wurde 1996 veröffentlicht und bisher in sechzehn Sprachen übersetzt. Die Begriffspyramide wurde jedoch als inkonsistent, unlogisch, simplifizierend und der Vielschichtigkeit pflegerischer Praxis nicht angemessen angesehen (vgl. Darmann, 1998 – Institut f. Berufs- und Wirtschaftspädagogik, Hamburg; Friesacher, 2000, S. 30 – Lehrer f. Pflegeberufe in Deutschland). Ein großer Vorteil der ICNP in der Praxis ist das Synonymwörterbuch, das gewährleis-

tet, dass spezifische Begriffe jeder Pflegeeinrichtung weiter verwendet werden können. Die weitere Entwicklung ist in vollem Gange, so liegen in Bosnien, Kroatien, Polen, Rumänien, Slowenien, Tschechien, Ungarn u. a. Ländern Übersetzungen vor (Nielsen in Schär/Gericke, 2000, S. 43).

Hübner/Giehoff (2003) sehen vor allem im gemeinsamen Einsatz von NANDA und ICNP in computergestützten Systemen die Zukunft, durch erstere erhält man die nötige Übersichtlichkeit und Handhabbarkeit, mit der ICNP die nötige Flexibilität und Fülle an Ausdrücken.

HHCC
Die Home Health Care Classification für die ambulante Pflege wurde von Virginia Saba et al. entwickelt und enthält neben der Pflegediagnosen- auch eine Interventions- und Ergebnisklassifikation, wobei letztere nur mit Hilfe eines Codes (besser, stabilisiert oder schlechter) angegeben werden kann (vgl. Bruggen, 2002, S. 49). Grimm, ein deutscher Pflegewissenschaftler (2003), beurteilt die HHCC als praktikables und effizientes Instrument zur Erfassung, Analyse und Dokumentation von Pflegeleistungen sowie zur Vorausplanbarkeit von Versorgungsbedürfnissen, Versorgungsaufwand und den damit verbundenen Kosten. Es gebe für den Bereich der ambulanten Versorgung kein System, welches aus einer ganzheitlichen Grundhaltung heraus so konsequent alle Aspekte dieses überaus wichtigen Bereiches der Pflege erfasse und von allen anderen Institutionen des amerikanischen Gesundheitswesens akzeptiert werde.

Omaha-System
Es enthält ebenso wie die ICNP und die HHCC eine Pflegediagnosen-, Interventions- und Ergebnisklassifikation. Das Omaha-System beurteilt die Kenntnisse, das Verhalten sowie den Zustand, das Befinden der PatientInnen mit einer Skala von 1–5 (vgl. Fischer, 1999, S. 33). Das System enthält keine Fragenübersicht, die Pflegenden müssen selbst in der Lage sein, die relevanten Konzepte zu finden.

ZEFFP
Die Diagnosenliste des ZEFFP (heute ZEFP, Zentrum für Entwicklung und Forschung Pflege am Universitätsspital Zürich), die von einer Arbeitsgruppe rund um Käppeli in Zürich erstellt wurde, ist die einzige, die im deutschsprachigen Raum entwickelt wurde. Die Pflegediagnosen sind beschreibend, mehr auf das individuelle Erleben der PatientInnen fokussiert und können nur gemeinsam mit diesen erstellt werden (vgl. ZEFFP, 1996 in Gordon, 1998, S. 429). Die Elemente der ZEFFP-Diagnosen sind der betroffene Lebensbereich, Art und Quantität/Qualität der Beeinträchtigung, Ursachen, Symptome/Äußerung des Problems.

ICIDH-2
Dabei handelt es sich um ein interdisziplinäres Klassifikationssystem für Krankheitsfolgen. Es beschreibt ähnlich wie Pflegediagnosen Probleme, die als Folgen von oder im Zusammenhang mit Krankheiten in Erscheinung treten. Bruggen (2002, S. 98) merkt dazu kritisch an, dass die Begriffe nicht aus pflegerischer Sicht definiert werden und somit auch nicht zur Entwicklung des Pflegewissens beitragen.

NMDS
Beim Nursing Minimum Data Set handelt es sich um einen standardisierten Datensatz mit Mindestinformationen über die Pflege, der dazu dienen soll, nationale oder internationale Gesundheitsstatistiken zu erstellen. Solche Datenpakete, wie sie in den USA seit 1985, in der Schweiz seit 1998 (vgl. Fischer, 1999, S. 8) und in Belgien diskutiert und bearbeitet werden, können die staatliche Finanzierung von Pflegeleistungen beeinflussen. Der amerikanische Datensatz enthält sechzehn Punkte, von denen elf (z. B. Geburtsdatum und Geschlecht) auch in anderen Datensätzen enthalten sind. Pflegediagnose, Pflegeintervention und Pflegeziel sowie die Intensität der pflegerischen Betreuung und die Kennnummer der hauptsächlich betreuenden Pflegefachkraft sind ausschließlich im NMDS enthalten. Mittels EDV-gestützter Dokumentation könnte die Erstellung derartiger Datensätze wesentlich vereinfacht werden (vgl. Gordon/Bartholomeyczik, 2001, S. 12, 446).

5.5.2 Gefahren klassifizierter Pflegediagnosen

Von der Verwendung klassifizierter Pflegediagnosen gehen viele Gefahren aus, deren sich die Pflegeperson bewusst sein sollte. Die individuelle PatientInnensituation mit all ihren Ausprägungen wird auf eine vereinheitlichte „Worthülse" reduziert. Schnepp (1994) schreibt, dass jeglicher Versuch von Standardisierung automatisch im Widerspruch zur Individualität menschlicher Existenz stehe. Dieses Paradoxon bedeutet aber nicht, dass auf Standardisierung verzichtet werden muss, sondern dass ein verantwortungsvoller Umgang mit ihr erforderlich ist (vgl. Mayer/Wiesinger, 2000, S. 64). Das bedeutet, dass dem diagnostischen Prozess bei der Verwendung klassifizierter Pflegediagnosen noch mehr Bedeutung zukommen muss und die individuelle Komponente im Rahmen des PES- bzw. PR-Formates ausgedrückt werden soll.

Kleber (1995) hat anhand pädagogischer Untersuchungen festgestellt, dass Menschen, die in einer hierarchischen Sozialordnung beauftragt werden, andere zu definieren, was ja auch bei der Erstellung einer Diagnose geschieht, Macht über diejenigen erhalten, die sie etikettieren, dass sie sie manchmal sogar vernichten. Klassifizierung haftet an den Betroffenen oft über die Entlassung hinaus, z. B. im Sinne einer selbsterfüllenden Prophezeiung. Das kann so weit gehen, dass der Patient oder die Patientin nicht nur die Diagnose akzeptiert, sondern sich auch dementsprechend verhält. Die nicht formalisierbaren Anteile pflegerischen Handelns wie Beziehungsfähigkeit, Intuition und Gefühlsarbeit dürfen daher keinesfalls außer Acht gelassen werden (vgl. Friesacher, 2000, S. 31–33).

> Der Einsatz von Klassifikationssystemen für Pflegediagnosen kann die Vorgehensweise in der Praxis wesentlich vereinfachen, allerdings müssen alle davon ausgehenden Gefahren dabei vermieden werden.

Zusammenfassung

Die Pflegediagnose beschreibt die individuelle Reaktion eines Patienten oder einer Patientin auf gesundheitliche Risiken, Erkrankungen oder Therapien. Die Pflegeperson ist für die Behandlung dieser Situationen, Zustände, Verhaltensweisen verantwortlich.

Die gesetzlichen Vorgaben, die Entwicklung einer Pflegefachsprache sowie Professionalisierung inklusive dem Vorantreiben der Pflegeforschung sind Gründe für den konsequenten Einsatz von Pflegediagnosen in der Praxis. Es werden aktuelle, Risiko-, Verdachts-, Syndrom- und Wellnessdiagnosen unterschieden.

Aktuelle, bestehende Pflegediagnosen sollen im PES-Schreibformat dokumentiert werden, die Risikodiagnosen im PR-Format.

Weil vereinheitlichte Pflegedaten für die Kommunikation, die Forschung, die Leistungserfassung und eine Einflussnahme auf die Gesundheitspolitik erforderlich sind, werden zunehmend Klassifikationssysteme entwickelt und diskutiert. Sie müssen jedoch auch kritisch betrachtet und sollten nur unter Beachtung sämtlicher Vorbehalte eingesetzt werden.

Fragen zur Wissensüberprüfung

- Was versteht man unter Pflegediagnosen und wie können diese ausgedrückt werden?
- Wodurch unterscheidet sich die Pflegediagnose von der medizinischen Diagnose?
- Wie kann der Einsatz der Pflegediagnosen begründet werden?
- Welche Pflegediagnosenarten werden unterschieden und wie werden diese dokumentiert?

- Wodurch kann die Erstellung und Formulierung von Pflegediagnosen erleichtert werden?
- Welche Klassifikationssysteme werden in den USA anerkannt?
- Welche Argumente sprechen für und gegen den Einsatz von Pflegediagnosenklassifikationen?

6 Pflegeplanung

Lernziele:

Nach dem Studium dieses Kapitels sollten Sie ...
... die Teilschritte der Planung nach Yura/Walsh (1988) kennen.
... die Funktionen des Pflegeziels erklären können.
... den Unterschied zwischen Nah- und Fernzielen darlegen können.
... die drei möglichen Intentionen von Pflegezielen kennen und ihren Einsatz den möglichen Pflegediagnosen zuordnen können.
... die Richtlinien zur Erstellung von Zielen verstehen.
... Pflegeziele mit ihren Bestandteilen formulieren können.
... einen Einblick in die Pflegeergebnisklassifikation (NOC) erhalten haben.
... wissen, worauf Pflegemaßnahmen ausgerichtet werden sollten.
... die möglichen Hilfestellungen zur Anordnung von wissenschaftlich fundierten Pflegeinterventionen nennen können.
... die Arten von Pflegemaßnahmen kennen.
... einen Einblick in die Pflegeinterventionsklassifikation (NIC) gewonnen haben.
... die Grundsätze zur Formulierung von Pflegehandlungen erklären können.

Yura/Walsh (1988), die 1976 erstmals die Methode und Vorgehensweise des Pflegeprozesses in den USA entwickelten, gliedern die Planung der Pflege in mehrere Teilschritte:

- Das Festlegen von Pflegezielen
- Das Setzen von Prioritäten
- Das Festlegen von Maßnahmen und
- Das Erstellen eines Pflegeplans

(vgl. Mischo-Kelling, o. J.)

6.1 Vorarbeiten

6.1.1 Bewertung der Pflegediagnosen (Priorisierung)

Bevor man einen Pflegeplan erstellen kann, muss geklärt werden, welche die wichtigsten der zuvor erhobenen Pflegediagnosen sind (d. h. es müssen

Prioritäten gesetzt werden). Dazu ist die Sichtweise des Patienten bzw. der Patientin wesentlich, ebenso aber die professionelle Einschätzung/Beurteilung durch die Pflegeperson.

Beispiel
Ein Betroffener wird bedeutende Gesundheitsrisiken wie das Atelektasen- und Pneumonierisiko bis hin zur vitalen Bedrohung nach einer Sternumfraktur kaum erkennen. Für ihn wird der Schmerz im Vordergrund stehen. Ein erhöhtes Schmerzempfinden wird aber aufgrund der vom Patienten eingenommenen Schonatmung ein größeres pulmonales Risiko darstellen. Weniger Schmerzen müssen hingegen nicht unbedingt ein minimiertes Pneumonierisiko nach sich ziehen.

Beurteilen PatientIn und Pflegeperson die Wichtigkeit der Pflegediagnosen unterschiedlich, so sollte das durch ein Gespräch geklärt und ausgeräumt werden. Abschließend sollen die Pflegediagnosen im Pflegeplan entsprechend der gewählten Rangfolge mit Ziffern (1, 2, 3 ...) oder Buchstaben (A, B, C ...) gekennzeichnet werden. Damit ist die Priorisierung, sofern in den Handhabungsrichtlinien beschrieben, auch für Dritte nachvollziehbar.

6.1.2 Rahmenbedingungen

Um Pflegeleistungen, also Maßnahmen, anbieten zu können, ist nicht nur die Beurteilung des Gesundheitszustandes erforderlich, sondern auch die Festlegung von Pflegezielen (vgl. Fischer, ein Schweizer Medizin-Informatiker und Ökonom, 1999, S. 28). Die Beurteilung des Gesundheitszustandes in Hinblick auf die erforderliche Pflege geht aus den ermittelten Pflegediagnosen, die im Pflegeplanungsblatt dokumentiert werden, hervor.

Beispiel
Die Pflegediagnose eines Altenheimbewohners lautet: „Selbstversorgungsdefizit bzgl. Kleiden aufgrund verminderter Kraft, Ausdauer und intermittierender Vergesslichkeit, s/b/d (sekundär bedingt durch) die Plegie im rechten Arm (Patient ist Rechtshänder). Das Problem äußert sich darin, dass der Patient kein Kleidungsstück alleine anziehen kann." Nun muss entschieden werden, ob dem Bewohner beim An- und Auskleiden geholfen wird oder ob dieser trotz seiner Beeinträchtigungen so weit trainiert/reaktiviert werden soll, dass er sich in absehbarer Zeit wieder selbst ankleiden kann.

Die Pflegeleistung kann also erst nach Darstellung des aktuellen und des angestrebten Zustandes (Pflegeziel) beurteilt werden (siehe Abb. 9).

Gehäuft fehlen aber in den angefertigten Pflegeplänen wesentliche Bestandteile, vielfach die Pflegemaßnahmen und/oder die Pflegeziele. Eine standarisierte Befragung der pflegerischen Stationsleitungen aller chirurgischen Intensivstationen der drei Universitätskliniken Österreichs hat erge-

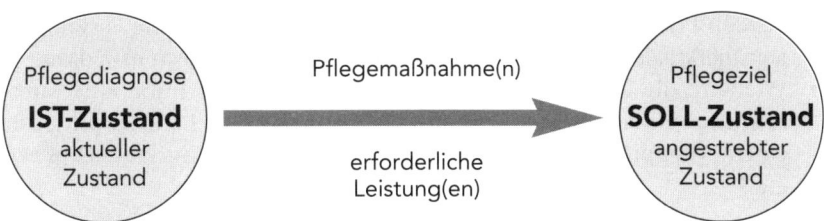

Abb. 9: Vom Ist- zum Sollzustand im Pflegeplan

ben, dass an nur fünf von sechzehn Abteilungen bei allen PatientInnen ein vollständiger Pflegeplan erstellt wird (Pflegediagnosen, Pflegeziele und Pflegemaßnahmen). Acht Leitungspersonen gaben an, dass bei drei von vier PatientInnen vollständige Pläne dokumentiert werden, an drei Abteilungen werden diese nur selten (bei mindestens einem von vier Patienten) niedergeschrieben (vgl. Leoni-Scheiber, 2001). Andererseits werden mehrfach Pflegemaßnahmen durchgeführt, ohne diese vorab zu planen. Diese werden, anstatt dass sie einmalig im Pflegeplan aufgenommen und ggf. adaptiert werden, meist täglich im Pflegebericht und/oder im Durchführungsnachweis festgehalten. Der Dokumentationsaufwand müsste demnach wesentlich höher sein. Außerdem kann vielfach der pflegerische Zustand des oder der Betroffenen bzw. die Ursache für die Anordnung der Pflegeintervention nicht nachvollzogen werden. Zusammengefasst ergibt sich ein äußerst fragwürdiges Bild der Pflegeabläufe (vgl. Leoni-Scheiber, 2001/2003, S. 50, 51).

Unvollständige Pflegepläne entsprechen nicht den gesetzlichen Vorgaben, sind nur teilweise durch Außenstehende nachvollziehbar und führen kaum zu Kontinuität in der Pflege. Für die Sicherheit der PatientInnen und auch zur Vereinfachung und rascheren Dokumentation sollte die Systematik der Pflegedokumentation penibelst eingehalten werden.

Der schriftlich festgehaltene Pflegeplan stellt einen gemeinsamen Handlungsplan dar, auf den sich der Patient bzw. die Patientin und die Pflegekraft verständigt haben. Dabei fließen die Erwartungen beider Personen mit ein und bestimmen neben der jeweiligen Situation das Pflegeziel und letztlich auch die Pflegehandlungen. Bei der Erstellung eines Pflegeplans sind auch folgende Fragen wichtig:

- Welche Möglichkeiten personeller und materieller Natur stehen in der Institution zur Verfügung? Es sollte versucht werden, mit dem geringsten Aufwand den größten Erfolg zu erzielen (vgl. Reimer/Fueller, zwei Lehrer für Krankenpflege aus Deutschland, 1998, S. 110).
- Welche Stärken und Schwächen haben die Beteiligten? Dazu gehören auf Seiten der PatientInnen etwa Selbstständigkeit, soziale Ressourcen wie Vertrauenspersonen und andere Menschen, Persönlichkeitsmerkmale u. a.;

bei den Pflegepersonen zählen die Ausbildung, ebenfalls die Persönlichkeitsmerkmale, die physischen und psychischen Ressourcen usw. dazu.
- Wie wird die Umgebung eingeschätzt? Handelt es sich um eine Kurzzeitpflege in einem Krankenhaus/Tageszentrum, die Langzeitpflege in einem Altenpflegeheim/Rehabilitationszentrum, um Hauskrankenpflege etc.?

Die Planung der Pflege bündelt Zeit, Energie und vor allem personelle Ressourcen und führt zu Kontinuität in der Pflege. Wird es verabsäumt, Pflegepläne zu erstellen oder werden diese nur rudimentär verfasst, eventuell ohne Beteiligung der Betroffenen bzw. ihrer Vertrauenspersonen, so braucht es zur Korrektur wesentlich mehr Zeit, Energie und personelle Ressourcen. Es ist ähnlich wie beim Hausbau, bei dem primäre Planungsfehler durch wesentlich teurere Änderungsarbeiten ausgeglichen werden müssen. Ein „Fehler" der Dienstleistung Pflege kann allerdings nur schwer korrigiert oder wiedergutgemacht werden, da es sich beim „Zielort" um einen Menschen handelt.

6.2 Pflegeziele

„Das Ziel als Richtungsinstrument bestimmt den Lösungsweg des vorhandenen Problems (ausgedrückt durch die Pflegediagnose) sowie die Entwicklung der Maßnahmenplanung und deren Umsetzung, womit es zum Evaluationsfaktor wird" (Wiesinger, 2001, S. 30).

Die dipl. Pflegeexpertin, Managerin und Lehrerin f. GuKP aus Österreich nennt damit alle wichtigen Komponenten, die das Pflegeziel enthält.

Im Einzelnen: Durch die Zielformulierung wird bereits der Weg zur Lösung, das heißt zur Auswahl der Pflegemaßnahmen vorgegeben.

Das Ziel ist das Resultat, das die Beteiligten (PatientIn, Vertrauensperson, Pflegekraft) durch die Pflegeinterventionen erreichen wollen. Das Pflegeziel ist aber auch ein Evaluationsinstrument, da es die Kriterien vorgibt, anhand derer der Erfolg oder Misserfolg der Pflegemaßnahmen überprüft werden kann.

Beispiel
Pflegediagnose: P: Selbstversorgungsdefizit bzgl. Körperpflege; E: Bewegungsbeeinträchtigung in der Wirbelsäule (kann sich nicht bücken) und beeinträchtigte körperliche Mobilität im Gehen (benützt Rollator); S: Kann sich nicht alleine die Waschutensilien holen, gelangt mit seinen Händen nicht zu den Beinen und zum Rücken.
Pflegeziel: Herr Ludwig wäscht sich sein Gesicht, den Oberkörper, die Arme und den Intimbereich selbst und führt selbstständig die Zahnprothesenpflege durch. Zeitgrenze: Datum von Morgen (z. B. 5. 4. 2004)

Das Ziel zur formulierten Pflegediagnose gibt indirekt vor, dass die Pflegeperson die Waschutensilien vorbereiten und die Waschung des Rückens und der Beine des Patienten übernehmen muss. Im Rahmen der Pflegehandlung kann überprüft werden, ob sich der Patient wirklich das Gesicht, den Oberkörper, die Arme, den Intimbereich selbst zum angegebenen Datum wäscht und die Zahnprothesenpflege selbstständig durchführt, es ist also eine zielorientierte Evaluation der Pflege möglich.

Zu jedem einzelnen Pflegeproblem muss zumindest ein Pflegeziel in Form eines konkreten Ergebnisses formuliert werden. Wenn es sinnvoll erscheint, können auch mehrere genannt werden. Das Pflegeziel sollte dabei direkt vom „P", der Pflegediagnose, abgeleitet werden und indirekt zu den Maßnahmen hinführen.

Brobst et al. (1996) verweisen darauf, dass die genaue Formulierung des Pflegeziels im Pflegeplan die Verantwortung der Pflegenden erhöht und die Qualität der Pflege fördert, was wiederum der beruflichen Anerkennung dient.

6.2.1 Zielarten

Folgende Ziele können unterschieden werden:

- Nahziele oder auch Kurzzeitziele und
- Fernziele oder Langzeitziele

Nahziele umfassen Ziele, die einzelne, eher kleine Fortschritte beschreiben, die innerhalb eines überschaubaren, kurzen Zeitraumes erreicht werden können. Das Nahziel eines Betroffenen in der Langzeitpflege kann sich aber durchaus auf zwei bis drei Monate beziehen, während in der Akut- oder Kurzzeitpflege ein Nahziel in der Regel innerhalb einiger Stunden bis weniger Tage erreicht werden soll. Nahziele eignen sich besonders dazu, die Beteiligung des Patienten bzw. der Patientin zu fördern, da der rasch sichtbare Erfolg die Stimmung verbessert und die Zuversicht des bzw. der Betroffenen erhöht.

Fernziele, die sich auf die individuell maximal mögliche Wiederherstellung von Gesundheit/Wohlbefinden/Lebensqualität beziehen, sollten ausschließlich in Kombination mit Nahzielen eingesetzt werden. Denn für Fernziele ist nur schwer ein konkreter Zeitpunkt vorhersagbar, bis zu dem sie erreicht werden können. PatientInnen wie Pflegepersonen empfinden sie dadurch als wenig lebensnah und erstrebenswert. Wenn Fernziele eingesetzt werden, was im Einzelfall durchaus sinnvoll sein kann, so sollten diese mit besonderer Sorgfalt realitätsnah formuliert werden.

6.2.2 Zielintentionen

Pflegeziele können grundsätzlich drei unterschiedliche Intentionen haben, also drei verschiedene Absichten verfolgen:

- Die Zustandserhaltung
- Die Zustandsverbesserung
- Die Zustandsverarbeitung

Ziele zur Zustandserhaltung werden Erhaltungsziele genannt. Sie werden vor allem bei Hochrisikodiagnosen eingesetzt, weil der vorliegende symptomfreie Zustand erhalten werden soll. Zudem können sie als Nahziel für einen ersten Stabilisierungsversuch bei bestehenden Pflegediagnosen angewandt werden. Diese Ziele besitzen höchste juristische Priorität, auch bei Zeitmangel müssen Erhaltungsziele am erstrebenswertesten sein.

Ziele zur Zustandsverbesserung sollen von einem Ist- zu einem Soll-Zustand führen. Das kann auch in Etappen passieren. Diese Ziele, die auch als Rehabilitationsziele bezeichnet werden, werden bei aktuellen und Wellnessdiagnosen eingesetzt.

Bewältigungsziele beschreiben die Zustandsverarbeitung bzw. -bewältigung und werden vor allem bei bestehenden Pflegediagnosen formuliert, die Empfindungen des Patienten oder der Patientin zum Ausdruck bringen (z. B. Angst, Hoffnungslosigkeit, Schmerz).

Beispiele
Frau Renner zeigt an allen dekubitusgefährdeten Arealen (beide Ohren, Schulterblätter, Ellbögen, Hüften, Sakralbereich, Knöchel) intakte Haut. (Erhaltungsziel)
Herr Meier gibt Schmerzen kleiner gleich vier auf einer Skala von null bis zehn bis heute Abend (18.00) an. Oder: Herr Ritter kennt bis Ende nächster Woche (konkretes Datum) die meisten cholesterinfreien und -armen Nahrungsmittel. (Ziele zur Zustandsverbesserung)
Frau Müller kann bis übermorgen (konkretes Datum) über ihre Angst vor der Zukunft reden. (Bewältigungsziel)

6.2.3 Richtlinien zur Erstellung und Formulierung von Pflegezielen

Partizipation
Beteiligen Sie den Klienten bzw. die Klientin so weit wie möglich an der Erstellung und Formulierung von Pflegezielen. Sprechen Sie mögliche Pflegeziele, die Erwartungen des bzw. der Betroffenen und Ihre eigenen ab. Das bewirkt Transparenz, motiviert die Betroffenen und führt im Gegensatz zur Erstellung ohne Patientenbeteiligung in der Regel zu einer realistischeren Zielsetzung. Kaum jemand will Ziele erreichen, die ihm aufgezwungen wur-

den oder von denen er gar nichts weiß. Bei der Betreuung von bewusstseinsgestörten PatientInnen sind Sie natürlich bezüglich Zielsetzung auf Ihr Wissen, Ihre Erfahrung und Ihr Können sowie auf die Mithilfe von Vertrauensperson(en) angewiesen.

Patientenzentrierung
Stellen Sie in den schriftlichen Zielformulierungen immer den Namen des Klienten bzw. der Klientin an den Beginn. Denken Sie auch an das Einsichtsrecht der Betroffenen. Schneiden Sie die Formulierung des Pflegeziels konkret auf den Patienten bzw. die Patientin zu und vermeiden Sie dabei möglichst den Einsatz von universellen Zielen, wie sie in den diversen Handbüchern zu finden sind. Diese sollen nur inhaltliche Hilfen darstellen. Benennen Sie präzise, was der Patient bzw. die Patientin tun/können soll, wenn das Pflegeziel erreicht ist (siehe 6.2.4).

Realitätsnähe
Vergewissern Sie sich, dass die Pflegeziele wirklichkeitsnah formuliert werden und erreichbar sind. Sie sollten dabei alles berücksichtigen, was das Erreichen des Ziels unterstützen bzw. behindern kann. Dazu zählen u. a. die individuelle Situation des oder der Betroffenen, die Pathophysiologie, die Pflegediagnose mit den ursächlichen, beeinflussenden Faktoren wie beispielsweise Verständnis, kognitive Fähigkeiten, Ausdauer, Kraft, Geschicklichkeit, weiters die Motivation, der Wille und die Erwartungen. Auch externe Faktoren wie die Fähigkeiten und Fertigkeiten der Pflegepersonen, die Rahmenbedingungen, etwa die Umgebung, die Zuständigkeiten und Möglichkeiten (Hilfsmittel, Vertrauenspersonen, andere Menschen etc.) in den jeweiligen Gesundheitsinstitutionen, müssen bei der Formulierung der Pflegeziele berücksichtigt werden.

Evaluierbarkeit
Jedes einzelne Ziel muss überprüfbar sein, dabei sollten die wichtigsten jeweils im Vordergrund stehen.

> **Beispiel**
> Die Pflegediagnose beschreibt die Gefahr einer pulmonalen Infektion. Das Ziel, die Körpertemperatur des Patienten auf kleiner gleich 37,2 °C zu halten, ist zwar in diesem Zusammenhang bedeutend, aber sicher nicht das Wichtigste, weil eine Vielzahl anderer Ursachen das Erreichen des Ziels verhindern könnte (z. B. Harnwegsinfekt, viraler Infekt). Zu den wesentlichsten Faktoren zählen hier die evaluierbaren Größen wie Atemfrequenz, periphere Sauerstoffsättigung oder ev. das Husten oder Atemgeräusche.

Vielfach werden Ziele auch zu weich und unkonkret formuliert, sodass sie nicht überprüfbar sind.

Beispiel
Das Pflegeziel wurde von einer Auszubildenden wie folgt formuliert: „Hr. Lindner isst mindestens drei ausgewogene Mahlzeiten pro Tag." Dieses Ziel ist nicht überprüfbar, da die Ausgewogenheit alleine nicht konkret genug ist. Ausgewogen in Bezug auf die Kalorienzufuhr, die Nährstoffe oder Ballaststoffe? Sollte es sich um Ersteres handeln, könnte das Ziel so geschrieben werden: „Hr. Lindner isst mindestens 1500 kcal über fünf Mahlzeiten pro Tag verteilt. Kontrollintervall: alle drei Tage (konkrete Daten)."
Anhand der präzisen Kalorienangabe lässt sich beurteilen, ob das Ziel erreicht wurde.

Positive Formulierungen
Ein negativ formuliertes Ziel spornt PatientInnen und Pflegepersonen von vornherein wenig an, dieses tatsächlich zu erreichen.

Beispiele
Fr. Meier zeigt bis (Datum) keinen Hautdefekt an den dekubitusgefährdeten Arealen. Besser wäre: Fr. Meier zeigt bis (Datum) eine intakte Haut an den dekubitusgefährdeten Arealen.
Herr Huber hat kein Fieber (Kontrollintervall täglich). Besser: Herr Huber zeigt eine Körpertemperatur kleiner gleich 37,2 ° C (Kontrollintervall täglich).
Frau Rinner zeigt keine Pneumoniezeichen (Kontrollintervall jeden Dienstag). Besser: Frau Rinner hat eine Atemfrequenz kleiner gleich 25 pro Minute oder sie zeigt eine periphere Sauerstoffsättigung von größer gleich 96 % bei Raumluft. Sie zeigt eine Körpertemperatur kleiner gleich 37,2 Grad Celsius und hustet produktiv ab (Kontrollintervall jeden Dienstag).

> Ein nicht „korrekt" formuliertes Pflegeziel (fehlende Patientenzentrierung, negativ formuliert etc.), jedoch mit dem Patienten bzw. der Patientin abgesprochen, hat wesentlich mehr Sinn als ein nicht dokumentiertes Pflegeziel!

6.2.4 Bestandteile des Pflegezieles

Jedes Pflegeziel soll folgende Komponenten enthalten (siehe auch Tabelle 4):

- Zu Beginn die Nennung des Patienten bzw. der Patientin,
- eine Beschreibung des konkreten Verhaltens, das der oder die Betroffene zeigen soll,
- die Kriterien, anhand derer beurteilt werden kann, ob das Pflegeziel erreicht wurde,
- die Bedingungen/Hilfsmittel, mit denen das Verhalten erreicht werden soll,
- eine konkrete Zeitangabe.

Tab. 4: Konkrete Zielformulierungen

	Der Patient/die Patientin	Das konkrete Verhalten	Kriterien der Bemessung	Bedingungen	Zeitangabe
Komponente	Im Sinne der Patientenzentrierung. Beim Kind kann auch nur der Vorname eingesetzt werden.	Das Verhalten, das der Patient/die Patientin zeigen soll, wenn das Ziel erreicht ist. Es handelt sich dabei immer um ein Verb und ev. um eine konkrete Bezeichnung.	Kriterien, die das Pflegeziel evaluierbar machen. Sie beinhalten, wie weit, wie gut, wie viel, wie schwer, wie lang ... das Verhalten sein soll.	Bedingungen, unter denen das spezielle Verhalten erreicht werden soll. Mit welchen Hilfsmitteln? Muss nicht bei jedem Ziel angegeben werden.	Die Zeitangabe entspricht dem Evaluationszeitpunkt. Er kann durch Zeitgrenze (ZG) und/oder Kontrollintervall (KI) angegeben werden.
Beispiele	Hr. Müller	isst	mind. 1000 kcal. pro Tag	selbstständig unter Aufsicht	KI: jeden Montag
	Fr. Meier	geht	mind. ca. 100 m	mit zwei Unterarmkrücken	ZG: in zwei Tagen (Datum = D)
	Fr. Renner	zeigt eine SpO_2	größer gleich 96 %	bei Raumluft	ZG: in drei Tagen (D)
	Hr. Huber	injiziert subkutan Insulin	jeweils präprandial	selbstständig nach Anordnung unter Aufsicht	ZG: in vier Tagen (D)
	Karin	trinkt	mind. 600 ml Tee und Saft pro Tag	über einen Strohhalm	KI: jeden zweiten Tag (D)
	Fr. Mini	äußert sich über	ihre Zukunftsängste (Mammektomie, Chemotherapie, Beruf)	indem die Pflegeperson einen Zeitraum bietet	KI: täglich

Zeitangaben

Die Zeitangabe kann entweder durch einen Zeitpunkt ausgedrückt werden, zu dem das Ziel tatsächlich erreicht werden soll (= Zeitgrenze, ZG) oder in einem Kontrollintervall (KI). Erscheint beides sinnvoll, kann man auch zwei, jedenfalls aber konkrete, Daten angeben. Die Angabe einer Uhrzeit ist nicht notwendig, da sich der definitive Evaluationszeitpunkt an der Durchführung der jeweiligen Pflegemaßnahme orientiert. Sie werden etwa einen Hautdefekt dann beurteilen, wenn Sie den Verband wechseln.

Auf die Zeitgrenze „Entlassung" sollte verzichtet werden, weil der konkrete Zeitpunkt im Stadium der Planung meist nicht bekannt ist. Pflegepersonen benötigen zum Setzen einer Zeitgrenze Wissen, viel Erfahrung und manchmal auch hellseherische Fähigkeiten. Deshalb empfehle ich eher die Verwendung eines Kontrollintervalls. Beide Zeitpunkte, Zeitgrenze und Kontrollintervall, bedeuten, dass zum genannten Datum die Pflegesituation in ihrer Gesamtheit evaluiert wird. Wirken die Maßnahmen? Wie reagiert der Klient bzw. die Klientin auf die Pflegeinterventionen? Konnte das Pflegeziel erreicht werden? Warum nicht? Das Ergebnis dieser Beurteilung wird im Pflegebericht als Evaluationsbericht dokumentiert (siehe Kapitel 8, Evaluation). Deshalb gilt dieser Zeitpunkt auch als vorläufige Befristung der Maßnahmen, weil im Anschluss überlegt werden muss, ob die angeordneten Interventionen beibehalten, häufiger oder weniger oft gesetzt oder abgesetzt werden sollen.

Das Kontrollintervall wird häufig mit einer Kontrolle im Sinne einer Pflegemaßnahme (z. B. Kontrolle/Beurteilung des Hautzustandes) verwechselt. Das hat insofern enorme Auswirkungen, als die Pflegedokumentation dadurch immer umfangreicher wird und gleichzeitig die Übersichtlichkeit abnimmt. Wird etwa das Kontrollintervall mit dreimal täglich bestimmt, so bedeutet das, dass dreimal täglich ein schriftlicher Evaluationsbericht im Pflegebericht dokumentiert werden müsste. Wird statt dessen dieselbe Kontrolle (z. B. des Hautzustandes) als Pflegemaßnahme angeordnet, so reicht hier die Bestätigung nach getaner Arbeit mit Datum, Uhrzeit und Handzeichen im Pflegedurchführungsnachweis. Kommt es dabei zu Abweichungen, Auffälligkeiten – hätte sich beispielsweise nun ein Dekubitus entwickelt –, dann muss entsprechend der Systematik der Pflegedokumentation eine neue Pflegediagnose samt Ziel(en) und Maßnahme(n) im Pflegeplan aufgenommen werden. Diese Vorgehensweise erlaubt bei lang andauernder Pflege (Altenpflege, Rehabilitation) das Setzen von längerfristigen Intervallen, ohne dass die Nachweisbarkeit verletzt wird.

> **Beispiel**
> Ein Altenheimbewohner ist seit Jahren bettlägerig und ist dekubitusgefährdet. Werden nun im Pflegeplan zur „Hochrisikopflegediagnose: erhöhtes Risiko von Hautdefekten" mehrere Pflegemaßnahmen wie Lagerungen, Mobilisation in den Lehnstuhl und die Verwendung von Pflegecremen an bestimmten Hautarealen angeordnet, so sollte bei allen die Kontrolle des Hautzustandes dazugeschrieben werden. So kann anhand des Durchführungsnachweises belegt werden, dass der Hautzustand x-mal am Tag durch die Pflegeperson beurteilt wurde. Das Ergebnis der Kontrolle muss nicht jeden Tag aufs

Neue im Pflegebericht notiert werden. Denn ändert sich etwas an der Grundsituation, wird eine neue Pflegediagnose samt Zielen und Maßnahmen erstellt. Das erlaubt das Setzen von langfristigen Kontrollintervallen, z. B. jeden ersten Mittwoch im Monat. Nur zu diesem Zeitpunkt findet sich dann ein Bericht zum Problembereich Dekubitusgefahr.

Diese Vorgehensweise ermöglicht eine überschaubare, lückenlose und vor allem vereinfachte Dokumentation. Dabei muss jedoch die angesprochene Systematik der Pflegedokumentation unbedingt eingehalten werden (siehe 2.3).

Andererseits sind die Pflegenden in der Kurzzeit- und Akutpflege, insbesondere aber in der Intensivpflege gezwungen, die Intervalle sehr eng zu stecken. An Intensiv- und Überwachungsstationen muss vielfach täglich, manchmal sogar zwei- bis dreimal täglich evaluiert werden (bei ausgeprägten Schmerzen, beeinträchtigten Vitalparametern u. dgl.).

Vermeidbare Fehler
Die derzeitige Pflegerealität zeigt vielerorts Mängel in den Zielformulierungen auf. Anhand einer Analyse von 25 Pflegedokumentationen einer Intensivstation konnten Hohenauer/Leoni-Scheiber (2000) nachweisen, dass Pflegeziele nur in Einzelfällen dokumentiert wurden. Fast alle entsprachen nicht den Anforderungen, etwa der Patientenzentrierung oder einer positiven Formulierung.

Werden aber keine Ziele formuliert, können auch die erforderlichen Leistungen durch Außenstehende nicht bestimmt werden. Zielfragmente anstatt vollständiger Pflegeziele sind zumeist nicht überprüfbar und somit ohne Konsequenz.

Beispiel
Viele Auszubildende formulieren das Ziel als Pflegemaßnahme. Das entspricht nicht den formalen Kriterien und ist nicht evaluierbar. Zur Pflegediagnose „akute Schmerzen durch Wunden an den Unterschenkeln" formulierte eine Auszubildende das Pflegeziel „Linderung der Schmerzen". Besser und überprüfbar ausgedrückt könnte das Ziel lauten: Fr. Müller gibt Schmerzen kleiner gleich drei auf der Visuellen Analogskala (0–10) bis morgen (konkretes Datum) an.
Das Pflegeziel „Erleichterung der Atmung" könnte besser wie folgt ausgedrückt werden: Fr. Renner zeigt eine Atemfrequenz kleiner gleich 25 bei geringer körperlicher Belastung (Körperpflege im Sitzen, gehen von ca. 10 m mit Rollator).

Änderungen in der Zielformulierung
Das Ergebnis einer Evaluation kann die Abänderung des Pflegeziels zur Folge haben. Jeder einzelne Bestandteil eines Ziel kann direkt an der ursprünglichen Formulierung verändert werden, sofern

- die präzise Änderung im Pflegeplan mit Datum und Handzeichen der entsprechenden Pflegeperson versehen wird,
- dabei die Übersicht im Pflegeplan gewahrt bleibt und
- eine kurze Begründung der Veränderung im Pflegebericht verfasst wird.

Ist aufgrund einer bereits mehrfachen Abänderung oder einer kompletten Zielneuformulierung die Übersichtlichkeit nicht mehr gegeben, so soll ggf. der ganze Kreis (Pflegediagnose sowie dazugehörende Pflegeziele und -maßnahmen) neu geschrieben werden. Die konkrete Vorgehensweise (z. B. dass die neu dokumentierte Pflegediagnose zwecks Nachvollziehbarkeit eine neue Nummer erhält) sollte in den Handhabungsrichtlinien fixiert sein.

6.2.5 Pflegeergebnisklassifikation (NOC)

Mitte der achtziger Jahre wuchs in den USA das Interesse an der Effektivität der Pflege, einerseits aufgrund politischen Drucks und andererseits aus wirtschaftlichen Gründen. Pflegeeinrichtungen wurden aufgefordert, ihre Entscheidungen und die daraus entstehenden Konsequenzen darzulegen. Die Nursing Outcomes Classification (NOC) wurde erstellt und ebenso wie die NIC (Nursing Interventions Classification) als Baumdiagramm verfasst (vgl. Bruggen, 2002). Ein Forscherteam der University of Iowa, College of Nursing, begann 1991 mit der Definition, Standardisierung und Klassifizierung von Pflegeergebnissen. Sie veröffentlichten die NOC im Mosby Year Book 1997.

Die NOC besteht aus sechs Bereichen, 24 Klassen und 200 Pflegeergebnissen. Die sechs Bereiche umfassen die funktionelle, die physische, die psychosoziale Gesundheit, Gesundheitswissen und -verhalten, die wahrgenommene empfundene Gesundheit sowie die Gesundheit der Familie. Als Beispiel hier der Bereich der physischen Gesundheit (vgl. Johnson/Maas, 1997):

Tab. 5: Klassen des Bereiches 2: Physische Gesundheit

Bereich 2: Physische Gesundheit	
Klasse E:	Herzlungenkreislauf
Klasse F:	Ausscheidung
Klasse G:	Flüssigkeits- und Elektrolythaushalt
Klasse H:	Immunreaktion
Klasse I:	Stoffwechselregulation
Klasse J:	Neurokognition
Klasse K:	Ernährung
Klasse L:	Muskelintegrität

Die neue Auflage 2000 enthält 260 Pflegeergebnisse in sieben Bereichen einschließlich der Familien- und Gemeindegesundheit mit insgesamt 29 Klassen (vgl. Bruggen, 2002). Alle Pflegeergebnisse enthalten Titel, Definition, eine Liste von Indikatoren und eine Skala von 1 bis 5. Die Indikatoren wurden von Johnson und Maas (1997) definiert als „eine spezifische Variable, die sich auf ein pflegebezogenes Patientenergebnis bezieht und auf Pflegeinterventionen reagiert" (vgl. Bruggen, 2002). Ein Indikator bezeichnet das konkrete Verhalten inklusive der Bemessungskriterien und Bedingung(en). Die Skala wird angewandt, um das Verhalten oder den Zustand des Patienten bzw. der Patientin bezogen auf das Ergebnis und den Indikator zu messen. 1 bedeutet das am wenigsten erwünschte Verhalten bzw. den am wenigsten erwünschten Zustand, 5 das/den am meisten erwünschte/n. Ein Beispiel der Selbstpflege soll den Aufbau des Ergebnisses der NOC verdeutlichen.

Tab. 6: Auszug aus einem Pflegeergebnis (vgl. Johnson, Maas, 1999)

Bereich 1:	Funktionelle Gesundheit
Klasse D:	Selbstpflege
Ergebnis:	Aktivitäten des täglichen Lebens
Definition:	Die Fähigkeit, die grundlegendsten Handlungen der Selbstversorgung auszuführen
Indikatoren (Auswahl aus 10):	Essen, sich ankleiden, sich waschen, zur Toilette gehen
Beispiel der Selbstpflege: Essen	Fähigkeit, Essen zuzubereiten und Nahrung aufzunehmen
Spezifische Indikatoren:	Mit dem Essbesteck umgehen, ein Glas oder eine Tasse nehmen und halten und das Essen kauen können

Die NOC wird von der ANA, der American Nurses Association, anerkannt und ihre Bezeichnungen wurden als Pflegeindex in die CINAHL (Cumulative Index to Nursing Literature), einer bedeutenden Pflegedatenbank, eingeführt (vgl. Johnson/Maas, 1999).

6.3 Pflegemaßnahmen

Pflegemaßnahmen und -interventionen sind Handlungen, die auf die Aufrechterhaltung, Verbesserung oder Wiederherstellung des Gesundheitszustandes, der Lebensqualität oder des Wohlbefindens abzielen. McCloskey/Bulechek (1997), die am College of Nursing der University of Iowa die Pflegeinterventionsklassifikation (NIC) entwickelten, verstehen unter Pflegeintervention „jede Behandlung, die eine Pflegeperson auf der Grundlage ihres fachkundigen Urteils und ihres klinischen Wissens für einen Patienten ausführt" (vgl. Bruggen, 2002, S. 66). Unter klinischem Urteil sind insbesondere die Pflegediagnosen, aber auch die Weiterleitung von Informationen an den Arzt oder die Ärztin zu verstehen. Zu jeder festgestellten und dokumentierten Pflegediagnose muss zumindest eine eigenverantwortliche Pflegeintervention angeordnet werden, es können aber auch mehrere sein. Kann zu einer Pflegediagnose keine einzige eigenverantwortliche Tätigkeit fixiert werden, hat diese keine Berechtigung im Pflegeplan. Statt dessen soll diese Problematik im Pflegebericht vermerkt werden.

Pflegemaßnahmen sollen

- auf die Pflegediagnose abgestimmt werden,
- die identifizierten Ressourcen des bzw. der Betroffenen beinhalten,
- am „E" (Ursache) bzw. „R" (Risikofaktor) der Pflegediagnose ansetzen und
- die formulierten Pflegeziele erreichen.

Alle Pflegehandlungen müssen die jeweilige Pflegediagnose beeinflussen/ verändern können, also auf diese abgestimmt sein, und darüber hinaus auch die identifizierten Ressourcen der Betroffenen berücksichtigen.

Beispiel
Kann sich der Patient das Gesicht selbst waschen, dann sollte das auch in den Pflegemaßnahmen so ausgedrückt werden.
Pflegeintervention 1.1: Nachdem sich Hr. H. das Gesicht selbst gewaschen hat, Übernahme der Ganzkörperwäsche in Oberkörperhochlage im Bett mit Einbezug des Patienten (Arme heben lassen, Rückmeldung, welche Körperpartie soeben gewaschen wird); Waschzusatz: patienteneigenes Duschgel, das sich in der Toilettetasche im Nachtkästchen befindet. 8.00 Uhr

Die Pflegemaßnahmen bei aktuellen Pflegediagnosen sollten auch am „E", den ätiologischen, beeinflussenden Faktoren, bzw. beim „R", dem oder den Risikofaktoren bei Gefährdungsdiagnosen, ansetzen, um das Problem bei der Wurzel (der Ursache) anzugehen. Parallel dazu sollten die Pflegeinterventionen das oder die gesetzten Ziele erreichen.

Beispiel
Eine Auszubildende betreute Herrn Lutz in der Hauskrankenpflege und erstellte folgende Pflegediagnose samt Ziel und Maßnahmen:
P: Plötzliche Einsamkeit, E: Bezugsperson (Enkelin) ist im Urlaub, S: Hr. Lutz sagt,

dass er sich einsam und verlassen fühlt. Pflegeziel: Hr. L. weiß, dass jemand für ihn da ist.

Pflegemaßnahmen:
1. Tiroler Tageszeitung und Kronenzeitung mitbringen
   (liest er am Vormittag)   7.00 Uhr
2. spazieren gehen (Rollstuhl, da es ihm zu Fuß zu anstrengend ist)   15.00 Uhr
3. bei Schlechtwetter Karten spielen   15.00 Uhr
4. bei Schönwetter Liegestuhl auf der Terrasse vorbereiten und Sonnenschirm aufspannen – sitzt gerne im Freien. Hr. L. kann alleine dorthin gehen.   9.00 Uhr

Die von der Auszubildenden gewählten Maßnahmen setzen am ätiologischen Faktor an. Da die Enkelin, die Hr. Lutz sonst versorgt, nicht anwesend ist, übernimmt die Pflegeperson mögliche Hilfestellungen. Ebenso versucht die Schülerin mit den von ihr angeordneten Interventionen das Pflegeziel zu erreichen. Hr. Lutz soll wissen, dass sie sich um ihn bemüht, für ihn da ist.

6.3.1 Kriterien für die Festlegung von Pflegemaßnahmen

1. Grundlage für die Auswahl und die Planung der Pflegeinterventionen ist ihre wissenschaftliche Begründung. Dazu sollen Prinzipien, Theorien, aktuelle Forschungsergebnisse und gegenwärtige Fachliteratur herangezogen werden (vgl. Reimer/Fueller, 1998, S. 112). Die festgelegten Pflegemaßnahmen sollen also den neuesten Erkenntnissen entsprechen.

Dazu braucht es:

- ein häufiges Hinterfragen des eigenen Handelns im jeweiligen Arbeitsbereich (Reflexion),
- eine fortlaufende Diskussion mit KollegInnen,
- das Lesen von Fachzeitschriften und Fachbüchern und
- den Besuch von Fort-, Weiter- und Sonderausbildungen.

2. Sämtliche angeordnete Pflegeinterventionen sind verbindlich! Alle Pflegepersonen, die den Patienten oder die Patientin betreuen, müssen diese umsetzen bzw. bei entsprechend vorliegender Begründung abändern.

3. Bei der Anordnung von Pflegeinterventionen muss darauf geachtet werden, dass sie ökonomisch betrachtet auch notwendig sind.

4. Pflegepläne müssen stets aktuell gehalten werden. Budnik, eine Lehrerin für Krankenpflege aus Deutschland (1997, S. 76), sieht die Pflegequalität in engem Zusammenhang mit der Auswahl der Pflegeinterventionen. Nicht nur die quantitativen Aspekte sind dabei von Bedeutung, sondern auch die qualitativen jeder einzelnen Intervention.

Ein „schön" formulierter Pflegeplan hat nur dann Sinn, wenn er bei Bedarf auch verändert wird. Pflegepersonen haben oft Hemmungen, eigene oder von KollegInnen angeordnete Pflegemaßnahmen abzuändern oder gar abzusetzen. Aber genau darauf kommt es an, damit der Plan aktuell bleibt. Manchmal hat man auch den Eindruck, als ob Pflegepersonen den vorhandenen Pflegeplan gar nicht kennen würden und diesen nicht gelesen hätten. So kommt es vor, dass Pflegemaßnahmen durchgeführt werden (ersichtlich im Pflegedurchführungsnachweis oder Pflegebericht), ohne dass diese geplant waren (vgl. Leoni-Scheiber, 2001/2003, S. 39, 40). Die Systematik der Pflegedokumentation geht so sehr rasch verloren.

6.3.2 Gliederung von Pflegemaßnahmen

Die Pflegemaßnahmen können differenziert werden:

- Nach der gesetzlichen Grundlage (GuKG) in unabhängige/eigenverantwortliche, abhängige/mitverantwortliche und gemeinsame/interdisziplinäre Handlungen
- Nach ihren Inhalten in physiologische, psychologische und sozioökonomische Maßnahmen
- Nach Prioritäten zu den NANDA-Pflegediagnosen (vgl. Doenges/Moorhouse, 1994; Doenges/Moorhouse/Geissler-Murr, 2002)
- Nach der Pflegeinterventionsklassifikation NIC (vgl. McCloskey/Bulechek, 1996)

Gliederung nach dem GuKG
Eigenverantwortliche Pflegeinterventionen (§ 14) sind Handlungen, die die Pflegeperson fachlich weisungsfrei anordnet (natürlich unter Berücksichtigung allfälliger organisatorischer Anordnungen wie z. B. Pflegestandards) und für die sie persönlich haftet (siehe gesetzliche Grundlagen, 2.1). Alle Maßnahmen sollten den aktuellen wissenschaftlichen Erkenntnissen entsprechen. Dazu sollten alle zur Verfügung stehenden Möglichkeiten ausgeschöpft werden, etwa durch Rücksprache mit KollegInnen, die ein Spezialwissen haben, Angehörigen des interdisziplinären Teams (wie MedizinerInnen, Ernährungsmedizinische BeraterInnen, LogopädInnen, Ergo-, Physio- und MusiktherapeutInnen), Diskussion im Rahmen der Pflegevisite (siehe Kapitel 10), Zuhilfenahme von Literatur und auch Wahrnehmen von Angeboten außerhalb einer Klinik (z. B. Selbsthilfegruppen).

Sind Sie nicht sicher, ob Sie eine bestimmte Pflegehandlung eigenverantwortlich anordnen sollen oder dürfen, dann überprüfen Sie

- Ihr Wissen dazu,
- das Risiko oder die möglichen Gefahren einer Intervention und/oder
- sprechen Sie diese Überlegungen mit KollegInnen des interdisziplinären Teams ab.

Mitverantwortliche Tätigkeiten (§ 15) sind Maßnahmen, die der Arzt oder die Ärztin anordnet und die die Pflegeperson durchführt (Medikamentenapplikation, das Setzen eines transurethralen Blasenkatheters, einer Magensonde etc.). Prinzipiell sollten keine mitverantwortlichen Tätigkeiten in den Pflegeplan aufgenommen werden, da alle Inhalte des Pflegeplans grundsätzlich zum eigenverantwortlichen Tätigkeitsbereich gehören sollen. Außerdem müssen solche Tätigkeiten vor der Durchführung durch die Pflegeperson vom Arzt oder der Ärztin schriftlich angeordnet werden. Dies geschieht in der Regel in einem eigenen ärztlichen Verordnungsblatt oder in den jeweiligen Rubriken in Tages-, Wochen- oder Monatsblättern mit Datum und Handzeichen des oder der Anordnenden. Genau dort sollte die Pflegeperson diese Pflegehandlung mit der Uhrzeit und ihrem Handzeichen bestätigen. Bedenken Sie, dass Pflegepersonen nicht berechtigt sind, mitverantwortliche Tätigkeiten anzuordnen!

Interdisziplinäre Maßnahmen (§ 16) werden gemeinsam geplant (zumeist vom Arzt oder von der Ärztin und einer Pflegeperson) und beziehen sich auf die Entlassung, den Transfer, die Gesundheitsberatung und -förderung sowie die Betreuung während und nach einer Erkrankung. Ordnen Sie im Sinne des Pflegeprozesses Informationsgespräche, Beratung oder Schulungen an (z. B. zum Ernährungsverhalten, zur Insulinapplikation oder Blutzuckermessung), dann notieren Sie diese im Pflegeplan. Sorgt hingegen ein anderes Mitglied des Behandlungsteams für eine Anordnung, dann soll diese Handlung nicht in den Pflegeplan aufgenommen werden. Führen Sie die Handlung durch, so zeichnen Sie diese direkt am Ort der Anordnung ab. Ist dort kein Platz vorhanden, können Sie diese Maßnahmen mit dem Vermerk des jeweilig anordnenden Therapeuten oder der anordnenden Therapeutin im Pflegedurchführungsnachweis dokumentieren.

Nach den Inhalten der Maßnahme
Physiologische Maßnahmen beziehen sich auf die Grundbedürfnisse des Patienten oder der Patientin wie atmen, essen und trinken, ausscheiden, schlafen und körperliches Wohlbefinden. Dabei kann es sich um eigen-, mitverantwortliche sowie interdisziplinäre Maßnahmen handeln.

Psychologische Tätigkeiten beziehen sich auf das emotionale Wohlbefinden des oder der Betroffenen.

Sozioökonomische Maßnahmen zielen auf die Verbesserung der allgemeinen Lebensqualität, z. B. das Vermitteln eines obdachlosen Menschen an eine Obdachlosenunterkunft. Diese Tätigkeiten fallen meist in den interdisziplinären Bereich gemeinsam mit den Dipl. SozialarbeiterInnen.

Nach den Prioritäten zu den NANDA-Pflegediagnosen
Zuerst werden die ursächlichen Faktoren oder Risikofaktoren ermittelt bzw. es wird die aktuelle Situation eingeschätzt.

Beispiel
Warum kann der Betroffene nicht selbst einen Lagewechsel im Bett vornehmen? Liegt es an einer Wahrnehmungsbeeinträchtigung, an mangelnder Kraft, an Angstempfinden vor der Handlung, an fehlenden kognitiven Fähigkeiten, an einer medizinischen Diagnose?

Zweite Priorität haben Handlungen, die Zustände, Reaktionen, Verhaltensweisen lindern, vermindern oder korrigieren.

Beispiel
Bestimmte Lagerungen in entsprechenden Abständen, Mobilisation, atemstimulierende Einreibung etc.

In dritter Linie folgt das Fördern des Wohlbefindens – vielfach durch Ausbilden und Beraten.

Beispiel
Der Patient oder die Patientin lernt den Gebrauch des Rollstuhls oder der Unterarmstützen, das Mörsern großer Medikamente und Unterrühren in Puddings u. dgl., übt Techniken zur Selbstüberwachung (Anwendung des Peakflowmeters, des Blutzuckermessgerätes etc.) ein.

Nach der Pflegeinterventionsklassifikation – NIC
Die Nursing Interventions Classification, erstmalig 1992 erschienen, wurde entwickelt, um ein brauchbares System für die Erstattung von Pflegekosten durch Dritte zu erhalten. Diese definierte, standardisierte, kodierte und klassifizierte Interventionsliste musste also mit anderen Datenbanken gekoppelt werden. Sie entspricht einem Baumdiagramm mit sechs Bereichen, 26 Klassen und 336 Interventionen. In der neuen Ausgabe der NIC werden die Zahl der Bereiche durch Hinzufügung des „Familienbezogenen Pflegeinterventionsbereiches" auf sieben, die Klassen auf dreißig sowie die Interventionen auf insgesamt 486 erhöht. Die sechs anderen Bereiche umfassen „Physiologisch: elementar", „Physiologisch: komplex", Verhalten, Sicherheit, Familie und Gesundheitssystem. Exemplarisch werden die Klassen der beiden physiologischen Bereiche in der folgenden Tabelle aufgelistet.

Tab. 7: Die Bereiche 1 und 2: Physiologisch elementar und Physiologisch komplex mit ihren Klassen (vgl. McCloskey/Bulechek, 1997)

Bereich 1	Physiologisch: elementar	Bereich 2	Physiologisch: komplex
Klasse A	Aktivitäts- und Bewegungsmanagement	Klasse G	Elektrolyt- und Säure-Basen-Management
Klasse B	Ausscheidungsmanagement	Klasse H	Umgang mit Arzneimitteln
Klasse C	Immobilitätsmanagement	Klasse I	Neurologische Pflege
Klasse D	Ernährungsmanagement	Klasse J	Perioperative Pflege
Klasse E	Förderung des körperlichen Wohlbefindens	Klasse K	Atemunterstützung
Klasse F	Erleichterung der Selbstversorgung	Klasse L	Hautpflege und Wundmanagement
		Klasse M	Temperaturregulation
		Klasse N	Durchblutungsförderung

Die in den Klassen enthaltenen Interventionen sind jeweils mit Titel, Definition und einem Überblick über Aktivitäten (meist zwischen zwanzig und dreißig) ausgestattet, aus denen die Pflegeperson auswählen kann. Um einen besseren Einblick zu schaffen, möchte ich auszugsweise ein paar Interventionen nennen: Amputationspflege, schmerzlindernde Therapie, Angstreduktion, Elektrolytmanagement: Hypercalciämie, Notfallversorgung, enterale Ernährung über Sonde, Flüssigkeitsmanagement, Haarpflege, Humor, Hypoglykämiemanagement, Respirationsmonitoring, Hilfestellung zur Selbstpflege bei der Körperpflege, Wundpflege.

6.3.3 Tipps zur schriftlichen Anordnung von Pflegemaßnahmen

Partizipation
Lassen Sie den Betroffenen bzw. die Betroffene an der Erstellung des Maßnahmenplanes so weit wie möglich teilhaben. Das bedeutet auch, dass die Pflegedokumentation vor Ort im PatientInnenzimmer geführt wird. Durch dieses Einbeziehen des Klienten bzw. der Klientin

- wird es Ihnen besser gelingen, die Individualität und Autonomie des oder der Betroffenen zu berücksichtigen, und
- der Klient bzw. die Klientin wird sich gleichberechtigt fühlen und sich mehr und besser in den Behandlungsplan einbringen.

Die vereinbarten Pflegemaßnahmen sollten auch den Zielen und Werten des Klienten bzw. der Klientin gerecht werden (vgl. Reimer/Fueller, 1998, S. 110). Je mehr Sie über die betroffene Person wissen (Pflegeanamnese), desto leichter wird es Ihnen fallen, passende Interventionen zu finden.

Beachten Sie, dass beispielsweise ältere Menschen das Üben mit dem Inspirationstrainer, der mit drei farbigen Kugeln ausgestattet ist, und ähnliche Materialien als Verniedlichung im Sinne des Umgangs mit einem Kinderspielzeug empfinden können. Die korrekte Information, Beratung und Schulung ist hier besonders wichtig.

Realitätsnähe
Jede einzelne geplante Intervention muss, bezogen auf den Aufwand und die zeitliche Gestaltung, realistisch sein. Dazu müssen berücksichtigt werden:

- die aktuelle Verfassung, der Gesundheitszustand, das Alter sowie der Entwicklungs- und Bildungsstand des oder der Betroffenen, um ihn bzw. sie mit den Anordnungen weder zu über- noch zu unterfordern.
- die Personalausstattung der jeweiligen Abteilung. Sind beispielsweise aufgrund der Dienstplanung in der Zeit zwischen 12.00 und 16.00 die wenigsten Pflegepersonen auf der Station anwesend, können Sie in diesem Zeitraum nicht bei mehreren PatientInnen aufwändige Maßnahmen ansetzen.
- die materiellen Ressourcen wie Antidekubitusmatratzen, Vibrationsgeräte, Atemgymnastiktrainer und
- die Arbeitsablauforganisation (wer macht wann, wo, was).

Abstimmung zu anderen Therapien
Angeordnete Pflegeinterventionen dürfen anderen Therapien nicht widersprechen. Wurde aus medizinischen Gründen vom Arzt oder von der Ärztin Bettruhe verordnet, kann die Pflegemaßnahme nicht auf Mobilisation aufbauen. Hat die Pflegeperson spezielle Ruhephasen für den Klienten bzw. die Klientin eingeplant, sollten während dieser Zeit keine medizindiagnostischen oder -therapeutischen Interventionen durchgeführt werden. Besteht ein ausreichender Informationsfluss im interdisziplinären Team, z. B. in gemeinsamen Morgenbesprechungen, in denen je nach Bedarf neben den Pflegepersonen und ÄrztInnen auch PhysiotherapeutInnen, DiätassistentInnen etc. anwesend sind, wird es hier kaum zu Problemen kommen.

Wer hat was, wie, wo und wann durchzuführen?
Formulieren Sie die angeordneten Pflegemaßnahmen möglichst konkret, so wie Sie diese mit dem oder der Betroffenen oder den Vertrauenspersonen vereinbart haben. Achten Sie darauf, dass „außenstehende Pflegepersonen", die nicht an der Planung beteiligt waren, verstehen, was Sie mit den formulierten Interventionen meinen.

Beispiel
Folgende Pflegemaßnahmen hat eine Kollegin in der Ausbildung für einen Patienten in der Hauskrankenpflege zur Pflegediagnose „Selbstversorgungsdefizit bezüglich Essen und Trinken" (wurde noch näher beschrieben) notiert:

2.1 Frühstück herrichten: Zwei Scheiben Brot mit Butter und Marmelade bestreichen, dazu eine Tasse Kaffee mit zwei Teelöffeln Zucker und Milch; die Brotscheibe halbieren; Medikamente (von der Enkelin am Morgen hergerichtet) auf das Frühstückstablett legen. 8.00 Uhr

2.2 Einen Liter Leitungswasser in einem Krug und ein Glas auf das Nachtkästchen stellen; eine Kanne Tee (Teesorte nach Absprache mit Hr. P.) aufgießen, 5 Stk. Süßstoff dazugeben, eine Tasse mit Löffel auf das Nachtkästchen.

Aus der konkreten Angabe soll hervorgehen, wer was, wie, wo und wann (wie oft, wie lange) zu tun hat.

Wer: Das „Wer" bezieht sich auf die ausführende(n) Pflegeperson(en). Muss beispielsweise ein Betroffener aus Sicherheitsgründen von zwei Pflegekräften vom Bett in den Rehabilitationsstuhl transferiert werden, so muss das aus der Maßnahmenformulierung hervorgehen. Zudem kann und soll der Pflegeplan dazu verwendet werden, um Pflegemaßnahmen anzuordnen und an Pflegehilfskräfte zu delegieren. So kann sich die Pflegehilfe auf die korrekte schriftliche Anordnung, die sie zur Durchführung von Pflegeinterventionen benötigt, stützen. Außerdem können Dritte (Außenstehende) nachvollziehen, wer wem was angeordnet hat.

Was: Atemgymnastik als Pflegeintervention erklärt niemandem, was konkret gemacht werden soll. Womit und wie soll diese durchgeführt werden? Soll mit einem Giebelrohr, einem Triflo® (Inspirationstrainer) geübt werden? Wie viele Atemzüge soll der Patient oder die Patientin in welchem Abstand machen? Was ist dabei die Aufgabe der Pflegeperson – den Patienten oder die Patientin anzuleiten, zu unterstützen oder nur zu erinnern?

Wie: Das „Wie" kann neben der Art und Weise der Intervention auch eine bestimmte Reihenfolge der Maßnahmen beinhalten, falls sie voneinander abhängig sind. Das kann auch über Pflegestandards definiert werden. Sind diese Standards gesetzeskonform formuliert (mit allen Bestandteilen des Pflegeplans – Pflegediagnose, -ziele und -maßnahmen) und korrekt angeordnet (siehe 9.3.4), dann kann der oder die Anordnende ihre jeweilige Bezeichnung/Code mit Datum und Handzeichen in den Pflegedurchführungsnachweis aufnehmen. Es ist nicht notwendig, sie im Pflegeplan separat zu dokumentieren. Wichtig ist, dass alle KollegInnen des Pflegedienstes die genauen Inhalte der Pflegestandards kennen, diese jederzeit zur Einsicht zugänglich sind und die Pflegenden die Standards in die Praxis übertragen können. Pflegestandards sind Vorschriften der Gesundheitseinrichtung und müssen im Bedarfsfall angewandt werden. Jegliche Abänderung oder das nicht Eingehen auf den Standard muss im Pflegeplan und/oder im Pflegebericht aufgezeigt und begründet werden.

Wo: Der Ort, an dem die Intervention stattfinden soll, wird nicht immer Thema sein. Die Ganzkörperwäsche aber beispielsweise kann im Bett, am Waschbecken, in der Dusche des PatientInnenzimmers oder in der Badewanne des Stationsbades stattfinden.

Wann: Zu jeder einzelnen Pflegemaßnahme sind Zeitpunkte zur geplanten Durchführung anzugeben. Dabei sollte auf Anordnungen wie „täglich", „mehrmals täglich" und „bei Bedarf" verzichtet werden. Daraus geht nicht klar und eindeutig hervor, wer bzw. welche Schicht wie oft dafür zuständig ist. Der Frühdienst kommt aufgrund des hohen Arbeitsaufwandes nicht dazu, der Spätdienst denkt nicht daran ... Wird hingegen 8.00 veranschlagt, dann lässt sich die Zuständigkeit des Frühdienstes zweifelsfrei feststellen. Die konkrete Uhrzeit ist dabei Teil des Pflegeplanes. Jeder Plan kann und soll bei der Umsetzung an die aktuellen Gegebenheiten adaptiert werden. Möchte der Patient oder die Patientin die Hilfestellung zur Körperpflege einmal nicht um 8.00 Uhr , sondern um 10.30 Uhr, dann soll die Pflegeperson selbstverständlich auf dieses individuelle Bedürfnis eingehen. Ersichtlich wird das im Pflegedurchführungsnachweis durch die Angabe des tatsächlichen Zeitpunktes der Durchführung. Der Plan muss deshalb nicht abgeändert werden, es sei denn, der Patient oder die Patientin möchte die Hilfestellung zur Körperpflege immer um diese Zeit. Die Verbindlichkeit des Pflegeplans und die gleichzeitig „flexible Handhabung" stellen keinen Widerspruch dar. Nehmen die Abweichungen vom Pflegeplan jedoch „größere Ausmaße" an, dann sollten sie im Pflegebericht begründet und der Pflegeplan sollte ggf. adaptiert werden.

> Die Interventionsplanung soll den Pflegenden einen Überblick geben, was, wann wie lange zu tun ist. Das erleichtert die Arbeitsablauforganisation entscheidend. Der Plan kann jedoch keinesfalls als statisch angesehen werden, er sollte „flexibel" gehandhabt und den Bedürfnissen der KlientInnen immer wieder angepasst werden.

Die Form
Folgende formale Kriterien sollten bei der Anordnung von Pflegeinterventionen beachtet werden:

Datum und Handzeichen: Notieren Sie zu jeder Anordnung das Datum und Ihr Handzeichen. So kann nachvollzogen werden, wer was, wann angeordnet hat.

Gliederung: Jede Pflegemaßnahme sollte im Pflegeplan als Unterpunkt zur entsprechenden Pflegediagnose nummeriert werden. Zur Pflegediagnose Nr. 1 gehören die Pflegeinterventionen 1.1, 1.2 ..., zur Pflegediagnose Nr. 2 Maßnahmen 2.1, 2.2, 2.3 ...

So können die geplanten Handlungen einfacher in den Pflegedurchführungsnachweis übertragen und über einen längeren Zeitraum abgezeichnet werden. Als praktikabel hat es sich erwiesen, für eine Pflegemaßnahme im Pflegedurchführungsnachweis so viele Zeilen zu reservieren, wie ihre Häufigkeit im Plan angegeben wurde (siehe Abb. 10). Dann ist das Blatt des Durchführungsnachweises nach einer bestimmten Zeitspanne für alle Maßnahmen gleichzeitig ausgefüllt und die Handhabung somit übersichtlicher. Für eine bessere Übersicht im Pflegeplan wie auch im Durchführungsnach-

Beispiel

Datum	Handzeichen	Pflegemaßnahme		Datum	Uhrzeit	Hz.	Datum	Uhrzeit	Hz.	Datum	Uhrzeit	Hz.	Datum	Uhrzeit	Hz.
4.4.04	Cls	1.1	8.00												
			13.00												
			17.00												
4.4.04	Cls	1.2	8.00												
4.4.04	Cls	2.1	8.00												
			18.00												

Abb. 10: Auszug aus einem Pflegedurchführungsnachweis

weis sollten die Unterpunkte der Pflegemaßnahmen im Formblatt am linken Rand der betreffenden Spalte und die geplanten Uhrzeiten am rechten Rand jeweils untereinander aufgeschrieben werden. Mehrere Zeitangaben zur selben Intervention können im Pflegeplan auch nebeneinander stehen.

Unterpunkte: Fassen Sie mehrere „kleinere" Handlungen, die immer zum gleichen Zeitpunkt durchgeführt werden, zu einem Unterpunkt zusammen (z. B. eine spezielle Mundpflege, Versorgung der Zahnprothese und Lippenpflege oder bestimmte individuelle An- und Ausziehriten des Patienten bzw. der Patientin). So wahren Sie die Übersichtlichkeit der Pflegeplanung, sparen Platz im Pflegedurchführungsnachweis und die Bestätigung der tatsächlichen Durchführung beschränkt sich auf ein Minimum.

Änderung der Anordnungen: Wie beim Pflegeziel kann auch jeder Bestandteil der Pflegemaßnahmen (z. B. Zeitangabe) abgeändert werden. Dabei muss jede Änderung mit Datum und Handzeichen im Pflegeplan gekennzeichnet und zusätzlich im Pflegebericht begründet werden. Des weiteren können Maßnahmen ganz abgesetzt oder welche neu angeordnet werden, wiederum nur mit Angabe einer Begründung im Pflegebericht. Ist die Übersicht aufgrund der Veränderungen nicht mehr gewahrt, soll die Pflegediagnose samt Zielen und Maßnahmen mit einer fortlaufenden Nummer neu geschrieben werden.

> Trotz der Berücksichtigung aller Komponenten zur Erstellung der Pflegemaßnahme sollte diese möglichst kurz und verständlich formuliert werden.

Zusammenfassung

Die Planung der Pflege setzt sich zusammen aus der Prioritätensetzung innerhalb der Pflegediagnosen und dem Erstellen des Pflegeplanes durch das Festlegen der Pflegeziele und Maßnahmen. Der Patient bzw. die Patientin sollte daran beteiligt werden.

Die tatsächlich erforderlichen Leistungen lassen sich nur dann festlegen, wenn die Pflegediagnose und die Pflegeziele dokumentiert wurden.

Pflegeziele können in Nah- und Fernziele unterschieden sowie nach ihrer Absicht – der Zustanderhaltung, -verbesserung und -verarbeitung – eingeteilt werden. Bei der Erstellung und Formulierung sollte darauf geachtet werden, dass sich der oder die Betroffene im Pflegeziel wiederfindet und dieses realistisch, positiv und evaluierbar ausgedrückt wird. Die Komponenten spezifisches Verhalten, Bemessungskriterien, Bedingungen bezogen auf das Verhalten sowie eine konkrete Zeitangabe sollten in jedem Ziel enthalten sein.

Die von der Pflegeperson fixierten Maßnahmen sollten die Pflegediagnose beeinflussen, die erhobenen Patientenressourcen integrieren, an der Ursache bzw. an den Risikofaktoren ansetzen und die Pflegeziele erreichen.

Jede Intervention sollte wissenschaftlich fundiert sein und besitzt Verbindlichkeit für alle Pflegepersonen. Die Handlungen können entsprechend dem Gesundheits- und Krankenpflegegesetz in eigen-, mitverantwortliche und interdisziplinäre Tätigkeiten eingeteilt werden. Die Maßnahmen sollen realistisch, abgestimmt auf andere Therapien und möglichst konkret formuliert werden. Besonders wichtig ist die präzise Zeitangabe.

Fragen zur Wissensüberprüfung

- In welche Schritte kann die Planung der Pflege eingeteilt werden?
- Was muss bei der Erstellung eines Pflegeplanes beachtet werden?
- Wodurch lassen sich Ziele voneinander unterscheiden?
- Welche Richtlinien sollten im Rahmen der Zielformulierung eingehalten werden?
- Welche Vorteile hat es, Kontrollintervalle im Pflegeziel präzise festzulegen?
- In welchem Zusammenhang stehen die Pflegemaßnahmen mit anderen Komponenten im Pflegeprozess?
- Wie kann gewährleistet werden, dass die Pflegeinterventionen weitgehend den neuesten Erkenntnissen entsprechen?
- Welche Arten von Pflegehandlungen gibt es?
- Welche Grundsätze sollten bei der Erstellung und Formulierung von Pflegemaßnahmen beachtet werden?
- Wie sollte die Zeitangabe zur Interventionsplanung angegeben werden?

7 Durchführung der Pflege

Lernziele:

Nach dem Studium dieses Kapitels sollten Sie ...
... erklären können, was die Anwendung der geplanten Pflegemaßnahmen beeinflusst.
... die wichtigsten Faktoren des Zeitmanagements kennen.
... wissen, wie die tatsächliche Durchführung der geplanten Handlungen dokumentiert werden kann.
... den Stellenwert der Durchführungsbestätigung erklären können.

„Immer aber kann erst dann gehandelt werden, wenn bekannt ist, wozu und wie gehandelt werden soll." (Kappelmüller, 1993, S. 65)

Die Durchführung der geplanten Maßnahmen bildet den Kern des Pflegeprozesses. Sämtliche vorhergehenden Schritte – das Erheben der Pflegeanamnese, das Erstellen der Pflegediagnose sowie die Anordnung eines Pflegeplanes – müssen „einigermaßen" optimal durchlaufen worden sein, damit die Pflegeinterventionen gut verlaufen. Sind der Pflegeperson wesentliche Informationen nicht bekannt oder wurden die erhobenen Daten nicht auf ihre Zuverlässigkeit hin überprüft, werden voraussichtlich bereits in den Pflegediagnosen und weiterführend im Pflegeplan Unstimmigkeiten vorhanden sein. Die Art und Weise der Ausführung aller Handlungen wird die Ergebnisqualität der Pflege bestimmen. Der österreichische Krankenpflegeverband (1984) hat festgehalten, dass Pflegepersonen die PatientInnen zur aktiven Teilnahme an der Erhaltung, Verbesserung und Wiederherstellung ihrer Gesundheit motivieren sollen. Sie sollen den PatientInnen behilflich sein, bei unterschiedlichem Gesundheitszustand eine optimale Funktionsfähigkeit und größtmögliches Wohlbefinden zu bewahren und zu erreichen. Die Angehörigen sollen in die Pflege miteinbezogen werden.

Während der Phase der Durchführung schätzen Sie bewusst/unbewusst sowie geplant/ungeplant Abweichungen, Veränderungen, Reaktionen etc. der PatientInnen ein. Sie beurteilen auch, ob die angeordnete Pflegeintervention noch sinnvoll ist oder ob sie an den veränderten Zustand angepasst werden muss und auch, ob die gesteckten Pflegeziele mit den derzeitigen Maßnahmen erreicht werden können. Gegebenenfalls bemerken Sie auch neu aufgetretene Pflegeprobleme oder medizinische Fragen, die Sie weiterleiten müssen (siehe Kapitel 8, Evaluation).

7.1 Was die Umsetzung der geplanten Maßnahmen beeinflusst

7.1.1 Die Fähigkeiten und Fertigkeiten der handelnden Pflegeperson(en)

Die Anforderungen, die an Pflegepersonen gestellt werden, sind enorm. Die Beschreibung einer derartigen Pflegeperson klingt eher nach „Superwoman" bzw. „Superman". Die kontinuierliche persönliche und fachliche Weiterentwicklung ist absolut notwendig und zielführend.

Zur Durchführung der Handlungen benötigt die Pflegeperson vor allem:

- Kognitive Fähigkeiten – analytisches, vernetzendes diagnostisches Denken sowie Fachwissen über Wirkungen und mögliche schädigende Nebenwirkungen verschiedener Pflegemaßnahmen.
- Flexibilität, Kreativität und Innovationskraft – um den oft schwierigen Bedingungen in der Pflege begegnen zu können. Als Beispiel sei der extramurale Bereich genannt, in dem sich die Pflegenden auf ständig neue Situationen und Umgebungen einstellen müssen und aufgrund der fehlenden Institutionalisierung immer wieder zum Improvisieren gezwungen werden.
- Kommunikationskompetenz – der gesamte Pflegeprozess, insbesondere die Durchführung der Interventionen, wird geprägt durch Interaktion zwischen PatientInnen und Pflegeperson. Sie muss alle verbalen und nonverbalen Signale des oder der Betroffenen aufnehmen, beurteilen und entsprechende Handlungen setzen. Die Pflegeperson ist vor allem im Bereich der subjektiven Probleme (Angst, Schmerzen etc.) abhängig von den Äußerungen der PatientInnen. Bei allen Pflegehandlungen, viele davon betreffen den Intimbereich der KlientInnen, kann nicht *nicht* kommuniziert werden (vgl. Watzlawick et al., 1967). Bereits eine dezente Zurückhaltung, wenig bedeutende Gesten, Mimik u. dgl. drücken etwas aus, dass der Empfänger wahrnimmt, versteht und interpretiert.
- Empathie – zusätzlich zur kommunikativen Kompetenz ist insbesondere einfühlendes Verstehen erforderlich. Gelebte Empathie ist nur möglich, wenn es der Pflegeperson gelungen ist, mit dem Patienten oder der Patientin eine Pflegebeziehung aufzubauen.

7.1.2 Das Zeitmanagement

Um all diesen Anforderungen gerecht zu werden, benötigt die Pflegeperson ein optimales Zeitmanagement. Die wichtigsten Kriterien dafür lassen sich am besten mit folgender „Eselsbrücke" – „PLUS" – umschreiben:

> **P**lanen Sie im Voraus!
> Gehen Sie **L**iebevoll mit sich und den anderen um!
> Schaffen und wahren Sie den **U**eberblick!
> Machen Sie **S**chluss!

Abb. 11: „PLUS": Richtlinie für ein optimales Zeitmanagement

Da dies für KollegInnen, die neu in den Beruf eintreten, oft schwierig ist, möchte ich näher darauf eingehen.

Zu Dienstbeginn erhalten Sie eine Dienstübergabe für jene PatientInnen, für die Sie dann zuständig sind und Verantwortung tragen werden. Bereits während der Übergabe sollten Sie sich Notizen über wichtige Informationen machen (z. B. geplante Untersuchungen, Eingriffe, besondere Pflegediagnosen, psychische Auffälligkeiten). Legen Sie sich eine kleine Gedächtnisstütze an. Im Anschluss an die Dienstübergabe sollten Sie die Pflegepläne „Ihrer PatientInnen" durchsehen und überprüfen, warum und mit welchem Ziel welche Pflegemaßnahmen angeordnet worden sind. Nach der Prüfung der Pflegepläne sollten Sie einen groben Überblick über Ihre heutigen Tätigkeiten haben: wie viel Zeit Sie in etwa für wen benötigen werden und wer Ihre Hilfe am raschesten braucht (Prioritätensetzung). Kennen Sie die PatientInnen noch nicht oder erhielten Sie zu wenig Informationen bei der Dienstübergabe, sollten Sie auch einen Blick in die gesamte Krankenakte werfen. Viele wichtige Informationen können im Routineablauf unbedacht bleiben (z. B. frühere Medikamentenabhängigkeit, Stuhlunregelmäßigkeiten). Um den ersten Überblick zu schärfen bzw. zu sichern, sollten Sie allen Ihnen zugeteilten PatientInnen einen kurzen „Erstbesuch" abstatten. Schätzen Sie dabei das aktuelle Empfinden der Betroffenen ab und halten Sie dabei Ausschau nach Auffälligem – beispielsweise konzentriertem Harn im Auffangbeutel, verwaschene Sprache, Zittern, Weinen, Schwitzen, Atemgeräusche, ev. durchgeblutete Verbände, graue Gesichtsfarbe – und setzen Sie ggf. Ihre Prioritäten neu. Versuchen Sie auch abzuklären, welche Utensilien Sie für die anstehenden Handlungen mit in das jeweilige Zimmer bringen müssen (z. B. neue MTS – Medizinische Thrombosestrümpfe –, weil die vorhandenen verschmutzt sind, oder ein frisches Mundpflegeset, bestimmte Verbandsmaterialien, Kurzinfusion, zusätzliche Kissen für eine Lagerung, Patienten- und/oder Bettwäsche). Dabei sollten Sie aus ökonomischen und hygienischen Gründen immer so viel wie nötig und so wenig wie möglich an Materialien mit in die Zimmer nehmen. Bestehende standardisierte Arbeitsablauforganisationen können diesen Arbeitsschritt sehr erleichtern. Klären Sie die PatientInnen jetzt auch darüber auf, wann Sie das nächste Mal zu ihnen kommen werden und fragen Sie nach, ob er oder sie in der Zwischenzeit etwas benötigt (ein Getränk, Hilfe, um zur Toilette zu gehen, das Fenster schließen etc.). So wird den Betroffenen Sicherheit vermittelt und der Schwesternruf zwischendurch beschränkt sich fast ausschließlich auf „Notfälle". Nachdem Sie sich diesen umfassenden Überblick geschaffen haben, sind fehlende zeitliche Ressourcen erkennbar: Scheuen Sie sich nicht, frühzeitig Arbeiten zu delegieren oder die Hilfe Ihrer KollegInnen in Anspruch zu nehmen.

Nur dann, wenn Sie auch im Dienst mit sich liebevoll umgehen, wird es Ihnen gelingen, liebevoll mit den PatientInnen umzugehen. Beachten Sie deshalb Ihre Bedürfnisse – nehmen sie sich Zeit, etwas zu trinken, wenn Sie Durst haben, oder zu essen, wenn Sie hungrig sind. Schieben Sie auch den Toilettengang nicht unnötig hinaus! Verlassen Sie die Abteilung in der Pause. So können Sie kurz abschalten, sind weniger in Eile und haben wieder Ressourcen für Ihre PatientInnen.

Die rasche, meist oberflächliche Berührung wird dadurch zu einer ruhigen, gediegenen Berührung mit geschlossenem, flächigem Druck. Berührung spielt bei fast allen Pflegemaßnahmen eine wichtige Rolle. Dazu sollten Sie immer wieder Ihre eigenen Gefühle und Erfahrungen reflektieren. Denn sämtliche Erlebnisse, Empfindungen, ob Freude, Enttäuschung, Ablehnung oder Assoziationen, beeinflussen zumeist unbewusst Ihr Handeln. Seien Sie ehrlich! Sie müssen nicht nonstop, ähnlich einer Stewardess, lächeln, wenn Ihnen nicht danach zumute ist, weil vielleicht im Nachbarzimmer soeben jemand verstorben ist. Kranke, pflegebedürftige Menschen sind sehr sensibel, sie würden Ihnen dieses „Pseudolächeln" nicht abnehmen. Echtes, ehrliches Verhalten führt in der Regel zu einer sinnvollen Pflegebeziehung, die die Voraussetzung für jede einzelne Pflegehandlung ist.

Seien Sie sich zudem bewusst, dass Sie Schluss machen müssen und können. Versuchen Sie bereits zu Dienstbeginn möglichst realistisch einzuschätzen, wie viel Zeit Sie pro PatientIn zur Verfügung haben. Versuchen Sie zudem auch immer Zeit für Unvorhergesehenes zu reservieren. Pflegepersonen brennen leicht aus, weil sie zu hohe Anforderungen an sich selbst stellen (vgl. Blamauer et al., 2001/2003). Sie wollen die ideale Pflege, im Altenheimbereich z. B. die reaktivierende Pflege anbieten, obwohl sie oft aufgrund widriger Rahmenbedingungen die Grundbedürfnisse der Betroffenen nur zum Teil erfüllen können. Beispielsweise das Trinkbedürfnis, wie folgender Interviewausschnitt zeigt: „Manchmal steht halt ein Becher den halben Tag am Nachtkästchen, weil oft keine Zeit für so was ist. Das passiert leider öfters, das wird oft übersehen, aber bei 30 Leuten kann man nicht alles sehen ..."

Vermeiden Sie grundsätzlich „Überstunden". Diese sind oft der Anfang eines Teufelskreises von Erschöpfung, Ausfall eines Teammitgliedes, Kompensation durch andere Pflegepersonen mit erneuter Erschöpfung bis hin zu Krankheit ...

7.1.3 Das Pflegeverständnis

Ihr Pflegeverständnis, ob individuell ganzheitlich oder funktionell, wird Ihre Vorgehensweise unbewusst steuern. Hinterfragen Sie deshalb öfters Ihre Einstellung und Ihr Handeln (siehe 9.1).

7.1.4 Die Arbeitsablauforganisation, insbesondere das Stationsorganisationssystem

Was sind die Eckpfeiler der Ablauforganisation der Station? Ein angewandtes Bezugspflegesystem (siehe 9.3.1), bei dem jede diensthabende Fachkraft für eine bestimmte Anzahl von PatientInnen die Verantwortung trägt und sämtliche Handlungen für diese koordiniert und ausführt? Ein funktionelles System mit einem hohen Anteil an arbeitsteiligem Handeln, in dem jede Pflegeperson eine spezielle Aufgabe übernimmt? Eine fremdbestimmte Struktur, die durch eine kaum überschaubare Anzahl von Fixpunkten, wie vordefinierte Essenszeiten, PhysiotherapeutInneneinsätze, Termine zu medizinischdiagnostischen und -therapeutischen Eingriffen etc., eine Pflege nur in „Zeitlücken" zulässt?

Auch die Art der interdisziplinären Zusammenarbeit spielt eine Rolle: Wie funktioniert der Informationsfluss zwischen den Angehörigen der einzelnen Berufsgruppen? Verfolgen Sie ein gemeinsames Ziel oder hat jeder für sich sein Ziel?

Wichtig sind auch die Ressourcen, die der Pflegeperson zur Verfügung stehen:

- die zeitlichen und somit auch die personellen Ressourcen (Quantität und Qualität des Personals sowie Personaleinsatzplanung) – siehe Berufskunde im dritten Ausbildungsjahr.
- die räumlichen Ressourcen – Ausstattung der PatientInnenzimmer, Anzahl und Verteilung der Nassräume und Schüsselspülen an der Abteilung, Anordnung der Lagerräume für Verbandsmaterialien u. dgl.
- die materiellen Ressourcen – welche Materialien sind in der Gesundheitsinstitution verfügbar? Gibt es sie in ausreichender Stückzahl?

7.1.5 Die Betroffenen selbst

Ihr subjektives körperliches, geistiges und seelisches Empfinden, ihr Zustand (objektiv), ihre emotionale Verfassung, ihre Ressourcen, ihre Fähigkeiten, ihre Bereitschaft, in der Pflege mitzuwirken und ihr soziokultureller Kontext beeinflussen die Durchführung der Pflegemaßnahmen ebenfalls.

> Der inhaltlich beste und fehlerfrei formulierte Pflegeplan muss nicht automatisch die beste Pflegequalität bedeuten. Die Art und Weise, wie die geplanten Maßnahmen tatsächlich durchgeführt werden, wird maßgeblich darüber entscheiden, wie der Patient oder die Patientin auf die Interventionen reagiert.

7.2 Schriftliche Bestätigung der durchgeführten Handlungen

Die tatsächliche Durchführung der ursprünglich geplanten Handlung wird mit Datum, Uhrzeit und dem Handzeichen der ausführenden Pflegeperson im Pflegedurchführungsnachweis bestätigt.

Pflegepersonen könnten durch eine fehlende Durchführungsbestätigung in Beweisnot geraten (siehe 2.4). Der doppelte Durchführungsnachweis im entsprechenden Formblatt und im Pflegebericht ist allerdings unnötige Arbeit. Pflegepersonen und ÄrztInnen sollten ihre Dokumentationsaufgaben aus dem GuKG, dem Ärztegesetz und dem Krankenanstalten- und Kuranstaltengesetz sowie ggf. den jeweiligen Heimgesetzen kennen und entsprechend wahrnehmen.

Weicht die Häufigkeit der Durchführung bzw. die Uhrzeit wesentlich von der Planung ab, so sollte es dazu eine kurze Begründung im Pflegebericht geben. So wird die Pflegedokumentation schlüssig und für Dritte nachvollziehbar.

Beispiel
Eine Klientin soll nach einem Oberbaucheingriff aufgrund des beeinträchtigten Gasaustausches um zehn und siebzehn Uhr für jeweils mindestens 90 Minuten in den Lehnstuhl mobilisiert werden. Infolge einer für die Klientin anstrengenden Thorax-CT-Untersuchung am Morgen ist sie dyspnoisch, hypoton, schwitzt vermehrt und wirkt insgesamt erschöpft. Sie unterlassen somit die Mobilisation um zehn Uhr. Die Maßnahme im Plan muss nicht abgeändert, lediglich die Planabweichung mit Begründung im Pflegebericht dokumentiert werden.

Zusammenfassung

Handlungen sollen erst dann durchgeführt werden, wenn die Begründung sowie der Ablauf der Handlungen im Pflegeplan festgeschrieben wurde. Die Art und Weise, wie die Maßnahmen durchgeführt werden, bestimmt letztlich die Pflegequalität. Dabei wird die Durchführung von den Fähigkeiten und Fertigkeiten, insbesondere dem Zeitmanagement und dem Pflegeverständnis der Pflegepersonen, der Arbeitsablauforganisation, den Ressourcen, die den Pflegenden zur Verfügung stehen, der interdisziplinären Zusammenarbeit und von den Betroffenen selbst beeinflusst.

Parallel zur Durchführung wird die aktuelle Situation der PatientInnen (ihre Reaktionen, Äußerungen) beurteilt.

Die Bestätigung der Durchführung wird im Pflegedurchführungsnachweis dokumentiert, allfällige Abweichungen zum Plan sowie die Evaluation werden im Pflegebericht erläutert.

Fragen zur Wissensüberprüfung

- Welche Voraussetzungen sollten im Vorfeld der Durchführung geklärt werden?
- Wovon hängt die Ergebnisqualität in der Pflege ab?
- Welche Faktoren beeinflussen die reale Umsetzung der geplanten Pflegemaßnahmen?
- Wodurch kann das Zeitmanagement optimiert werden?
- Wie sollten die durchgeführten Handlungen dokumentiert werden?

8 Evaluation

Lernziele:

Nach dem Studium dieses Kapitels sollten Sie ...
... den Begriff Evaluation definieren können.
... die Bedeutung der Evaluation im Pflegeprozess beschreiben können.
... die fünf Schritte des Evaluationsprozesses nach Kappelmüller 1993 erklären können.
... wissen, unter welchen Voraussetzungen der Pflegeplan verändert werden muss.
... die formalen Möglichkeiten zur Dokumentation von Evaluationsberichten kennen.
... gute von schlechten Evaluationsberichten und objektive von subjektiven Formulierungen unterscheiden können.

Der vorläufig letzte Schritt im Pflegeprozess ist die Evaluation, also die Bewertung und Beurteilung der Pflege. Vorläufig deshalb, weil der Prozess so lange fortgeführt wird, bis der oder die Betroffene keiner Pflege mehr bedarf bzw. aus der Institution entlassen oder transferiert werden kann. Beurteilung meint die Kontrolle des Erfolgs, der Wirkung und der Qualität der Pflege. Dazu wird der aktuelle Zustand des Patienten bzw. der Patientin festgestellt und mit der Ausgangssituation verglichen. Yura/Walsh (1988, S. 164) bezeichnen die Evaluation als den natürlichen Abschluss der Prozessphase, weil sie aufzeigt, inwieweit die Pflegediagnose, die Ziele und das pflegerische Handeln richtig gewesen sind. Indem die Pflegeperson ihr Tun beurteilt, übernimmt sie auch die Verantwortung dafür und zeigt, dass sie daran interessiert ist, so zu handeln, dass die Probleme des Patienten bzw. der Patientin gelöst werden. Zudem bestätigt sie damit, dass ihr Agieren individuell auf die jeweilige Person abgestimmt ist und dass sie Pflegeinterventionen, die nicht zum Ziel führen, nicht fortsetzt (vgl. Mischo-Kelling, o. J., S. 31).

Das bedeutet, dass Pflege nur evaluierbar ist, wenn zuvor ein Plan festgelegt und dieser auch umgesetzt wurde. Würden alle MitarbeiterInnen einer Einheit nach bestem Wissen und Gewissen, aber nach ihren persönlichen Vorstellungen und Vorlieben handeln, könnte am Ende nicht beurteilt werden, welche Pflegeinterventionen den aktuellen PatientInnenzustand herbeigeführt bzw. ob sie darauf überhaupt Einfluss genommen haben. Wenn im Vorhinein keine Pflegeziele definiert wurden, so kann ein möglicher Erfolg oder auch Misserfolg nicht festgestellt werden. Es sind also schriftliche „Erstdaten", eine konkrete Pflegediagnosenformulierung und ein präziser Pflegeplan mit Zielen und Maßnahmen erforderlich, um die Wirksamkeit, Leistungsfähigkeit und Wirtschaftlichkeit der tatsächlich durchgeführten Interventionen überprüfen zu können. Die Qualität der Evaluation ist demnach von der Qualität der vorhergehenden Schritte abhängig. Diese Phase der Auswertung stellt hohe Anforderungen an die Pflegepersonen. Sie müssen nach Durchlaufen des Evaluationsprozesses Antwort auf folgende Fragen geben können:

- Treffen die Ergebnisse der Ersteinschätzung immer noch zu?
- Wurden die Pflegeziele realistisch und vollständig formuliert?
- Wurde der Pflegebedarf in Hinblick auf das Ziel richtig eingeschätzt?
- Wie hat der bzw. die Betroffene auf die Pflegehandlungen, die medizinschen und anderen therapeutischen Interventionen reagiert? Gibt es da Zusammenhänge?
- Wurde der Patient bzw. die Patientin in die Planung und die Umsetzung mit einbezogen?
- Gelang es, sich den Zielen anzunähern oder gar, sie zu erreichen?
- Wurden die angeordneten Pflegeinterventionen von sämtlichen beteiligten KollegInnen getragen (durchgeführt)?
- Verlief die Durchführung zur Zufriedenheit des Klienten bzw. der Klientin?

(vgl. Kappelmüller, 1993, S. 69; Brobst et al., 1996, S. 156; Budnik, 1997, S. 82)

8.1 Definitionen

Es gibt verschiedene Arten der Evaluation (vgl. Brobst et al., 1996):

- die gleichzeitige,
- die formative,
- die objektive und subjektive sowie
- die formale und informelle.

Gleichzeitige Evaluation: Damit ist die Beurteilung der Pflege gemeint, während der Klient bzw. die Klientin noch gepflegt wird. Es gibt auch eine rückblickende Auswertung, die die Qualität und Wirksamkeit der geleisteten Pflege bewertet, nachdem der Patient bzw. die Patientin die Institution bereits verlassen hat.

Formative Evaluation: Wird während des Prozesses (gleichzeitig) evaluiert, kann der Pflegeprozess anhand der Ergebnisse gesteuert und optimiert werden. Dieses Vorgehen wird als formative Evaluation oder Prozessevaluation bezeichnet.

Objektive und subjektive Evaluation: Die Bewertung sollte sowohl eine objektive als auch eine subjektive Beurteilung enthalten. Die objektive Evaluation basiert auf Daten, die beobachtbar und überprüfbar sind (z. B. Vitalparameter, Hautdefekte, Blutzuckerwerte). Die subjektive Evaluation stützt sich auf eigene Beobachtungen, auf Äußerungen des Patienten bzw. der Patientin, auf Verhaltensreaktionen bei einzelnen Pflegeinterventionen u. dgl. Dabei können große Unterschiede in der Bewertung sichtbar werden, die unbedingt mit dem Patienten bzw. der Patientin geklärt werden sollen.

Beispiel
Eine pneumoniegefährdete Patientin erklärt am Vormittag auf Nachfrage der Pflegeperson, dass sie keinerlei Atemprobleme bei der Ganzkörperpflege im Bad hatte. Jetzt liegt sie im Bett und soll nach Erklärung des Triflo® (Inspirationstrainer) diesen ausprobieren. Die Pflegeperson bittet die Patientin, dass sie sich mit aufrechtem Oberkörper im Bett hinsetzt. Dabei fällt ihr auf, dass die Klientin nach den geringfügigen Bewegungen im Bett dyspnoisch ist. Beim anschließenden Einatemversuch nach einer kleinen Pause kann sie nur eine Kugel des Inspirationstrainers zur Hälfte anheben.
Subjektive Bewertung: Patientin gibt an, keine Atemprobleme bei körperlicher Belastung durch Ganzkörperpflege zu haben.
Objektive Bewertung: Dyspnoe nach Lageveränderung im Bett (von der Rückenlage zum Sitzen), kann trotz Pause nach Bewegung im Bett nur eine Kugel im Atemtrainer zur Hälfte durch Inspiration hochheben.
Anhand der objektiven Evaluation wurde der Patientin bewusst, dass sie doch ein größeres Problem mit ihrer Atmung hat, als sie es selbst eingeschätzt hatte. So konnte ihre Bereitschaft zur aktiven Mitarbeit an den Pflegemaßnahmen gefördert werden.

Formale und informelle Evaluation: Die Auswertung der Pflege kann sowohl formal als auch informell erfolgen. Die formale Beurteilung findet zu jenem Zeitpunkt statt, der im Pflegeplan als Zeitgrenze oder Kontrollintervall bei der Zielformulierung fixiert wurde (siehe 6.2.4). Diese Evaluation soll im Pflegebericht dokumentiert werden. Selbstverständlich werden Sie zwischendurch bei jedem zufälligen Zusammentreffen mit dem Patienten bzw. der Patientin sowie bei allen Pflegehandlungen die aktuelle Situation einschätzen und beurteilen. Beispielsweise inwieweit der oder die Betroffene einzelne Pflegehandlungen selbstständig durchführt, ob sich das Verhalten dem Ziel annähert, ob unvorhergesehene Ereignisse oder Komplikationen aufgetreten sind, die zu einer Abänderung des ursprünglichen Planes führen sollten. Diese nicht geplante Evaluation wird auch als informelle Auswertung bezeichnet und bei Reimer/Füller (1998, S. 119) als „kontinuierlicher Prozess, der im Rahmen der fortlaufenden Erhebung und der Anwendung der Pflegehandlungen stattfindet" beschrieben. Das Ergebnis der informellen Evaluation muss nur dann dokumentiert werden, wenn Veränderungen, Abweichungen oder besondere Reaktionen vorliegen, die außerhalb des zu erwartenden Rahmens liegen (siehe 6.2).

8.2 Der Evaluationsprozess

Der Evaluationsprozess ist gekennzeichnet durch

- eine Zweck- und Zielorientierung,
- basiert auf systematisch gewonnenen Daten,
- enthält eine Bewertung und
- gilt als Teil der Entwicklung, Durchführung und Kontrolle geplanter Pflegetätigkeit.

Kappelmüller (1993, S. 70) gibt für den Evaluationsprozess fünf Schritte an:

1. Auswählen eines beobachtbaren Messkriteriums bzw. Messinstrumentes
2. Sammeln der notwendigen Daten
3. Auswerten der gesammelten Informationen anhand des Messkriteriums oder -instrumentes
4. Beurteilen, inwieweit das Pflegeziel erreicht wurde
5. Modifizieren des Pflegeplans

8.2.1 Auswahl des Messinstruments bzw. Messkriteriums

Das Messinstrument bzw. -kriterium muss bereits im Rahmen der Planung ausgewählt worden sein (siehe 6.2.4). Dabei können Kriterien für drei unterschiedliche Bereiche definiert werden:

Für den physischen Bereich: Vitalparameter (Herzfrequenz, Blutdruck, Temperatur, periphere Sauerstoffsättigung, Bewusstseinseinschätzung anhand der Glasgow Coma Scale etc.), Größe (Länge, Breite, Tiefe, Höhe etc.), eventuell die Fotodokumentation z. B. eines Hautdefektes, Gewicht, Flüssigkeitsmenge (Aufnahme, Ausscheidung) u. dgl.

Für den Verhaltensbereich: Dabei wird festgehalten, welches Verhalten der oder die Betroffene zeigen soll, wenn das Ziel erreicht ist. Beispielsweise die selbstständige Blutzuckermessung mit einem bestimmten Messgerät unter Verwendung einer konkreten Stechhilfe, selbstständige Insulinapplikation der angeordneten Insulineinheiten mit dem Einmal-Pen unter Aufsicht der Pflegeperson, Peakflowmeter-Messungen inklusive der Ergebnisdokumentation, Anwendung eines Dosieraerosols mit Bestimmung des Füllungszustandes.

Für den Empfindungsbereich: Empfindungen sind subjektive Parameter, die von dem oder der Betroffenen selbst geäußert werden müssen (z. B. Angst, Schmerzen, Macht- und Hoffnungslosigkeit, Übelkeit). Zur Einschätzung eignen sich Messinstrumente wie die Visuelle Analogskala (VAS). Dabei können die Empfindungen sowohl in unterschiedlichen Stufen wie auch stufenlos angegeben werden. Wichtig ist die Angabe der gewählten Skala (10-, 6-stufig, 2-polig) bereits in der Zielformulierung.

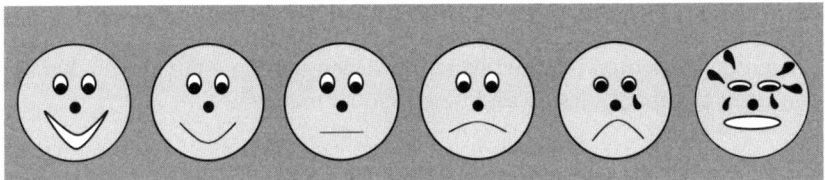

Abb. 12: Abstrakte sechsstufige VAS von Paček, G., 2004

Beispiel
Die sechsstufige Skala, dargestellt anhand von Gesichtern, wird mit Ziffern von 1 bis 6 versehen. Dabei bedeutet 6 die größte Angst, die ich mir vorstellen kann, 5 sehr große Angst, 4 große Angst, 3 mäßige Angst, 2 wenig Angst und 1 keine Angst.

8.2.2 Sammeln der notwendigen Daten

Im zweiten Schritt werden die notwendigen Daten eingeholt: durch Beobachtung, Gespräche, körperliche Untersuchung, Analyse der Inhalte der medizinischen Krankengeschichte, ev. Rücksprache mit ExpertInnen und Lesen von Fachliteratur. Die professionelle Beziehung zum Patienten bzw. zur Patientin gilt als Voraussetzung zur Gewinnung von zuverlässigen Daten.

Brobst et al. (1996) unterscheiden dabei die geplante, die ungeplante und die partielle (teilweise) Datenneueinschätzung.

- Die geplante Datenneueinschätzung findet im Rahmen der formalen Evaluation statt. Es werden jene Daten erhoben, die erforderlich sind, um die Pflege in Bezug auf die Pflegediagnose zu beurteilen.
- Die ungeplante Datenneueinschätzung entspricht der informellen Evaluation. Sie geschieht u. a.
  - bei jedem zufälligen Zusammentreffen mit dem oder der Betroffenen,

- im Rahmen der Durchführung sämtlicher Pflegehandlungen,
- wenn eine unvorhergesehene Veränderung des PatientInnenzustandes (Verschlechterung wie Verbesserung, aber auch unerwartete Stagnierung des Zustandes) eingetreten ist,
- wenn neue Therapien begonnen wurden,
- wenn ungeplante diagnostische und oder therapeutische Eingriffe durchgeführt werden müssen.

• Die partielle Neueinschätzung von Daten bezieht sich auf einen bestimmten Teilbereich, etwa die Handhabung des Injektions-Pens.

8.2.3 Auswerten der gesammelten Informationen

Aufgrund der Messung, des beobachteten Verhaltens und/oder der Äußerungen des Patienten bzw. der Patientin liegen Resultate vor, die die Veränderungen sichtbar, ablesbar und beschreibbar machen.

8.2.4 Beurteilen der Pflegeleistungen

Um die Pflegeleistungen beurteilen zu können, werden die Daten der Neueinschätzung mit den Pflegezielen verglichen. Daraus sollte klar hervorgehen, ob sich der Zustand, das Verhalten, die Empfindungen des oder der Betroffenen verbessert oder verschlechtert haben oder gleich geblieben sind.

8.2.5 Modifizieren des Pflegeplans

Damit der Pflegeplan stets aktuell bleibt, muss er immer wieder sorgfältig an die laufenden Einschätzungsergebnisse und die veränderten Bedürfnisse der PatientInnen angepasst werden (vgl. Reimer/Füller, 1998, S. 120). Das bedeutet, dass die Resultate der Auswertung einen neuen Zyklus von Informationssammlung, Erstellen von Pflegediagnosen, Pflegeplan, Umsetzung in die Praxis und erneuter Evaluation auslösen können. Die Pflegeperson muss deshalb bereit sein,

- laufend neue Daten mit einzubeziehen,
- ihre Einschätzungen, Feststellungen, Aussagen auch abzuändern bzw. zu verwerfen und
- über den gesamten Zeitraum des Pflegeprozesses offen zu sein.

Der Pflegeplan muss verändert werden, wenn sich im Rahmen der Auswertung zeigt, dass das erwartete Pflegeergebnis nicht erreicht werden konnte. Dann müssen die Ursachen dafür gefunden werden.

Überprüfen Sie, ob:

- Informationsdefizite vorliegen,
- die Ressourcen des bzw. der Betroffenen korrekt eingeschätzt und auch in die Pflegeplanung mit einbezogen wurden,
- die richtigen Pflegediagnosen gestellt wurden oder sich diese verändert haben,
- die Pflegeziele realistisch formuliert wurden,
- die Auswahl und die Häufigkeit der angeordneten Pflegemaßnahmen angemessen war (Wurden sie zu häufig durchgeführt, oder zu selten? Hat sich der Patient oder die Patientin dadurch überfordert gefühlt? Wurden die falschen Maßnahmen gesetzt? Waren sie unrealistisch bezogen auf den Personal- und/oder Materialaufwand?),
- die Pflegeinterventionen sachgemäß durchgeführt wurden (Gelang der Beziehungsaufbau zum Patienten bzw. zur Patientin? Haben die beteiligten Pflegepersonen diesbezüglich ausreichende Fähigkeiten und Fertigkeiten? Hat sich das Pflegeteam an die Anordnungen gehalten? Hat der Patient bzw. die Patientin die vereinbarten Maßnahmen durchgeführt? Gibt es Meinungsverschiedenheiten im interdisziplinären Team?)
- unvorhergesehene Ereignisse das Erreichen des Ziels verhindert haben.

(vgl. Budnik, 1997, S. 85)

Sind die Ursachen erkannt, muss der Pflegeplan entsprechend angepasst werden. Der Pflegeplan muss auch geändert werden, wenn:

- ein erwartetes Ergebnis erreicht wurde. Dann ist es entweder sinnvoll und erforderlich, die Kontrollintervalle neu zu setzen oder einzelne Teile des Pflegeziels zu verändern (z. B. soll der Patient oder die Patientin statt bisher 100 m mit zwei Unterarmkrücken 500 m gehen können);
- sich ein bestehendes Pflegeproblem verändert hat. Dann muss unter Umständen die Häufigkeit bisher verordneter Pflegeinterventionen verändert werden, oder es sind neue Pflegemaßnahmen erforderlich, andere müssen eventuell abgesetzt werden, vielleicht muss man auch bei der ursprünglichen Vorgehensweise bleiben, obwohl das Pflegeziel nicht erreicht wurde. Die Begründung für diese Veränderungen sollte kurz im Pflegebericht festgehalten werden;
- das Pflegeproblem gelöst werden konnte. Dann kann die auf dieses Problem gerichtete Pflege abgesetzt werden;
- ein neues Pflegeproblem aufgetreten ist. Daraus ergibt sich eine neue Pflegediagnose, die mit den dazugehörigen Pflegezielen und -maßnahmen in den Pflegeplan aufgenommen werden muss.

> Versuchen Sie den Pflegeplan immer auf dem aktuellen Stand zu halten. Grundlage dafür ist das ständig wiederholte Durchlaufen des Evaluationsprozesses.

8.3 Dokumentation der Evaluationsergebnisse

8.3.1 Die formale Evaluation

Alle Auswertungsergebnisse der formalen Evaluation werden zum vorgesehenen Zeitpunkt im Pflegebericht oder, falls eine solche vorgesehen ist, in einer Evaluationsspalte im Pflegeplanungsblatt schriftlich festgehalten. Daraus soll klar hervorgehen, welches Pflegeproblem ausgewertet wurde.

Datum	Uhrzeit	Bericht	Hz.
11. 6. 04	8.30	~~~~~~~~~~~~~~~~~~~~	
Zu PD ①		~~~~~~~~~~~~~~~~~~~~	
		~~	Cls

Abb. 13: Evaluation einer Pflegediagnose im Pflegebericht

Um die Übersichtlichkeit im Pflegebericht zu wahren, kann unter den Spalten Datum und Uhrzeit die jeweilige zu beurteilende Pflegediagnose angegeben werden (siehe Abb. 13). „Zu PD ①" bedeutet, dass die Pflegediagnose Nummer 1 evaluiert wird. Durch diese Vorgehensweise ist es möglich, eine bestimmte Evaluation rasch zu finden und den Verlauf einer Pflegediagnose über einen längeren Zeitraum nachzuvollziehen.

Die zweite Möglichkeit, die Evaluation zu dokumentieren besteht darin, eine separate Spalte oder Zeile „Evaluation" im Pflegeplan vorzusehen, die den Pflegediagnosen sowie den dazugehörigen Pflegezielen und -maßnahmen angeschlossen ist. Die Rubrik muss groß genug sein, dass darin Mehrfacheinträge Platz haben.

Pflegeplan										
Datum	Hz.	Nr.	Pflegediagnose	Pflegeziel	Kl/ZG	Nr.	Pflegemaßnahmen	Zeit	Stop	Hz.	Evaluation	Hz.

Abb. 14: Evaluationsspalte im Pflegeplan

Pflegeplan		
Pflegediagnose ①	Pflegediagnose ②	Pflegediagnose ③
Pflegeziele	Pflegeziele	Pflegeziele
KI/ZG Pflegemaßnahmen inkl. Zeit	KI/ZG Pflegemaßnahmen inkl. Zeit	KI/ZG Pflegemaßnahmen inkl. Zeit
Hz. Datum/Evaluation/Hz.	Hz. Datum/Evaluation/Hz.	Hz. Datum/Evaluation/Hz.

Abb. 15: Evaluationszeile im Pflegeplan

8.3.2 Die informelle Evaluation

Auffällige Ergebnisse der informellen Evaluation sollen, sofern sie einzelnen Pflegediagnosen zuordenbar sind, entsprechend im Pflegebericht bzw. in der Evaluationsrubrik im Pflegeplan gekennzeichnet und dokumentiert werden. Handelt es sich um allgemeine Reaktionen des oder der Betroffenen, die inhaltlich zu keiner Pflegediagnose gehören, sollen diese ausschließlich mit Datum, Uhrzeit und Handzeichen eingetragen werden.

8.3.3 Auswertungsinhalte

Folgende Inhalte der Auswertung sollen dokumentiert werden:

- beobachtete Auffälligkeiten, Besonderheiten bei der Durchführung von Pflegeinterventionen,
- die Wirkung der Pflege sowie Reaktionen der PatientInnen auf diagnostische und therapeutische Maßnahmen durch andere Mitglieder des interdisziplinären Teams und
- geäußerte, wahrgenommene Empfindungen der PatientInnen.

Beispiele
Eingeschätzt werden soll: das Verhalten bezüglich Essen/Trinken, Körperpflege/Kleiden, Toilettenbenutzung, Mobilität; wie der Patient oder die Patientin mit dem Verbandwechsel, der selbstständigen Colostomieversorgung, der Blutzuckermessung, dem Insulin-Pen, dem Dosieraerosol etc. zurechtkommt. Ob der oder die Betroffene die übermittelten schriftlichen Informationen zum Thromboserisiko, zum Umgang mit den ärztlich verschriebenen Cumarinderivaten, für Pacemakerträger verstanden hat; ob die Klientin die Maßnahmen zur Blutdrucksenkung kennt; besondere Freude des Patienten über einen Besuch eines weit entfernt lebenden Angehörigen.

Versuchen Sie, die Auswertungsergebnisse möglichst kurz, präzise, objektiv und für Dritte verständlich zu formulieren. Filtern Sie im Vorfeld die wirklich notwendigen Informationen heraus, die Ihre KollegInnen benötigen, um den Betroffenen oder die Betroffene einschätzen zu können. Außenstehende sollen nachvollziehen können, wer was, wann, weshalb initiiert hat oder nicht getan hat.

Gute und schlechte Formulierungen
Die im Folgenden dargestellten Beispiele sind Auszüge aus Evaluationsberichten, die nicht den genannten Kriterien entsprechen (die Nachvollziehbarkeit ist nicht gegeben), aus neunzehn Pflegeberichten von zwei Normalpflegestationen eines Akutkrankenhauses (vgl. Leoni-Scheiber, 2001/2003, S. 45–48).

„Zur Zeit zu wenig Kalorienzufuhr", „Verweigert Tabletteneinnahme", „Pat. verweigert trinken", „Will sich nicht selbst waschen". Aufgrund fehlender weiterer Angaben war nicht herauszufinden, warum was von wem unternommen wurde oder eben nicht. „Pilz im Genitalbereich" samt einer antimykotischen äußeren Therapie: Es geht nicht hervor, wer das Problem diagnostizierte und wer die äußere Therapie angeordnet hat. Für Dritte entsteht der Eindruck, dass die Pflegeperson, die den Eintrag vorgenommen hat, die Verantwortliche dafür ist, obwohl es sich um eine ärztliche Diagnose sowie Therapie handelt.

„Pat. hat starke Schmerzen im OP-Gebiet. Deshalb ist es nicht möglich, den Hautzustand im Gesäßbereich zu kontrollieren." Im Bericht findet sich keine Angabe bzgl. der Handlungen, die in die Wege geleitet wurden, wann z. B. welches ärztliche Personal informiert wurde.

Für die handelnden Pflegepersonen erscheint es meist völlig klar, welche Interventionen sie auf diverse Probleme gesetzt haben, weil sie sich mitten im Prozess befinden. Sie sind aber nicht nachvollziehbar, wenn sie nicht dokumentiert werden. Sie sollten deshalb penibel darauf achten, dass Sie neben der Problembeschreibung auch die von Ihnen ergriffenen Maßnahmen schriftlich festhalten. Beachten Sie auch, dass mitverantwortliche Tätigkeiten nur nach schriftlicher ärztlicher Anordnung durchgeführt werden dürfen (vgl. GuKG, 1997, § 15).

Es gibt aber auch objektiv bzw. eher objektiv formulierte Passagen aus Pflegeberichten, die für Dritte verständlich sind:
„Hat Lebenselan verloren, sagt sie", „Am Tag sehr müde – die Augen fallen ihm beim Rasieren immer wieder zu", „Pat. sagt, sie hat schlecht geschlafen", „Pat. sagt, dass er mit der Atemsituation zufrieden ist", „Gibt an, dass die Grundeinstellung der Motorschiene derzeit die Grenze für ihn sei", „Pat. äußert keine Schmerzen".

Hier noch einige subjektive Formulierungen, die alle wenig Aussagekraft besitzen und so nicht eingesetzt werden sollten. Die in Klammer stehenden Aussagen sind Beispiele dafür, wie diese Inhalte objektiver ausgedrückt werden können. „Atmung akzeptabel", „atmet freier" (exspiratorischer Stridor kaum hörbar; Pat. gibt zudem auf Anfrage an, dass er heute besser ausatmen kann als die letzten Tage), „ausreichend orientiert" (Pat. ist zu Person, Zeit und Ort orientiert), „reagiert auf starke Schmerzreize" (Pat. öffnet die Augen und greift ungezielt mit dem linken Arm, als der Arzt/die Pflegeperson einen konkreten starken Schmerzreiz setzt – wobei auf diese soweit möglich verzichtet werden soll), „starker Schwindel" (Pat. berichtet, dass sich alles um ihn herum dreht, sobald er seine Lage im Bett verändert), „Pat. hatte gute Nacht" (Pat. sagt, dass er trotz des fixierten Beins in der Extension relativ gut geschlafen hat), „Heute etwas besser als gestern" (Pat. äußert, dass er sich heute bei der Mobilisation in den Lehnstuhl im Zusammenhang mit den Schmerzen besser gefühlt hat als gestern), „Pat. ist übel" (Fr. X sagt, dass sie Übelkeit empfinde, wenn sie länger als zwei Stunden im Lehnstuhl sitzt), „Mobilisation ist gut gegangen" (Pat. fühlte sich laut ihren Angaben nach dem Gang vom Bett zur Toilette und retour nicht erschöpft, die Kreislaufparameter blieben unverändert), „Sehr wenig ausgeschieden" (Pat. hat in 24 Stunden 450 ml konzentrierten Harn ausgeschieden), „Massiver Ausschlag" (Pat. ist am ganzen Körperstamm mit dunkelrot gefärbten Hauterhebungen – ca. 5 mm große runde Herde – übersät), „Großflächige Verfärbung am Gesäß" (Pat. hat eine 10 x 5 cm große Rötung zentral über dem Steißbein), „Fersen sind schöner" (Beide Fersen der Pat. sind heute gut durchblutet und warm), „AZ zufrieden stellend" (Für den Begriff Allgemeinzustand gibt es keine allgemein gültige Definition, jede Pflegeperson versteht andere Inhalte darunter. Das, was unter AZ zusammengefasst wird, sollte detailliert beschrieben werden – z. B. psychische Verfassung, Vitalparameter, Kraft/Ausdauer).

> Schreiben Sie zu jedem vorgesehenen Zeitpunkt (Kontrollintervall, Zeitgrenze) mit Angabe der zu beurteilenden Pflegediagnose einen kurzen, präzisen Evaluationsbericht. Streben Sie möglichst objektive Einträge an, die für Dritte nachvollziehbar sind.

Zusammenfassung

Der vorläufig letzte Schritt im Pflegeprozess beinhaltet die Evaluation, d. h. eine Überprüfung der Wirksamkeit der Pflege in Bezug auf den zuvor festgelegten Plan. Sie findet statt, noch während der Patient bzw. die Patientin gepflegt wird, damit der Prozess gesteuert und optimiert werden kann. Dabei wird eine objektive wie subjektive Beurteilung vorgenommen.

Formal wird zu jedem vorgegebenen Zeitpunkt (Kontrollintervall/Zeitgrenze) ein Evaluationsbericht im Pflegebericht oder ggf. in der Evaluationsrubrik im Pflegeplan festgehalten. Die fortlaufende Bewertung insbesondere während der Pflegehandlungen ist die informelle Bewertung, die nur bei „Normabweichungen" dokumentiert werden muss.

Die Inhalte, die sich vor allem auf die Wirkung der Pflege, auf Auffälligkeiten und Äußerungen des Patienten bzw. der Patientin beziehen, sollen möglichst objektiv und für Dritte nachvollziehbar formuliert werden.

Der Evaluationsprozess ist ein äußerst komplexes, mehrschichtiges Verfahren, das in fünf Schritte gegliedert werden kann: das Auswählen eines beobachtbaren Messkriteriums/-instrumentes, das Sammeln notwendiger Daten, das Auswerten der gesammelten Informationen anhand des Messkriteriums, die Beurteilung, inwieweit das Pflegeziel erreicht wurde sowie ggf. die Veränderung des Pflegeplans.

Fragen zur Wissensüberprüfung

- Wie kann die Evaluation im Pflegeprozess charakterisiert werden?
- In welche Schritte kann der Evaluationsprozess eingeteilt werden?
- Unter welchen Voraussetzungen muss der Pflegeplan verändert werden?
- Welche formalen Möglichkeiten zur Dokumentation von Einschätzungsresultaten gibt es?
- Woran können unzureichende Evaluationsberichte erkannt und objektive von subjektiven Formulierungen unterschieden werden?

9 Faktoren, die den Pflegeprozess beeinflussen

Lernziele:

Nach dem Studium dieses Kapitels sollten Sie ...
... die wichtigsten Faktoren nennen können, die den Pflegeprozess beeinflussen.
... die Zusammenhänge zwischen den Einflussfaktoren und der Qualität der durchgeführten Schritte des Pflegeprozesses erklären können.

Eine Vielzahl von Faktoren beeinflusst den Pflegeprozess. Die Grundeinstellung, das Pflegeverständnis, die Kompetenzen der MitarbeiterInnen, die Unternehmenskultur sowie die Arbeitsablauf- und Aufbauorganisation spielen die wesentlichsten Rollen (siehe Abb. 16). Mehrere der genannten Faktoren beeinflussen sich wechselseitig, so werden z. B. das Pflegeverständnis und die Unternehmenskultur Auswirkungen auf die Arbeitsablauforganisation haben.

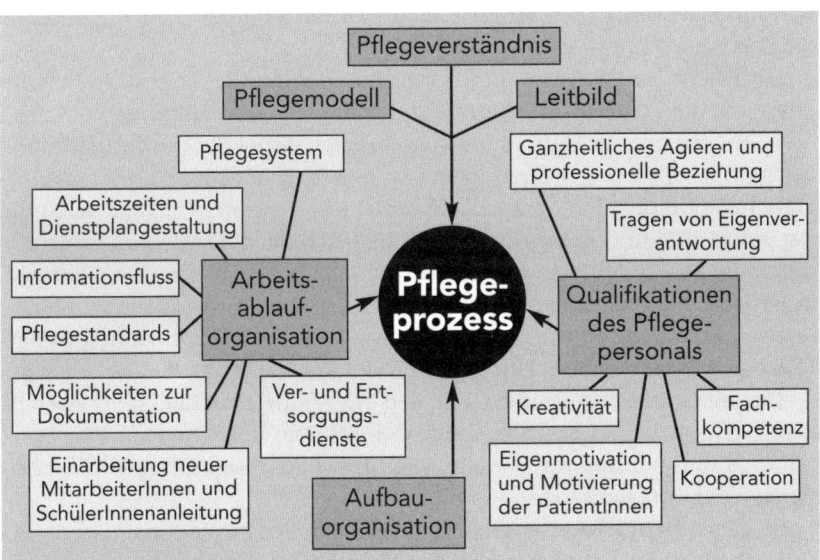

Abb. 16: Die Faktoren, die den Pflegeprozess beeinflussen

9.1 Pflegeverständnis, Pflegemodell, Leitbild

9.1.1 Das Pflegeverständnis

Das Pflegeverständnis bestimmt die Inhalte, die Schwerpunkte und die Art der Pflegetätigkeiten. Pflegepersonen mit einer biomedizinischen, funktionellen Sichtweise werden sich vor allem von medizinischen Diagnosen und Therapien leiten lassen. Hilfeleistungen etwa bei der Körperpflege, beim Essen und Trinken, bei der Ausscheidung und der Mobilität werden von den Pflegenden eher nebenbei gegeben. Im biomedizinischen Modell trägt der Arzt oder die Ärztin die Hauptverantwortung, Pflegepersonen führen in der Hauptsache untergeordnete ärztliche Anordnungen aus.

Ein ganz anderes Verständnis ist das individuell-ganzheitliche. Ganzheitlichkeit wird von Schletting/Heide (1993, S. 5, 6) als Zusammenhang von Mensch und ihn umgebender Umwelt verstanden. Bei ganzheitlichem Arbeiten werden Handlungen nicht in Teilfunktionen zerlegt und aus dem Zusammenhang gerissen, außerdem werden auch Belange der Pflegenden wie anderer MitarbeiterInnen mit berücksichtigt. Funktionelles Handeln bedeutet dem gegenüber arbeitsteiliges Handeln, ausgeführt durch mehrere Pflegende. Dadurch ist es zwangsläufig aus dem Zusammenhang gerissen, weil dieser aufgrund des Arbeitsablaufes für die Pflegepersonen meist nicht mehr erkennbar ist. Die Schritte des Pflegeprozesses können dabei nur ansatzweise und nicht in sich schlüssig durchlaufen werden. Dieses Verständnis verhindert auch weitgehend die Umsetzung des Pflegeprozesses in die Praxis.

Für Poletti, eine Schweizer Pflegewissenschaftlerin (1985), sollte sich die Pflege nicht an einzelnen Organsystemen bzw. an ihren Störungen orientieren, sondern an vier individuell ausgeprägten Aspekten des Individuums (dem philosophisch-geistigen, dem psychosozial/kulturellen, dem psychologischen und dem biologischen) in Beziehung zu seiner Umwelt. Auch für Käppeli (1993) und Kesselring (1996) lässt sich der Pflegebedarf nicht nur durch die Berücksichtigung medizinischer Diagnosen feststellen. Vielmehr müssen die Pflegepersonen die PatientInnen in ihrer individuellen und subjektiven Betroffenheit wahrnehmen und sie als Ko-TherapeutInnen in den Pflegeprozess mit einbeziehen (vgl. Brune/Budde, 2000, S. 43).

Die jahrelangen Schwierigkeiten, den Pflegeprozess in der Praxis zu etablieren, haben meines Erachtens sehr viel mit dem herrschenden Pflegeverständnis zu tun. Nach wie vor gilt vielerorts in der Pflege ein medizinorientiertes, funktionelles Modell.

So gaben beispielsweise neun von sechzehn Stationsleitungen von chirurgischen Intensivstationen der drei Universitätskliniken Österreichs an, dass bei hohem Arbeitsaufwand zuallererst die Pflegeanamnese und die

Pflegeplanung nicht mehr dokumentiert würden, Beatmungsparameter u. dgl. hingegen schon (vgl. Leoni-Scheiber, 2001).

In der Praxis ist es noch immer nicht selbstverständlich, die eigenverantwortlichen Tätigkeiten, zu denen der Pflegeprozess und die Pflegedokumentation gehören, als unverzichtbare Pflicht zu erfüllen. Auch Vogel, Krankenpfleger einer interdisziplinären Intensivstation aus der Schweiz (1995), begründet die mangelnde Anwendung der Pflegediagnosen damit, dass sich das dafür notwendige Verständnis des Berufes Krankenpflege noch nicht etabliert hat.

9.1.2 Pflegetheorien

Das Denken und Handeln der Pflegenden sollte auf eine Pflegetheorie bzw. ein Pflegemodell abgestimmt sein. Eine Pflegetheorie beschreibt und erklärt auf schlüssige und systematische Weise, so die norwegische Pflegewissenschaftlerin Kirkevold (1997), das Fach Krankenpflege und die für dieses Fach wichtigen Phänomene.

Mensch und Umwelt, Gesundheit und Krankheit sowie die Aufgaben und Rollen der Pflege sowie das Pflegeverständnis werden in einer Pflegetheorie definiert. Eine Pflegetheorie beschreibt, was Krankenpflege ist bzw. sein sollte und worin sie sich von anderen Fachgebieten unterscheidet. In jeder Pflegetheorie werden folgende Fragen beantwortet:

- Wer benötigt Pflege?
- Welche Problembereiche hat die Krankenpflege zu lösen?
- Inwieweit ist die Umgebung des Patienten bzw. der Patientin für die Pflege relevant?
- Was ist das übergeordnete Ziel der Pflege?
- Mit welchen Methoden arbeitet die Pflege?
- In welchem größeren Zusammenhang steht die Pflege?

Die Antworten auf all diese Fragen bestimmen u. a., welche Bereiche in der Pflegeanamnese thematisiert werden und welche „unter den Tisch fallen", somit auch welche Pflegeprobleme von vornherein nicht angegangen werden. Die entsprechenden Antworten definieren auch, wie die Pflege durchgeführt und dokumentiert wird, wie die Formblätter gestaltet sind und welche inhaltlichen Elemente sie enthalten.

Aus der Frage „Was ist Pflege?" haben sich vier Denkschulen ergeben: Die Bedürfnistheorie, die Interaktionstheorie, die humanistische und die ergebnisorientierte Theorie (vgl. Meleis, 1997).

- Die Bedürfnistheorien basieren im Wesentlichen auf der von der Amerikanerin Henderson (1966) beschriebenen Hierarchie der Bedürfnisse (u. a. Ruhe und Schlaf, Bewegung, Sauberkeit und Körperpflege, angemessene Nahrungs- und Flüssigkeitsaufnahme). Die Pflegenden sind dabei die Aktiven, die Kompetenten, die PatientInnen die Abhängigen.
- Die Schule der InteraktionistInnen konzentriert sich auf Beziehungen zwischen Pflegepersonen und KlientInnen sowie KlientInnen und Umwelt. Sie gehen davon aus, dass der gesamte Heilungs- und Pflegeprozess nur dann möglich ist, wenn eine Beziehung zwischen PatientIn und Pflegeperson aufgebaut wurde.
- Die humanistischen TheoretikerInnen betrachten Pflege als Betreuung, Fürsorge und Versorgung (Caring). Grob umschrieben bedeutet Caring, sich auf die PatientInnen einzulassen, sich um sie zu sorgen und mit Engagement, Mitgefühl und Vertrauen menschlichen Beistand in der Pflege zu leisten (vgl. Schmid Büchi, eine Pflegewissenschaftlerin aus der Schweiz, 2001). Hier gehen Pflegende und PatientIn eine wechselseitige Beziehung zueinander ein.
- In den ergebnisorientierten Theorien liegt das Ziel der Pflege nicht im Prozess selbst, sondern im Ergebnis (z. B. Anpassung, Gleichgewicht, Stabilität und Zusammenspiel mit der Umgebung) und in der Übereinstimmung der Aufgaben der Pflege mit den gesellschaftlichen Erwartungen.

Für welches Modell man sich entscheidet, hängt vor allem davon ab, welche philosophischen Grundhaltungen und Weltanschauungen, kulturellen und gesellschaftlichen Standpunkte und Interessen die Gesundheitseinrichtung und die Betroffenen (MitarbeiterInnen, Kunden) vertreten (vgl. Drerup, 1998, S. 42).

9.1.3 Pflegeleitbilder

Entscheidend für die Art der Pflege ist neben dem grundlegenden Pflegeverständnis und dem gewählten Pflegemodell auch das (Pflege-)Leitbild der Institution. Das Leitbild enthält Normen, Werte und Aufgaben des Unternehmens, die Unternehmensgrundsätze, Visionen und Ziele, die Leitmaxime des Unternehmens: Was wollen wir, was nicht? Was können wir, was nicht? Was soll dabei herauskommen? Die Corporate Identity, wie das Leitbild im angloamerikanischen Sprachraum bezeichnet wird, ist die Summe der Maßnahmen, die das Management setzt, um das Erscheinungsbild seines Unternehmens nach außen und innen zu definieren. Nach außen im Sinne von Öffentlichkeitsarbeit, nach innen, um allen MitarbeiterInnen den Unternehmenszweck, die generellen Ziele und Prioritäten, die Tätigkeiten sowie Verhaltensgrundsätze klar zu machen. Das Leitbild muss in den

Herzen und Köpfen der MitarbeiterInnen verankert sein. Sie sind es, die die Normen und Werte in der Praxis leben. Daher sollten Leitbilder den MitarbeiterInnen keinesfalls von der Führung aufgezwungen, sondern mit ihnen funktions-, bereichs- und hierarchieübergreifend erarbeitet werden (vgl. Bleicher, 1992).

9.2 Erforderliche Qualifikationen des Pflegepersonals

9.2.1 Fähigkeit und Bereitschaft ganzheitlich zu agieren

Im Rahmen ganzheitlichen Handelns nehmen Pflegende das Wechselspiel zwischen dem Menschen und der ihn umgebenden Umwelt wahr und gehen individuell darauf ein. Von den Betroffenen selbst geäußerte Empfindungen werden dabei als besonders wertvoll erachtet. Die Pflegenden können diese aber nur dann erkennen und bei der Arbeit berücksichtigen, wenn sie eine professionelle Pflegebeziehung zu den PatientInnen unterhalten.

Eine professionelle Beziehung ist eine Beziehung im Rahmen des Berufes – eine „fachmännische" Beziehung. Dennoch bleibt die Pflegeperson, obwohl in der Rolle des oder der professionell Pflegenden, auch ein individuelles Wesen. Das heißt, dass sie ihre Persönlichkeit, ihre Umwelt, die Rolle, die sie verkörpert, ihre Art der Problembearbeitung und Wahrnehmung, ihre Erziehung und ihre Vergangenheit, ihre gegenwärtige Verfassung und ihre Erwartungen behält – auch im Rahmen der Begegnung mit den PatientInnen. Dasselbe gilt natürlich für diese.

Die professionelle Pflegebeziehung
Hulskers, ein Schweizer Pflegewissenschaftler (2001), hat auf Basis einer Literaturrecherche (vor allem von empirischen Untersuchungen und Konzeptanalysen) 27 Qualitätskriterien für die pflegerische Beziehung herausgearbeitet und diese in fünf Hauptthemen zusammengefasst – Wertschätzen, Unterstützen, Einbeziehen, Informieren und Fachkompetenz.

Wertschätzen: Unter „Wertschätzen" hat Hulskers sieben Kriterien beschrieben: Die Pflegeperson respektiert die Individualität, die Wertvorstellungen sowie die Privatsphäre des Menschen. Sie lässt den PatientInnen die Freiheit zu wählen, geht freundlich mit ihnen um, nimmt die Probleme aus ihrer Sicht wahr und hält eine respektvolle Distanz zu ihnen ein.

Unterstützen: Die Pflegeperson unterstützt die PatientInnen so, dass sie selber individuelle Entscheidungen treffen und Kontrolle über sich und die

Situation ausüben können. Sie unterstützt die PatientInnen in der Beziehung zu ihren Bezugspersonen, stärkt ihre Fähigkeiten, die eigenen Möglichkeiten zu nutzen. Sie stellt Ressourcen zur Verfügung, geht auf die Bedürfnisse der PatientInnen ein und ermuntert sie, Bedenken und Gefühle anzusprechen sowie Entscheidungen über ihre täglichen Aktivitäten zu treffen. Mit dem Pflegeprozess bearbeitet sie die Probleme der PatientInnen und organisiert zusätzliche Unterstützung.

Einbeziehen: Das Thema „Einbeziehen" subsummiert fünf Kriterien. Die Pflegeperson orientiert sich an den individuellen Bedürfnissen der PatientInnen, lässt sie aktiv an Entscheidungen der Pflege teilnehmen, steht fortwährend im Austausch mit den PatientInnen und ist an häufigen Kontakten mit ihnen und ihren Angehörigen interessiert. Sie klärt auch ab, inwiefern die PatientInnen in den Pflegeprozess einbezogen werden möchten.

Informieren: Unter „Informieren" hat Hulskers drei Gütekriterien der Beziehung zusammengefasst: Die Pflegeperson ermöglicht den Zugang zu erforderlichen und verständlichen Informationen, vermittelt Sicherheit durch entsprechende Informationen und erklärt den PatientInnen, wann was geschehen wird.

Fachkompetenz: In dieser Rubrik steht das Kriterium, dass die Pflegeperson weiß, was getan werden muss.

Sind diese Kriterien erfüllt, gibt das der Pflegeperson in vielerlei Hinsicht ein fast unerschöpfliches Potenzial an Kompetenzen, insbesondere sozialer, menschlicher und fachlicher Natur. Die Art der pflegerischen Beziehung bestimmt demnach über die Inhalte des Pflegeprozesses und wie bzw. in welcher Qualität Interventionen durchgeführt werden.

> **Beispiel**
> Wenn die Berührungen bei der Ganzkörperwäsche eines Patienten sanft, teilnahmsvoll, empathisch sind, wird dieser sich wohlfühlen. Gibt es keinen Sichtschutz, entspricht die Wassertemperatur nicht den Wünschen oder Erwartungen des Patienten und ähnliches, so wird dieser die Pflegehandlung als wenig zufriedenstellend erleben.

Pflegebeziehung bedeutet ein sich Einlassen auf den Patienten bzw. die Patientin, eine respektvolle Kommunikation und ein Verhalten gegenüber dem oder der Betroffenen, das primär ein „Sie" in der persönlichen Ansprache erfordert. Das „Du" kann und soll dann zum Einsatz kommen, wenn das die Betroffenen ausdrücklich wünschen oder anbieten. Zum respektvollen Verhalten zählt auch die Wahrung der Intim- und Privatsphäre, die sich bei bettlägerigen Personen ohnehin auf Minimum reduziert. So sollte die Pflegeperson nicht in das Nachtkästchen eines Patienten oder einer Patientin greifen, ohne zuvor das Einverständnis dazu eingeholt zu haben. Pflegerische Beziehung bedeutet aber auch, aktivierende bzw. reaktivierende Pflege anzubieten, was wiederum eine individuelle Informationsvermittlung voraussetzt.

9.2.2 Fähigkeit und Bereitschaft, Eigenverantwortung zu tragen

Alles, was in den eigenverantwortlichen Tätigkeitsbereich (§ 14 GuKG) fällt, kann eine Pflegeperson fachlich weisungsfrei entscheiden und anordnen. Dafür übernimmt sie aber auch die persönliche Haftung. Das trifft selbstverständlich auch für alle Details im Rahmen des Pflegeprozesses zu. Doch selbstbestimmt und eigenverantwortlich zu handeln entspricht nicht der Tradition des Pflegeberufes. Pflegende wurden und werden heute noch fremdbestimmt durch

- das Wesen und das Handeln der Angehörigen der Medizin (vgl. Brune/Budde, 2000, S. 55),
- institutionelle Vorgaben,
- gelebte Hierarchie,
- Verwaltungs- und Versorgungsdienste wie Sekretariats-, Küchen-, Technik- und Hausdienstpersonal,
- medizin-technische Dienste (PhysiotherapeutInnen, RöntgenassistentInnen, ErgotherapeutInnen usw.), aber auch
- durch die Pflege selbst (z. B. hierarchiebedingt, durch SchülerInnen) und letztlich auch durch
- die Wünsche, Erwartungen und Bedürfnisse der PatientInnen.

Die Pflegepersonen verbringen die meiste Zeit direkt mit den PatientInnen und bestimmen gleichzeitig am wenigsten selbst, wie und vor allem wann sie welche Pflegeleistungen durchführen. Ihnen bleibt für die Pflegehandlungen meist nur die Zeit, in der keine medizinisch-diagnostischen, medizinisch-therapeutischen oder physiotherapeutischen Maßnahmen, Diätberatungsgespräche u. dgl. stattfinden.

Fremdbestimmung kann aber auch als angenehm empfunden werden. „Wir tun nur unsere Pflicht" – dem Arzt oder der Ärztin gegenüber, den PatientInnen gegenüber, der Gesellschaft gegenüber ... Befehle haben für viele Menschen auch etwas Entspannendes, Bequemes an sich. „Ist befohlen, wird gemacht." Doch es sollte immer hinterfragt werden, ob das jetzt „recht" ist, was hier getan werden soll.

Beispiel
Ein Patient mit infauster Prognose einer langjährig progredient verlaufenden Lungenerkrankung liegt auf einer Intensivstation. Der Patient trägt eine Trachealkanüle und kann sich nur mehr nonverbal äußern. Seine Gattin und er spüren, dass sich sein Leben dem Ende zuneigt. Im Krankenbett schreibt der Betroffene bei vollem Bewusstsein mit Zustimmung seiner anwesenden Ehefrau, dass er keine lebensverlängernden Maßnahmen mehr möchte. In der darauffolgenden Nacht wird der Patient ateminsuffizient, der Dienst habende Oberarzt ordnet die Wiederaufnahme der maschinellen Beatmung an. Die Bezugspflegeperson verweigert mit dem Hinweis auf die vorliegende Patientenverfügung die Durchführung der Anordnung und bittet unter Einbeziehung der Gattin und des medizinischen Leiters der Abteilung um rasche Klärung der Situation. Kurz darauf wird gemeinsam beschlossen, dass der Patient würdevoll unter permanenter Anwesenheit der Gattin sterben „darf".

Vielfach verdrängen Pflegepersonen angesichts diverser medizinischer oder sonstiger Anordnungen ihre eigene Überzeugung. „Mancher von uns bewirkt dadurch Unheil, daß er streng das Vorgeschriebene befolgt", so Kurt Singer, ein Psychoanalytiker, der auch Lehrer war (1992, S. 96), und weiter: „Es ist etwas anderes, das Angeordnete pflichtgemäß zu tun – oder für sich selbst und gegenüber anderen verantwortlich zu handeln." Es sollte jeder und jede nur das tun, was er bzw. sie heute tun kann. Die Berufsgruppe der Pflege muss sich solidarisieren – gemeinsam sollen die Pflegenden für die erstrebten Grundwerte eintreten.

Selbstbestimmt handeln kann nur der,

- der ein klares Bild hat (von dem, was vorliegt),
- eine klare Vorstellung von dem hat, was er ist, was er will und
- dieses Bewusstsein auch nach außen trägt (vgl. Singer, 1992).

9.2.3 Fachkompetenz

Um das Instrument des Pflegeprozesses sinnvoll mit Leben zu füllen, müssen die AnwenderInnen über ein umfassendes Wissen verfügen. Sie müssen nicht nur die theoretischen Inhalte zum Pflegeprozess kennen, wie sie in dem vorliegenden Buch festgehalten werden, sondern pflegebezogenes Wissen haben, entsprechende Fähigkeiten und Fertigkeiten besitzen und über Intuition verfügen, um die Kunst der Pflege zu beherrschen. Sie brauchen auch ein umfangreiches Fachwissen aus anderen Disziplinen wie den Gesundheitswissenschaften, der Medizin, der Psychologie, der Soziologie u. a. Regelmäßige Fortbildung ist deshalb unbedingt notwendig.

Moers et al. (2000) haben allerdings festgestellt, dass mehr Information, ein höherer Wissensstand und eine veränderte Haltung der Pflegepersonen nicht zwangsläufig zu veränderten Handlungen führt. Die Gründe dafür sind meiner Meinung nach in den anderen hier aufgelisteten Rahmenbedingungen zu suchen.

9.2.4 Bereitschaft zur Zusammenarbeit

Innerhalb des Pflegeprozesses ist die Zusammenarbeit zwischen den Pflegenden unverzichtbar. Von KollegInnen angeordnete Pflegeinterventionen müssen verbindlich ausgeführt oder bei Bedarf mit kurzer Begründung im Pflegebericht abgeändert werden. Im mitverantwortlichen und interdisziplinären Tätigkeitsbereich kommt es auf die Zusammenarbeit im multidisziplinären Team an, vor allem in Krankenhäusern und Rehabilitationseinrichtungen ist eine besonders enge Zusammenarbeit mit dem ärztlichen Personal erforderlich.

Dabei ist zu beachten, dass ähnlich den beiden Tanzpartnern im Kinohit „Dirty Dancing" keiner seinen „Tanzbereich" verlässt. Damit ist gemeint, dass jede Berufsgruppe ihre eigenen berufsbildspezifischen Tätigkeiten hat, sich darüber aber mit den anderen entsprechend austauscht und im Einzelfall auch gemeinsame Entscheidungen trifft. Das setzt eine gegenseitig wertschätzende Haltung voraus.

9.2.5 Fähigkeit zur Eigenmotivation und Motivierung der Betroffenen

In der Pflege bedeutet motivieren, dass sich die Pflegepersonen einerseits selber zur Durchführung des Pflegeprozesses anregen müssen und andererseits, dass sie die PatientInnen zu einem möglichst eigenständigen Handeln bewegen. Motiviertes Handeln kommt grundsätzlich dadurch zustande, dass ein Bedürfnis gestillt werden soll. Zu den primären Bedürfnissen zählen jene nach Nahrung, Schlaf, Atmung, Bewegung, sexueller Befriedigung u. dgl., zu den sekundären jene nach Sicherheit, Liebe, Geborgenheit etc.

Die Eigenmotivation der Pflegenden ist insbesondere abhängig vom Team, der Unternehmenskultur, der zugestandenen Kompetenz und Entscheidungsfreiheit (vgl. Elkeles, 1994) sowie der Zufriedenheit der PatientInnen (vgl. Williams, 1998; vgl. Frei-Rhein/Hantikainen, 2001). Das bedeutet, dass sich bei einer Änderung des Rahmens (neue Teamkonstellation, veränderter Kompetenzbereich in der Stellenbeschreibung etc.) auch die Motivation verändern wird. Mangelnde Eigenmotivation, sei es aus persönlichen Gründen oder aufgrund der Arbeitsbedingungen, kann zu Unzufriedenheit und letztlich zum Ausstieg aus dem Beruf führen. Demotivierte PflegekollegInnen werden zudem immer auch Probleme in der Anwendung des Pflegeprozesses haben.

Wer aus eigener Überzeugung, eigenem Antrieb, ganz persönlichem Interesse handelt, erfüllt die entscheidende Voraussetzung für erfolgreiches Lernen mit Freude und für die Anwendung der einzelnen Schritte des Pflegeprozesses. Belohnung, Bestrafung und andere äußere Motivationsfaktoren sind wesentlich weniger wirksam, etwa Dienstanweisungen, die von der Pflegeperson als Strafe empfunden werden.

Auch die Ziele, die sich jemand setzt, entscheiden über die Motivation und damit über den Erfolg der entsprechenden Handlungen. Personen mit starker Misserfolgsorientierung, z. B. chronisch Kranke, die häufig Therapierückschläge oder Einbußen in der Lebensqualität hinnehmen mussten, setzen sich meist die höchsten Ziele. Pflegepersonen müssen diese Gefahr der Überforderung und damit eines neuerlichen Misserfolgs frühzeitig erkennen und angehen. Die Motivation, etwas zu erlernen (bei Pflegepersonen etwa Bestandteile des Pflegeprozesses, bei PatientInnen zum Beispiel eigenständige subkutane Injektionen) ist dann erhöht, wenn

- der Lernstoff mittelschwer ist,
- der bzw. die Betroffene aktives Interesse daran hat (z. B. weil der Lernstoff persönliche Erfahrungen unmittelbar betrifft oder die Person innerlich berührt) und
- die Arbeitsatmosphäre optimal ist (innere und äußere Ruhe).

Vor allem der letzte Punkt, die Arbeitsatmosphäre im oft hektischen Krankenhausalltag, lässt die Motivation und die Lernleistung sinken.

PatientInnen zu motivieren gelingt am ehesten über eine fundierte Pflegebeziehung mit echtem, ehrlichem, empathischem Verhalten. Die PatientInnen müssen auch ausreichend und verständlich informiert sein und an den einzelnen Schritten des Pflegeprozesses so weit wie möglich beteiligt werden.

9.2.6 Kreativität

Pflegepersonen sollten in ihrem Handeln alle ihnen zur Verfügung stehenden Möglichkeiten ausschöpfen. Auch der inhaltlich fundierteste Pflegestandard nützt nichts, wenn die falschen Handlungen gesetzt werden, sie nicht zum Patienten bzw. zur Patientin passen oder nicht stimmig sind. Pflegende sollten schöpferisch vorgehen, ihren Ideenreichtum nutzen und vor allem über den eigenen Tellerrand hinweg blicken können. Für knifflige Pflegeprobleme sollten auch andere KollegInnen aus dem Team mit einbezogen werden.

9.3 Arbeitsablauforganisation

Die Ablauforganisation legt den Arbeitsprozess in räumlicher, zeitlicher, sachlicher, qualitativer und personeller Hinsicht fest. Wer übernimmt wann welche Tätigkeiten? Die Antwort darauf ist u. a. abhängig von den personellen Ressourcen, den Dienstzeiten, dem eingeführten Pflegesystem, dem Informationsfluss, den vorliegenden Pflegestandards, Ver- und Entsorgungsdiensten sowie den Möglichkeiten zur Pflegedokumentation.

9.3.1 Pflegesysteme (Stationsorganisationssysteme)

Pflegesysteme wie die Funktions-, Bereichs-, Gruppenpflege oder das Primary Nursing lassen sich nicht eindeutig voneinander abgrenzen, da sie meistens in Mischformen angewandt werden. Horn und Parker (1975) haben für die Qualität der Pflege vier Hauptmerkmale bestimmt, die für die verschiedenen Pflegesysteme in unterschiedlichem Ausmaß zutreffen.

Diese Hauptmerkmale sind:

- eine umfassende pflegerische Versorgung,
- die Pflicht, über die pflegerischen Handlungen Rechenschaft abzulegen,
- die Kontinuität der Pflege und
- die Koordinierung der Pflege.

Patientenorientierte Systeme

- weisen bestimmte Muster von Verantwortung, Autorität, Autonomie und Rechenschaftspflicht auf,
- gewährleisten eine Kontinuität der Pflege (tägliche Zuteilung nach dem Prinzip der fallbezogenen Betreuung),
- berücksichtigen das Prinzip, dass jene, die die Pflege planen, sie dann auch durchführen,
- legen Wert auf direkte Kommunikation.

(vgl. Ersser/Tutton, 2000, S. 4–6)

Funktionspflege
Die Funktionspflege erfüllt die oben genannten Kriterien am wenigsten, das Primary-Nursing-System am besten. Elkeles, ein gelernter Krankenpfleger aus Deutschland, der die Studien Medizin, Soziologie, Psychologie und Politikwissenschaften abgeschlossen hat (1994, S. 290–294), hat das anhand seiner Untersuchungen sehr deutlich herausgearbeitet. Die Organisation der Funktionspflege tendiert zu Arbeitszerlegung in Teiltätigkeiten, zerstört

somit den Ganzheitscharakter der pflegerischen Aufgaben, entzieht den Pflegepersonen weitgehend die Planung ihrer Tätigkeiten, lässt ihnen wenig Entscheidungs- und Kontrollspielraum und wirkt sich insgesamt negativ auf die Motivation der MitarbeiterInnen aus. Das Funktionspflegesystem ist auch sehr fehleranfällig, nicht nur aufgrund des arbeitsteiligen Vorgehens, sondern vor allem auch durch Koordinationsmängel und unklare Verantwortlichkeiten. Pflegepersonen selbst lehnen die Funktionspflege großteils ab, weil sie darin keine Verantwortung übernehmen können, zu wenig informiert sind, sie die Arbeit als monoton und sinnentleert empfinden und sich unterfordert fühlen. Webb (1981) vermutet, dass die PatientInnen bei der Funktionspflege in die Passivität gedrängt werden, weil sie an ihrer Pflege weder mitwirken noch diese kontrollieren können (vgl. Ersser/Tutton, 2000).

Die Funktionspflege kann daher als Grundlage für die Anwendung des Pflegeprozesses, der ja ein hohes Maß an Patientenorientierung anstrebt, dezidiert ausgeschlossen werden. Die noch häufig in der österreichischen Pflegepraxis anzutreffende Funktionspflege kann eine Ursache für die schleppende, zum Teil fehlgeschlagene Einführung des Pflegeprozesses sein.

Bezugspflegesysteme
Patientenorientierte Pflegesysteme/Bezugspflegesysteme sind hingegen für den Einsatz des Pflegeprozesses ideal geeignet. Pflegewissenschaftliche Untersuchungen haben ergeben, dass Primary Nursing als Vertreter einer hohen Patientenorientierung

- ein größeres Verständnis der Pflegenden für die individuellen Bedürfnisse der PatientInnen schafft (vgl. Kratz, 1979) und
- die Effektivität des Pflegeprozesses steigern kann (vgl. Hausmann et al., 1976).

(zitiert in Ersser/Tutton, 2000)

> Für ganzheitliche Arbeitsprozesse ist eine ausreichende Anzahl an qualifiziertem Personal, eine neue Form der Kooperation mit dem ärztlichen Personal sowie ein deutliches Engagement der Pflegepersonen erforderlich (vgl. Elkeles, 1994, S. 302). Das sind jene Rahmenbedingungen, die für die Anwendung des Pflegeprozesses erforderlich sind.

9.3.2 Arbeitszeiten und Dienstplangestaltung

Arbeitszeitmodelle und Dienstpläne können ebenfalls die Anwendung des Pflegeprozesses beeinflussen. Geteilte Dienste beispielsweise, also Tagdienste mit einer Pause, die länger als zwei Stunden andauert, behindern eine Kontinuität in der Pflege. Die flexible Dienstplangestaltung, die von den betroffenen MitarbeiterInnen selbst erstellt wird, kann die Motivation und Zufriedenheit steigern. Ziel ist es, dass eine Pflegeperson längere Zeit für eine bestimmte PatientInnengruppe zuständig ist. Dabei sollten die Bedürfnisse der PatientInnen und der Pflegepersonen gleichermaßen berücksichtigt werden.

9.3.3 Intra- und interdisziplinärer Informationsfluss

Die Informationsflüsse innerhalb des Pflegeteams einer Einheit sowie mit den Ärzten und Ärztinnen, den Verwaltungspersonen und anderem Gesundheitspersonal müssen gut durchdacht werden, damit an den Schnittstellen keine Lücken entstehen. Die mündliche und schriftliche Dienstübergabe, die Pflegevisite, Pflegetransferberichte, Team- und Leitungsbesprechungen sind innerhalb des Pflegeteams dafür am besten geeignet. Für Informationen, die zwischendurch ausgetauscht werden (Bedarf an neuen Pflegeutensilien, neue Medikamente, Lieferengpässe etc.), eignet sich beispielsweise ein Informationsbuch, das allen Pflegenden jederzeit zugänglich ist. Dieses kann auch private Informationen enthalten (Entbindung einer Kollegin, geplante Hochzeit eines Mitarbeiters u. dgl.). Regelmäßige gemeinsame Morgen-, Wochen- oder Monatsbesprechungen können für jene Berufsgruppen, die am engsten zusammenarbeiten (z. B. Pflegepersonen, ÄrztInnen, Physio-, ErgotherapeutInnen), sinnvoll sein.

9.3.4 Pflegestandards

Pflegestandards beeinflussen den Pflegeprozess – ob in positiver oder negativer Hinsicht, entscheidet die Art und ihr Einsatz. Unter Pflegestandard wird in der deutschen wie in der internationalen Literatur allerdings höchst Unterschiedliches verstanden. Trede, eine deutsche Pflegewissenschaftlerin (1997), schlägt aufgrund einer umfassenden Literaturanalyse zwei Typen von Standards vor:

- einen Standard, der in der täglichen Praxis sowohl für das Personal als auch für die PatientInnen eine Richtlinie für den Alltag darstellt und
- einen Standard, mit dem die angestrebte Pflegequalität definiert und die Qualität der tatsächlich geleisteten Pflege beurteilt werden kann.

Diese beiden Standards können auch kombiniert werden.

Die verschiedenen Arten, Funktionen und Rahmenbedingungen von Standards
Standards strukturieren der amerikanischen Pflegewissenschaftlerin Benner (1994) zufolge Situationen, stellen Richtlinien für Handlungsweisen auf

und erhöhen die Sicherheit, weil sie wissenschaftlich fundiert sind. Haubrock/Gohlke (2001) sehen in den Pflegestandards die Grundlage für eine systematische Pflege und für die Transparenz der erbrachten Leistungen. Standards sind Soll-Vorgaben, die die Qualität des Pflegeprozesses direkt beeinflussen. Die Dokumentation der Handlungen wird dadurch ebenfalls erleichtert.

Um mit den Standards wirklich arbeiten zu können, müssen sie präzise formuliert sein und sowohl die Methoden enthalten, die angewendet werden sollen, als auch die Kriterien, die erfüllt werden müssen. Solche Kriterien sind die notwendige Personalausstattung, bauliche, technische und organisatorische Faktoren (Strukturkriterien), daneben sind auch Prozesskriterien wichtig, die festlegen, wie eine Maßnahme durchgeführt werden soll. Und schließlich gibt es noch die Ergebniskriterien, die beschreiben, inwiefern sich z. B. das Verhalten oder der Gesundheitszustand eines Patienten bzw. einer Patientin verändern soll. Diese Ergebniskriterien sind am wichtigsten. Aus ihnen lassen sich die notwendigen und zugleich realistischen Mittel (Strukturkriterien) und Wege (Prozesskriterien) ableiten, um ein bestimmtes Ergebnis zu erreichen (vgl. Görres, Leiter des Institutes für angewandte Pflegeforschung an der Universität Bremen, 1996).

Pflegestandards müssen allen MitarbeiterInnen jederzeit zugänglich sein (in Ordnern oder vor Ort EDV-gestützt). Inhaltliche Anpassungen, die notwendig sind, um der Individualität der PatientInnen gerecht zu werden, müssen möglich sein und sollen mit kurzer Begründung im Pflegebericht dokumentiert werden. Eine systematische Erfolgskontrolle ist ebenso erforderlich, sowohl in Hinblick auf den einzelnen Patienten bzw. die einzelne Patientin als auch im Sinne einer Gesamtevaluation über einen gewissen Zeitraum. Je nach Ergebnis müssen die Pflegestandards in regelmäßigen Abständen angepasst und verändert werden.

Bienstein (1995), die bekannte Leiterin des Institutes für Pflegewissenschaft an der Universität Witten/Herdecke, unterteilt die Standards in Standards der Makro-, Meso- und Mikroebene. In einer Gesundheitsinstitution gehören ihr zufolge das Pflegeleitbild und das Pflegeverständnis zur Makroebene, allgemeinere, stationsübergreifende Standards, etwa Handlungsanleitungen zur praktischen Umsetzung des Pflegeprozesses oder Schmerzmanagement, gehören zur Mesoebene. Handlungsstandards, die sich auf konkrete Pflegetätigkeiten beziehen (z. B. Augen-, Nasen-, Mundpflege, diverse Prophylaxen in der Pflege), fallen in die Mikroebene.

Solche Standards ermöglichen ein teamkonformes Vorgehen, streben ein festgelegtes Qualitätsniveau an und die tatsächlich geleistete Qualität kann anhand der Kriterien überprüft werden.

Die Kritik an Pflegestandards
Die in der Literatur am häufigsten geäußerte Kritik an Pflegestandards bezieht sich auf die Standards der Mikroebene, die in der Praxis am häufigsten verwendet werden (vgl. Bienstein, 1995; Bartholomeyczik, 1995). Janknecht, ein deutscher Pflegemanager (1997), erklärt, dass das selbstständige und an die jeweilige Situation angepasste Handeln der Pflegenden durch die Verwendung derartiger Handlungsstandards wesentlich eingeschränkt wird. Benner (1994) meint, dass Standards eine Missachtung des Wissens und Könnens der Pflegepersonen darstellen und reale Sachverhalte verschleiern, weil den Betroffenen ähnlich wie bei klassifizierten Pflegediagnosen das vereinheitlichte Produkt übergestülpt werde. Die Gefahr besteht, dass die individuelle Situation der Betroffenen, ihre Wünsche, Probleme und Ressourcen nur bruchstückhaft erhoben und berücksichtigt werden. Der Fremdbestimmung durch die Medizin folgt nun jene durch die eigene Berufsgruppe. Benner (1994) merkt sehr kritisch an, dass es sich die Pflegepersonen nicht leisten können, sich selbst noch weitere Ketten anzulegen. Verbindliche Handlungsstandards, ergänzt Bartholomeyczik, Lehrstuhlinhaberin am Institut für Pflegewissenschaft an der Universität Witten/Herdecke (1995), dienen eher dazu, sich an den Vorgesetzten als an den PatientInnen zu orientieren. Besser wäre es, herkömmliche Richtlinien bzw. ausgewählte Lehrbuchinhalte zu verwenden. Handlungsstandards dienten meistens dazu, praktische und theoretische Defizite der Pflegepersonen auszugleichen.

Laut Bartholomeyczik (1995, S. 890) kann der Einsatz von Handlungsstandards in folgenden Fällen sinnvoll sein:

- in den Bereichen, wo es aus fachlicher Sicht viele und höchst unterschiedliche Handlungsmöglichkeiten gibt,
- zur Auswahl geeigneter Pflegemittel (um das vielfältige Angebot sinnvoll zu reduzieren),
- im Sinne von modifizierten, der Institution angepassten Gebrauchsanweisungen, um die Handhabung von Geräten zu vereinfachen,
- um in außergewöhnlich schwierigen Situationen Hilfestellung zu geben (z. B. Sorge um einen sterbenden Menschen, die Anwendung spezieller Tees oder ätherischer Öle bei bestimmten Indikationen),
- in konfliktträchtigen Bereichen,
- für eine klare Patientenorientierung, um Tätigkeiten möglichst rationell und inhaltlich fundiert durchzuführen (beispielsweise die Patientenaufnahme in kürzestmöglicher Zeit abzuhandeln und die Informationen über den Aufenthalt und die Rahmenbedingungen möglichst effizient zu übermitteln).

Sale (1990) hat eine überaus praxisorientierte Definition von Pflegestandards gegeben: „Pflegestandards stellen ein der jeweiligen Patientenpopulation angepaßtes Niveau der Leistungsqualität dar, dem auch die Berufsleute zustimmen. Sie sind erreichbar, beobachtbar und überprüfbar. Gültige Standards basieren auf Forschungsergebnissen und berücksichtigen Veränderungen in der Praxis. Das Niveau der Leistungsqualität bezieht sich auf das, was innerhalb der vorhandenen Ressourcen erreicht werden kann und soll" (zitiert in Schmidli-Bless, 1995). Werden Pflegestandards nach dieser Definition erstellt, werden sie in der Pflegepraxis auch akzeptiert und beeinflussen den Pflegeprozess positiv.

9.3.5 Möglichkeiten zur Dokumentation

Die Dokumentation ist für den Pflegeprozess nicht alles, doch ohne Dokumentation ist alles nichts. Dieses modifizierte Sprichwort legt nahe, dass ohne eine umfassende, präzise Dokumentation der Pflegeprozess nur eingeschränkt oder gar nicht funktionieren kann. Dazu sind Formblätter bzw. PCs mit einer entsprechenden Software erforderlich, ebenso wie strukturelle Gegebenheiten.

Formblätter
Die Formblätter sollten gesetzeskonform konstruiert sein und Rubriken für alle Schritte des Pflegeprozesses inklusive Vorgaben für Datum, Uhrzeit und Handzeichen enthalten. Ihre Gestaltung soll einer einfachen, übersichtlichen Systematik folgen und einen Mittelweg darstellen zwischen geschlossenen, checklistenartigen Systemen, die eine rasche Dokumentation erlauben, und offenen Systemen, die eine weitgehend freie Formulierung zulassen. Die Archivierung über die Aufbewahrungsfristen muss gewährleistet sein.

EDV-gestützte Dokumentation
Die Dokumentation sollte trotz der Verwendung der EDV patientennah erfolgen. Dies kann durch so genannte Point-of-Care-Systeme, Standgeräte direkt beim PatientInnenbett (häufig an Intensivstationen, auch in Altenheimen) oder mobile Geräte wie Laptop u. dgl. gelingen. Zudem sollten alle PCs und anderen elektronisch betriebenen Geräte wie Beatmungsgeräte, Überwachungsmonitore, Infusionspumpen, Blutgasanalysegeräte, Außenstellen wie Laboratorien, Röntgeninstitute etc. miteinander vernetzt sein. Die Anschaffungs- und Erhaltungskosten dafür sind natürlich beträchtlich. Bedenken Sie auch, dass Fehlerquellen aufgrund der Direktübertragung nicht automatisch ausgeschlossen werden können. Falsche Eingaben oder auch nur die Bestätigung übernommener nicht korrekter Daten bedeuten

falsche Dokumentationseinträge. Der Zugang zur gespeicherten Krankenakte erfolgt über einen Code (zumeist numerisch, ideal wären biometrische Daten wie der Fingerabdruck) sowie die Identifikationsnummer des Patienten bzw. der Patientin. Je nach Softwareprogramm bietet der Computer eine Auswahl von standardisierten Sätzen, Textbausteinen, schlägt Pflegediagnosen samt -zielen und -maßnahmen vor und erinnert an ausstehende, aber bereits angeordnete Pflegehandlungen. Dies erleichtert die Formulierung sowie den Arbeitsablauf, birgt aber dieselben Gefahren wie die Verwendung von Pflegediagnosenhandbüchern (siehe 5.4.3). Die Zeitersparnis bei EDV-gestützter Dokumentation beträgt zum Teil mindestens eine halbe Stunde pro Pflegekraft und Schicht (vgl. Brobst et al., 1996, S. 217), wobei die erstmalige Konfiguration eines brauchbaren Programms sehr viel Zeit in Anspruch nimmt. Ein weiterer Vorteil besteht auch darin, dass gleichzeitig mehrere UserInnen dieselbe Krankenakte von verschiedenen Orten aus benutzen können.

In den nächsten Jahren wird die Installation EDV-gestützter Pflegedokumentationssysteme forciert werden (vgl. Ammenwerth et al., 2000). Der Bedarf an formalisierten, möglichst vereinheitlichten Daten für das Pflegemanagement, die Pflegeforschung, die Verwaltung und die Gesundheitspolitik nimmt stetig zu. Bis dato ist der Einsatz der EDV für Aufgaben der Pflegeplanung und Pflegedokumentation noch recht selten. Schrader, Professor für Pflegeinformatik an der Fachhochschule Frankfur/Main (1999), sieht die Gründe vor allem darin, dass die Daten für den Pflegeprozess dezentral anfallen. Die dafür passenden Gerätelösungen sind jedoch recht teuer (Fixgeräte inkl. Zentralcomputer, mehrere mobile Geräte, Vernetzung, Datensicherung, Schulung etc.).

Da jede Gesundheitsinstitution einem mehr oder weniger großen ökonomischen Druck ausgesetzt ist, müssen Pflegeleistungen sowie -erfolge im Interesse der Gepflegten wie der Pflegenden transparenter werden. Die gewonnenen Informationen werden zur Qualitätssicherung und -verbesserung, zur effizienteren Personaleinsatzplanung und zum Ressourcenmanagement sowie als Grundlage für Pflegeforschungsprojekte benötigt. Dabei kann der EDV-Einsatz sehr hilfreich sein.

Der Einsatz der EDV-gestützten Dokumentation macht aber nur Sinn, wenn eindeutige formale Beschreibungen der pflegerischen Praxis, wie sie auch die Klassifikationssysteme (z. B. ICNP, NANDA, NIC, NOC) bieten, verwendet werden (vgl. Schrader, 1999).

Die Pflegepersonen müssen sich jedoch bewusst sein, dass die rechnergestützte Pflegedokumentation keinesfalls die theoretische Auseinandersetzung mit den Inhalten des Pflegeprozesses und der Pflegedokumentation ersetzen kann. Diese ist unverzichtbare Grundlage für den EDV-Einsatz.

Strukturelle Voraussetzungen
Strukturelle Voraussetzungen für die Dokumentation sind ausreichend Zeit und Raum im regulären Arbeitsablauf, Ablagen, praktische (hygienisch einwandfreie) Möglichkeiten zur Dokumentation im PatientInnenzimmer (z. B. flexible wegklappbare Betttischchen), Schreibunterlagen, Mappen/Ordner, andere Schreibutensilien. Die Krankengeschichte sollte ständig verfügbar sein. Deshalb muss mit den anderen Teammitgliedern geklärt werden, wann diese die Akte benötigen, ggf. kann die Pflegedokumentation in separaten Mappen geführt werden. Die Einschulung aller MitarbeiterInnen auf die benutzten Dokumentationssysteme muss im Vorfeld erfolgen.

9.3.6 Ver- und Entsorgungsdienste

Müssen Pflegehandlungen unterbrochen werden, weil die Pflegepersonen bestimmte Dinge bringen oder holen müssen, leidet in der Regel die Pflegequalität. Die zentralisierte Organisation all dieser Tätigkeiten durch die Institution (Apotheken-, Wäsche-, Materiallieferungen, Patientenverpflegung, Hauspost, Bettenreinigung, Maschinenaufbereitung, Botengänge, Bettentransporte etc.) trägt maßgeblich zu einer qualitativ hochwertigen Arbeitsablauforganisation der einzelnen Abteilungen bei. Automatisierte, standardisierte Abläufe wie Rohrpostanlagen u. dgl., Botengänge zu Fixzeiten etc. erleichtern die Gesamtorganisation und stützen die praktische Umsetzung des Pflegeprozesses.

9.3.7 Einarbeitung neuer MitarbeiterInnen und Anleitung von SchülerInnen

Wie und in welchem Zeitraum neue MitarbeiterInnen eingearbeitet werden, beeinflusst die Anwendung des Pflegeprozesses ebenfalls. Der Umgang mit Formblättern zur Pflegedokumentation, die Inhalte von Pflegestandards etc. müssen PraktikantInnen, SchülerInnen und neuen MitarbeiterInnen so rasch wie möglich, am besten in vereinheitlichter Form, beigebracht werden.

9.4 Aufbauorganisation

Die Aufbauorganisation legt die Grundlagen, das Ordnungsgefüge einer Institution fest, in sachlicher Hinsicht (z. B. räumliche Einteilung) wie auch in der personellen Struktur (z. B. Dienstpostenplan). Sämtliche Stellen müssen mit ihren Kompetenzen, Aufgaben und ihrer Verantwortung definiert werden.

Selbstverständlich beeinflusst auch die Anzahl und Qualifikation der PflegemitarbeiterInnen den angewandten Pflegeprozess. Die Anzahl der diplomierten Pflegekräfte (mit Sonderaus- und/oder speziellen Weiterbildungen), die Anzahl der PflegehelferInnen und anderer Hilfsdienste bestimmen, inwieweit der Pflegeprozess umgesetzt werden kann. Die Qualifikation der MitarbeiterInnen definiert sich durch deren Ausbildungsstand und insbesondere durch ihr Pflegeverständnis sowie ihre Fähigkeiten (siehe 7.1).

Die räumlichen Gegebenheiten, z. B. die Anordnung der Nassräume, die Zimmer der PatientInnen (Mehrbettzimmer), die materielle Ausstattung (Pflegeartikel, Hilfsgüter wie PatientInnenlifte etc.) haben ebenso Auswirkungen auf die Umsetzung des Pflegeprozesses.

Beispiel
In den Altenpflegeeinrichtungen Österreichs besteht fast durchgängig ein Mangel an diplomierten Pflegekräften. Das geht so weit, dass die dort beschäftigten MitarbeiterInnen den gesetzlichen Anforderungen in Bezug auf den Pflegeprozess nicht nachkommen können.

Nicht ob der Pflegeprozess eingesetzt wird, entscheidet über die Pflegequalität, sondern wie dieses Instrument angewendet wird!

Zusammenfassung

Viele Faktoren beeinflussen die Qualität des Pflegeprozesses. Das Pflegeverständnis, das auf eine Pflegetheorie gestützt ist, sowie das Leitbild der Institution sind die inhaltlichen Wegweiser durch den Pflegeprozess.

Die vielfältigen erforderlichen Qualifikationen der Pflegepersonen bestimmen die Qualität der Durchführung des Pflegeprozesses mit. Diese Qualifikationen umfassen die Fähigkeit und Bereitschaft zum Eingehen einer professionellen Beziehung, zum ganzheitlichen Agieren, zum Tragen von Eigenverantwortung, zur Kooperation mit KollegInnen, aber auch Motivation und Kreativität.

Die Arbeitsablauforganisation, insbesondere das gewählte Pflegesystem, die Arbeitszeiten, der Informationsfluss, die Pflegestandards und die Möglichkeiten zur Pflegedokumentation beeinflussen die Pflegequalität ebenfalls.

Fragen zur Wissensüberprüfung

- Welche Faktoren beeinflussen die Anwendung des Pflegeprozesses?
- Wodurch wird das Verständnis der einzelnen PflegemitarbeiterInnen

geprägt und inwieweit hat es Auswirkungen auf den angewandten Pflegeprozess?
- Welchen Einfluss hat die Qualifikation der Pflegenden auf die Qualität des Pflegeprozesses?
- Welche Komponenten der Arbeitsablauforganisation können die Umsetzung des Pflegeprozesses fördern bzw. behindern?

10 Evaluationsinstrument Pflegevisite

Lernziele:

Nach dem Studium dieses Kapitels sollten Sie ...
... den Begriff der Pflegevisite erläutern können.
... die Ziele kennen, die durch Pflegevisite verwirklicht werden können.
... die unabdingbaren und idealen Voraussetzungen zur Einführung der Pflegevisite benennen können.
... sich in die Erstellung eines Visitenkonzeptes hinsichtlich Zeitpunkt, TeilnehmerInnen und Ablauf einbringen können.
... Tipps zur Einhaltung der Schweigepflicht während der Visite am Bett kennen.

Die Pflegevisite eignet sich besonders gut zur regelmäßigen Überprüfung des angewandten Pflegeprozesses im intra- und extramuralen Bereich. Die Umsetzung der einzelnen Schritte des Pflegeprozesses kann so bewertet werden (siehe Abb. 17, S. 170).

Das Resultat dieser Beurteilung soll

- die Patientenorientierung verbessern, indem sie die Kommunikation mit den Betroffenen über den Pflegeprozess fördert und den Informationsfluss zwischen PatientInnen und Pflegepersonen verstärkt,
- die Kontinuität der Pflegehandlungen gewährleisten,
- die prozessorientierte Pflegedokumentation sichern und
- Pflegequalität sichern bzw. verbessern, z. B. durch Aufdecken von organisatorischen, materiellen oder personellen Mängel, Pflegefehlern u. dgl.

Die genannten Punkte beeinflussen sich natürlich wechselseitig. Beispielsweise weist ein gut informierter Klient in der Regel eine höhere Patientenzufriedenheit auf, was einer besseren Qualität der Pflege entspricht.

Christian, eine Pflegedirektorin aus Deutschland (1994), meint sogar, dass sich der Pflegeprozess ausschließlich mit Hilfe der Pflegevisite langfristig verbessern lässt. Auch Kellnhauser, eine Professorin für Pflegewissenschaft in Deutschland (1995[1]), kann sich eine optimale Durchführung des Pflegeprozesses ohne Pflegevisite nicht vorstellen.

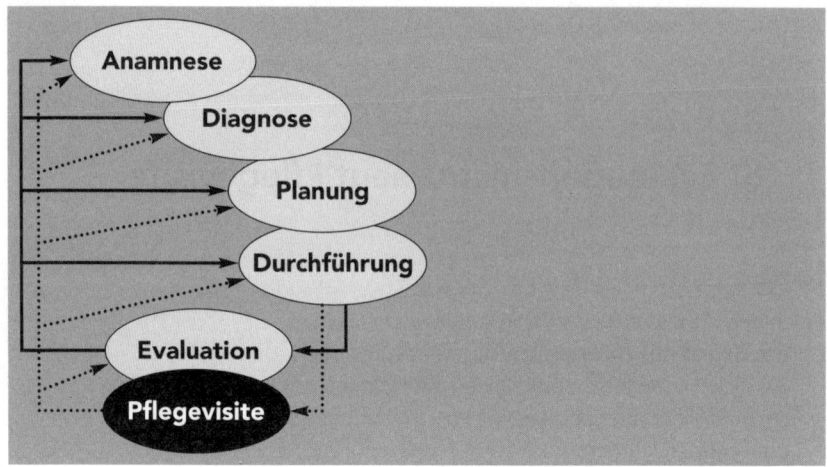

Abb. 17: Bewertung der einzelnen Schritte des Pflegeprozesses durch die Pflegevisite

10.1 Definitionen

Visite, abgeleitet aus dem lateinischen „visitare", bedeutet lt. Webster's Dictionary (1973) hingehen und nachsehen, um eine kurze Zeit zu verbleiben, oder hingehen und nachsehen, um zu helfen und zu trösten (vgl. Kellnhauser, 1995[1]). Das beschreibt sehr gut, wie die Pflegevisite inhaltlich gestaltet werden kann. Im medizinischen Wörterbuch Pschyrembel (1993) wie auch im Duden (1990, S. 815) wird die Visite auf den Krankenbesuch des Arztes bzw. der Ärztin (zumeist im Krankenhaus) reduziert. Die Pflegenden scheinen sich in ärztliches Terrain vorzuwagen, neben der Diagnose eignen sie sich nun auch die Visite an. Die Pflegevisite kann deshalb zu interdisziplinären Spannungen zwischen Pflege- und ärztlichem Team führen bzw. bereits vorhandene Spannungen verstärken. Diese Problematik sollte vor Einführung des Konzeptes besprochen und geklärt werden.

Interessanterweise war die Pflegevisite bereits in den achtziger Jahren in Krankenhäusern der ehemaligen DDR weit verbreitet. So hat Görres et al. (2002) nachgewiesen, dass in Mecklenburg-Vorpommern 43,9 % der befragten Abteilungen die Pflegevisite eingeführt hatten. In mehreren Artikeln wird die Pflegevisite allerdings als meist unangekündigte, von der Pflegedienstleitung durchgeführte Kontrolle der Tätigkeit der Pflegepersonen beschrieben.

Juchli definierte schon 1991 (S. 470) im Kapitel „Patientenbezogene Interaktionsformen" ihres Krankenpflegelehrbuches die Pflegevisite. Darin besucht die Oberschwester oder eine Pflegeexpertin die Kranken in regelmäßigen Abständen, die gegebene Pflege wird analysiert, um eine möglichst individuelle Pflege beginnen zu können.

Die heute verbreitetste und zugleich am weitesten gefasste Definition ist jene von Heering et al. (vier schweizerische Pflegepersonen mit Höherer Fachausbildung in der Pflege, 1997):
„Die Pflegevisite ist ein regelmäßiger Besuch bei und ein Gespräch mit der Klientin/dem Klienten über ihren/seinen Pflegeprozess. Die Pflegevisite dient der gemeinsamen

- Benennung der Pflegeprobleme und Ressourcen bzw. der Pflegediagnose
- Vereinbarung der Pflegeziele
- Vereinbarung der Pflegeinterventionen
- Überprüfung der Pflege."

Kellnhauser (1995[1]) unterscheidet zwischen der Mikro- und der Makrovisite. Erstere ist jedes Gespräch mit einem Patienten oder einer Patientin, das im Rahmen des Pflegeprozesses geführt wird, letztere ein Gespräch im Sinne der Definition nach Heering et al. (1997).

Es gibt viele verschiedene Definitionen der Pflegevisite. Ihnen allen gemeinsam sind die Komponenten regelmäßiger Besuch des Patienten bzw. der Patientin durch die Pflegeperson, Gespräch über den Pflegeprozess und Einbeziehung/Partizipation des Patienten bzw. der Patientin (vgl. Köhle et al., 1980; Müller, 1985; Christian, 1994; Uhde, 1996).

Mehrere VerfasserInnen beschreiben die Pflegevisite als Dienstübergabe am Bett (vgl. Galler, 1996; Mooshuber, 1996; Heering et al., 1997 etc.). Kellnhauser (1995[1]) und Schäfer (1993) meinen, dass es sich bei der Patientenübergabe am Bett und der Pflegevisite um zwei unterschiedliche Begriffe für zwei verschiedene Pflegeaktivitäten handelt. Kellnhauser präzisiert ihre Aussage, indem sie die Patientenübergabe am Bett als zeitlich stark begrenzt und hauptsächlich darauf beschränkt sieht, dass über den Zustand des Patienten oder der Patientin Bericht erstattet wird. Die Pflegevisite sei demgegenüber eine detaillierte Auseinandersetzung mit inhaltlichen Aspekten der Pflege. Es ist in jedem Fall wichtig, den Begriff der Pflegevisite im Vorfeld einer möglichen Einführung im Pflegeteam konkret zu definieren.

10.2 Ziele der Pflegevisite

Die Globalziele, die mit der Pflegevisite erreicht werden können, sind in erster Linie

- eine stärkere Orientierung der Pflege an den Bedürfnissen der PatientInnen und
- die Sicherung bzw. Verbesserung der Pflegequalität.

10.2.1 Patientenorientierung in der Pflege

Heering et al. (1997) haben festgestellt, dass PatientInnen

- aus mehreren Gründen in wichtige Entscheidungen ihrer Pflege nicht miteinbezogen werden,
- sie somit kaum Gelegenheit zur Stellungnahme, geschweige denn zur Mitbestimmung erhalten und
- sie zu wenig oder zu wenig gezielt über die geplanten Pflegeinterventionen und deren Verlauf informiert werden.

Wie wichtig jedoch eine individuell ausreichende Information für die Betroffenen ist, wurde bereits in Kapitel 3.4 gezeigt. Abgesehen davon zählt in Österreich die Aufklärungspflicht über sämtliche gesundheits- und krankenpflegerischen Maßnahmen zu den Berufspflichten der Pflegenden (vgl. GuKG, § 9). Sofern möglich, sollte der Pflegeplan immer in Absprache mit den KlientInnen erstellt werden, was auch bedeutet, dass die gesamte Pflegedokumentation direkt im PatientInnenzimmer gemacht wird. Die regelmäßige Pflegevisite fördert die Beteiligung der PatientInnen am Pflegeprozess. Denn dabei können die Pflegepersonen immer wieder überprüfen, ob der Patient oder die Patientin ausreichend über die Pflege informiert ist, und eventuell offene Fragen beantworten. Außerdem kann die Pflege individuell nach den aktuellen Bedürfnissen ausgerichtet werden.

Die pflegerische Stationsleitung Steinbichler (1996, S. 97) nennt einige Patientenaussagen aus präoperativen Pflegevisiten, die in der Folge zu bedeutenden Pflegehandlungen führten. Ohne diesen von den Anästhesiepflegepersonen erhobenen Informationen wäre es ihnen unmöglich gewesen, auf die sonst unbekannten Wünsche und Bedürfnisse der PatientInnen einzugehen und spezifische Ängste abzubauen: Eine Patientin schilderte ihr traumatisches Erlebnis von einer Vergewaltigung und ihre daraus resultierende Angst, festgebunden zu werden. Ein Patient, der im Krieg verschüttet worden war, litt unter Platz- und Erstickungsängsten und wollte deshalb keine Sauerstoffmaske bzw. -brille.

10.2.2 Verbesserung der Pflegequalität

Pflegequalität kann als das Ergebnis einer andauernden Leistung aller Pflegepersonen für alle PatientInnen betrachtet werden. Die Qualität kann sich dabei auf die Zufriedenheit der PatientInnen, ihren Gesundheitszustand u. dgl. beziehen.

Beispiel
Ein Patient auf einer Intensivstation wurde über mehrere Wochen hindurch pflegerisch vorbildlich versorgt. Während eines Nachtdienstes wurde der Betroffene nicht ordnungsgemäß zur Seite gelagert. Er entwickelte daraufhin eine Nekrose über einer Ohrmuschel. Da die Pflegequalität u. a. auch am Merkmal der Dekubitusinzidenz bestimmt werden kann, sinkt die Pflegequalität unverhältnismäßig zum insgesamt geleisteten Pflegeaufwand über den langen Zeitraum.

Pflegerische Qualitätssicherung beschreibt einen Prozess, in dem die Pflegeinterventionen, die Pflege- bzw. Behandlungsergebnisse sowie die Versorgungsabläufe (Arbeitsablauforganisation) an einheitlich definierten Qualitätsmerkmalen gemessen und laufend überprüft werden. Die Pflegequalität kann in drei Ebenen beurteilt werden, die der Soziologe und Begründer der Qualitätsforschung im Gesundheitswesen Donabedian bereits 1966 definierte – Strukturqualität, Prozessqualität und Ergebnisqualität.

- Die Strukturqualität wird insbesondere durch den personellen Rahmen (Anzahl und Qualifikation der MitarbeiterInnen inklusive ihrer Weiterbildungsmöglichkeiten, Supervision u. ä. sowie Einsatzplanung), die räumlichen und materiellen Ressourcen, die Organisation der Ver- und Entsorgung (z. B. mittels Rohrpostanlagen und zentralisierten Hol- und Bringdiensten) bestimmt.
- Die Arbeitsablauforganisation mit dem Stationsorganisationssystem (z. B. Bereichspflege), dem angewandten Pflegeprozess und der Pflegedokumentation, die Pflegestandards, die Art der Dienstübergabe und der Pflegevisite definieren im wesentlichen die Prozessqualität.
- Die Ergebnisqualität gibt Auskunft über den Gesundheitszustand und die Zufriedenheit der KlientInnen. Der Gesundheitszustand beinhaltet auch subjektive Faktoren, etwa wie die PatientInnen ihre Lebensqualität empfinden, ob sie sich wohl fühlen etc.

Görres et al. (2002) führten eine Fragebogenerhebung zur Verbreitung, zum Verständnis und den Zielen der Pflegevisite in 183 norddeutschen Krankenhäusern durch (Rücklauf 47,5 %). Die befragten Pflegedienst- bzw. Stationsleitungen verstanden dabei die Pflegevisite hauptsächlich als Instrument zur Einbeziehung der PatientInnen und als Möglichkeit, ein Gespräch über den Pflegeprozess zu führen. Das zentrale Ziel der Patientenorientierung wurde dabei insbesondere erreicht durch

- eine Verbesserung der Information und verstärkte Transparenz,
- eine Beteiligung der PatientInnen,
- eine erhöhte Zufriedenheit der PatientInnen,

- die Reduzierung von Angst und Stress sowie
- eine Erhöhung des Vertrauens und des Sicherheitsgefühls der PatientInnen.

Das zweite Globalziel, die Verbesserung der Pflegequalität, wurde den Aussagen der Befragten zufolge insbesondere erreicht durch

- eine verbesserte Qualitätssicherung,
- eine Verbesserung des Verhältnisses zwischen Pflegenden und PatientInnen,
- die Möglichkeit, Pflegefehler aufzudecken,
- eine verbesserte Pflegeplanung,
- eine verbesserte Pflegedokumentation und
- eine höhere Kontinuität in der Versorgung der PatientInnen.

10.2.3 MitarbeiterInnenorientierte Ziele

Meinungs- und Erfahrungsaustausch
Mit der Pflegevisite gibt es einen fixierten Zeitrahmen für den Austausch von aktuellem Wissen, von Erfahrungen etc. Die in der Pflege noch wenig verbreitete gegenseitige Unterstützung zu diversen Pflegeproblemen/-fragen lässt sich auf diese Weise ausbauen und in den Pflegealltag übernehmen. Schwierigkeiten, langwierige Pflegeprobleme sowie die Anpassung der Pflegeziele an das jeweilige Problem sollen im Team diskutiert werden, beispielsweise, ob die formulierten Pflegeziele realistisch sind, ob die Pflegeinterventionen zum Ziel führen oder wie der Patient oder die Patientin auf die Maßnahmen reagiert. Das fördert die Kreativität der MitarbeiterInnen sowie die Teamarbeit. Ganz „nebenbei" findet eine praxisbezogene Fortbildung statt. Teammitglieder, Auszubildende und PraktikantInnen erleben die Besprechung, Formulierung und Begründung der jeweiligen Schritte des Pflegeprozesses (Pflegediagnosen, -ziele, -maßnahmen, Evaluationsbericht) und bekommen so eine praxisbegleitende Unterstützung. Dabei werden auch allfällige Bildungsdefizite bewusst, die zum Lesen von Fachliteratur oder zum Besuch von speziellen Fort- und Weiterbildungen anspornen.

Transparente Entscheidungsabläufe
Wenn die Bezugspflegeperson die „Pflegegeschichte" eines Patienten oder einer Patientin vorstellt, wird die jeweilige Vorgehensweise auch für andere Teammitglieder besser nachvollziehbar. Bei einer solchen Präsentation erklärt die Bezugspflegeperson auch die einzelnen Pflegeziele und -maßnahmen. Diese können so hinterfragt werden. Das reduziert insgesamt das Konfliktpotenzial, fördert das teaminterne Verständnis und sorgt so für eine bessere Kontinuität der Pflegehandlungen.

Fixtermin für Problemlösungen
Je nachdem, welche Pflegepersonen regelmäßig an den Pflegevisiten teilnehmen, können

- klientInnenbezogene,
- mitarbeiterInnenbezogene und/oder
- leitungsbezogene Probleme besprochen werden.

Meinungsverschiedenheiten zwischen MitarbeiterInnen und/oder Leitungspersonen sollten natürlich keinesfalls bei der Visite am Bett thematisiert werden. Konflikte, die den Patienten oder die Patientin betreffen, sollen jedoch sehr wohl angesprochen werden. Dabei ist es jedoch wichtig, dass nicht zu viele Personen an der Pflegevisite teilnehmen. Idealerweise sind neben der Bezugspflegeperson ein Moderator oder eine Moderatorin und eventuell ein stiller Beobachter bzw. eine stille Beobachterin anwesend, die im Nachgespräch außerhalb des Patientenzimmers persönliche Wahrnehmungen an die anderen TeilnehmerInnen rückmelden können.

Steigerung der Zufriedenheit mit dem Beruf
Bleck, eine Lehrerin f. GuKP (1994, S. 1004), sieht die Pflegevisite als Bühne für die Pflegenden, auf der sie die HauptakteurInnen sind. Dabei agieren sie im Gegensatz zur herkömmlichen Pflegepraxis nicht fremdbestimmt, sondern inszenieren ihr eigenes Stück. Sie sind die ExpertInnen, die über die Pflege diskutieren. Die Präsentation ihres Fachwissens stärkt auch ihr Selbstbewusstsein. Die berufliche Zufriedenheit steigt, weil die Professionalität zunimmt, weil die Pflegepersonen mehr selbstständige Entscheidungen treffen und vermehrt eigenverantwortlich handeln: Motivation ist untrennbar verbunden mit der subjektiv empfundenen Arbeitszufriedenheit (vgl. Williams, 1998).

Ziele für die Pflegeleitung
Die pflegerische Leitungsperson ist weisungsbefugt, aufsichtsberechtigt und fachlich verantwortlich für die Aufbau- und Ablauforganisation ihrer Einheit (vgl. Baumann, 1994, S. 820). Durch die Teilnahme an der Pflegevisite kann sie

- sich ein Bild über den angewandten Pflegeprozess machen und den Pflegeverlauf analysieren, indem sie zusätzlich Einsicht in die vorliegende Pflegedokumentation nimmt;
- einen Einblick in das Pflegeverständnis der MitarbeiterInnen erhalten und zumindest ansatzweise beurteilen, ob dieses dem Leitbild der Institution entspricht;

- organisatorische, materielle, personelle Mängel erkennen;
- Schulungsbedarf entdecken und in der Folge Einfluss auf das inhaltliche Angebot der innerbetrieblichen Fortbildung nehmen;
- ggf. eine Beurteilung der MitarbeiterInnen durchführen, sofern sie auch längerfristige Aspekte mit einbezieht (z. B. die Pflegedokumentation über einen längeren Zeitraum beurteilt);
- den MitarbeiterInnen Lob und Anerkennung schenken;
- Über- und Unterforderung der MitarbeiterInnen erkennen, einen Ausgleich zwischen den Bedürfnissen der MitarbeiterInnen und jenen der PatientInnen herstellen. Leitungspersonen können auf diese Weise den Pflegeaufwand den personellen Ressourcen gegenüberstellen. Damit lassen sich auch stichprobenartig ergänzende Daten zum Pflegecontrolling (siehe Berufskunde, Strukturen und Einrichtungen des Gesundheitswesens, Organisationslehre im III. Ausbildungsjahr) einholen.

10.3 Voraussetzungen

Um das Instrument der Pflegevisite erfolgreich einsetzen zu können, bedarf es einiger Voraussetzungen in der Organisation wie bei den PflegemitarbeiterInnen: Pflegeverständnis, Pflegeplanung und -dokumentation sowie Pflegestandards müssen angepasst werden, es ist eine Schulung der MitarbeiterInnen erforderlich und die Stationsorganisation muss entsprechend adaptiert werden. Alle Unterpunkte beeinflussen sich wechselseitig.

10.3.1 Pflegeverständnis

Die historische Entwicklung des Pflegeberufes vom reinen Hilfspersonal der ÄrztInnen hin zu einer überwiegend eigenverantwortlichen Berufsgruppe wurde in Österreich zwar 1997 per Gesetz vollzogen, in der Praxis spiegelt sich das aber kaum wider. Heering et al. (1997) haben nach jahrelanger Ausübung unterschiedlicher Tätigkeiten in der Pflege drei Thesen zum Pflegeverständnis aufgestellt.

1. Der Pflegeberuf ist als eigenständiger Beruf mit einem eigenen Wissensgebiet und spezifischen Aufgaben und Rollen bis jetzt weder erkennbar noch anerkannt. Die Fremdbestimmung vor allem durch das ärztliche Personal dominiert die Pflege nach wie vor sehr häufig.
2. Pflegende setzen die beruflich erforderlichen Instrumente wie Pflegeprozess und Pflegedokumentation zu wenig oder zu wenig gezielt ein.
3. Pflegepersonen einer Abteilung haben ein zum Teil sehr unterschiedliches Pflegeverständnis. KollegInnen mit einem funktionellen Verständnis wollen Tätigkeiten wie Untersuchungsvorbereitungen, Verband-

wechsel, Medikamentenapplikationen möglichst rasch erledigen und delegieren scheinbar wenig komplexe Handlungen wie die Ganzkörperwaschung an Hilfspersonal und SchülerInnen. Andere Pflegende mit einem individuell-ganzheitlichen Pflegeverständnis wollen den PatientInnen Bezugsperson sein und erhalten so einen Überblick über die Pflegesituation der Betroffenen, was für die Qualität des Pflegeprozesses unabdingbar ist. Für einen sinnvollen Einsatz der Pflegevisite braucht es ein individuell-ganzheitliches Pflegeverständnis.

10.3.2 Pflegeplanung und Pflegedokumentation

Die schriftlich festgehaltene Pflegeplanung ist die Grundlage der Pflegevisite, ohne diese kann keine Pflegevisite durchgeführt werden. Die Pflegeergebnisse lassen sich nur nach einem zuvor festgelegten Plan bewerten (siehe Kapitel 8, Evaluation). Würden die Inhalte des Pflegeplanes nicht dokumentiert, so wären sie wertlos, weil sie als nicht vorhanden eingestuft werden müssten. Die einzelnen Schritte des Pflegeprozesses müssen aber nicht vorab perfekt in die Praxis umgesetzt worden sein. Die zentrale Aufgabe der Pflegevisite ist ja die Verbesserung des Prozesses und der Pflegedokumentation.

10.3.3 Pflegestandards

Pflegestandards (siehe 9.3.4) vereinfachen die Überprüfung der Pflege, da bereits einheitlich definierte Richtlinien zur Erfüllung pflegerischer Leistungen vorliegen. Sie erleichtern die Durchführung der Pflegevisite, sind aber keine unverzichtbare Voraussetzung.

10.3.4 Schulung der MitarbeiterInnen

Vor Einführung der Pflegevisite sind eine bzw. mehrere themenzentrierte Fortbildungen der PflegemitarbeiterInnen unabdingbar, damit das gesamte Team von derselben Wissensbasis ausgehen kann. Ziel der Bildungsmaßnahmen muss sein, dass die MitarbeiterInnen ihre Standpunkte und Vorschläge bei der Erstellung des Visitenkonzeptes konstruktiv einbringen können und so ein gemeinsames Konzept entsteht. Mangelnde Information der Pflegenden führt wie sonst auch zu Unsicherheit und Ablehnung.

10.3.5 Organisation

Um das Instrument der Pflegevisite sinnvoll einsetzen zu können, ist es zunächst erforderlich, ein Bezugspflegesystem einzuführen. Visiten innerhalb eines funktionellen Systems würden sich ad absurdum führen. Denn kaum ein Mitglied des funktionellen Teams kann eine detaillierte Übersicht über die Gesamtsituation eines oder einer Betroffenen haben. Besteht an der Abteilung ein funktionelles Pflegesystem, so macht es keinen Sinn, die Pflegevisite einzuführen. Auch die personellen Rahmenbedingungen müssen stimmen, da die Pflegevisite sonst unweigerlich als zusätzliche belastende Arbeit empfunden wird.

Eine gegenseitig wertschätzende, interdisziplinäre Zusammenarbeit und insbesondere eine gute Kommunikationsstruktur sind ebenfalls erforderlich. Während der Pflegevisite sollten die Pflegepersonen natürlich keine anderen Routinetätigkeiten (z. B. Patientenaufnahmen, -transfers) durchführen müssen.

Vor der Einführung von Pflegevisiten sollte die jeweilige Abteilung umfassend hinsichtlich der hier aufgelisteten Voraussetzungen analysiert werden. Zeigen sich Defizite oder Mängel, sollten zuerst diese behoben werden, ggf. mit Hilfe von außen durch Coaching, Supervision u. ä.

10.4 Durchführung

Zur Durchführung einer Pflegevisite gibt es keine einheitlichen Standards im deutschen Sprachraum. Der Zeitrahmen, die TeilnehmerInnen und der Ablauf können und müssen individuell auf die jeweiligen Wünsche und Bedürfnisse der Abteilungen abgestimmt werden.

10.4.1 Zeitraum

Sinnvoll sind regelmäßige Fixtermine für die Pflegevisite, z. B. an einem festgelegten Tag in der Woche oder im Monat. Der durchschnittliche Zeitbedarf wird von mehreren Autoren mit sechzig Minuten angegeben (vgl. Hofmann-Rösener, 1995; Eyer, 1996; Herbst, 2003). Heering et al. (1997) widersprechen dem, sie empfehlen lediglich das Festlegen einer gewissen Zeitspanne. Sie geben zu bedenken, dass sich Patienten zu einem fix vereinbarten Zeitpunkt nur deshalb an der Pflegevisite beteiligen könnten, weil sie die Arbeit der Pflegenden nicht stören wollen.

Görres et al. (2002) haben die Häufigkeit von Pflegevisiten an 70 Abteilungen norddeutscher Krankenhäuser untersucht. Am häufigsten wird die Pflegevisite einmal täglich (an 31,3 % der Abteilungen), an 22,9 % einmal wöchentlich und an 10,4 % einmal monatlich durchgeführt. An 54 Abteilungen fand die Pflegevisite um die Mittagszeit und an 29 morgens statt.

10.4.2 TeilnehmerInnen

Wer an der Pflegevisite teilnehmen soll, wird in der Literatur und in der Praxis ebenso unterschiedlich diskutiert wie der mögliche Termin. Heering et al. (1997) stehen auf dem Standpunkt, dass eine Pflegevisite nicht nur bei „ausgewählten" PatientInnen stattfinden sollte. Das würde eine Einteilung in „ProblempatientInnen" und „normale PatientInnen" bedeuten. Die Pflegevisite sollte ihnen zufolge bei allen durchgeführt werden. Bleck (1994), Hofmann-Rösener (1995) und andere Autoren befürworten die Pflegevisite nur bei PatientInnen mit Pflegeproblemen, mit besonderem Pflegeaufwand, mit bestimmten Schwierigkeiten oder Fragestellungen. In vielen Fällen kann es sinnvoll sein, die Vertrauensperson in die Pflegevisite mit einzubeziehen (Eltern kranker Kinder, EhepartnerIn, enge Freunde und Freundinnen etc.). Dies soll allerdings nur dann geschehen, wenn der bzw. die Betroffene das auch möchte und die Vertrauensperson möglichst bereits bei Aufnahme des Patienten bzw. der Patientin über die Möglichkeit der Teilnahme informiert wurde.

Die Teilnahme der Bezugspflegeperson an der Pflegevisite gilt in der Literatur als unverzichtbar. Ob das gesamte Dienst habende Pflegeteam mit einbezogen werden soll, wird jedoch kontroversiell diskutiert. „Absolut empfehlenswert" meint beispielsweise Herbst, eine österreichische Lehrerin f. GuKP (2003), da sich die positiven Auswirkungen auf das Team innerhalb weniger Wochen erkennen lassen. Andere, etwa Eyer, eine Pflegedienstleiterin aus Wien (1996), lehnen die Teilnahme aller im Dienst befindlichen PflegemitarbeiterInnen ab, weil viel Unruhe in das Team komme und die übrigen PatientInnen darunter zu leiden hätten.

Auch die Teilnahme der Leitungsperson wird unterschiedlich bewertet. Heering et al. (1997) meinen, dass die Stationsleitung im Rahmen der Pflegevisite sogar hemmend wirken kann, viele andere AutorInnen jedoch betrachten ihre Anwesenheit als unverzichtbar (vgl. Bleck, 1994; Eyer, 1996; Herbst, 2003). Ggf. können andere Fachkräfte der Pflege (StomatherapeutInnen, PraxisbegleiterInnen für Basale Stimulation in der Pflege®, für Kinästhetik, KollegInnen der innerbetrieblichen Fortbildung), DiätassistentInnen, PhysiotherapeutInnen, SozialarbeiterInnen, ÄrztInnen etc. mit einbezogen werden.

10.4.3 Ablauf der Pflegevisite

In der Literatur wie auch im praktischen Vorgehen wird eine Dreiteilung empfohlen:

- Vorbesprechung,

- Visite am Bett und
- Nachbesprechung.

Vorbesprechung
Die Vorbesprechung findet zumeist in einem Dienstzimmer, Büro oder Besprechungsraum statt. Dabei sollten die Zuständigkeiten während der Pflegevisite geklärt werden. Wurde der betroffene Patient bzw. die betroffene Patientin vorab informiert, liegt ein Einverständnis zur Visite am Bett vor? Wer moderiert die Pflegevisite? Wer führt in der Hauptsache das Gespräch mit dem Klienten bzw. der Klientin? Wer dokumentiert den Verlauf und die Ergebnisse? Diese Fragen sollten in der Vorbesprechung geklärt werden.

Dann stellt die Bezugspflegeperson den Klienten bzw. die Klientin anhand der gesamten Krankenakte, insbesondere der Pflegedokumentation, vor. Folgende inhaltliche Aspekte sollen dabei erwähnt werden:

- Name und Alter des bzw. der Betroffenen
- Weitere persönliche Daten aus der sozialen Anamnese nach Wichtigkeit
- Medizinische Diagnose(n) oder Arbeitshypothesen, Therapien, Krankheitsverlauf
- Festgestellte Pflegediagnosen samt angeordneten Zielen und Maßnahmen
- Aktuelle Evaluationsberichte
- Offene Fragen, vorliegende Probleme, Schwierigkeiten, Diskussionsansätze u. dgl. in Bezug auf den Pflegeprozess (auch organisatorische, materielle o. ä. Mängel sollen angesprochen werden)
- Besonderheiten, die im Verhalten gegenüber dem Patienten bzw. der Patientin berücksichtigt werden sollen (z. B. bestimmte Vorerfahrungen, ausgesprochene Wünsche oder Abneigungen, äußere Gegebenheiten im Patientenzimmer, eine ausstehende ärztliche Aufklärung in Zusammenhang mit der Krankheit, Therapie etc.)

Visite am Bett
In der Folge gehen alle an der Visite Beteiligten zum Klienten bzw. zur Klientin an das Krankenbett. Bei besonderen intimen, psychischen o. ä. Problemen des Patienten oder der Patientin sollte abgewogen werden, ob nicht ausschließlich die Bezugspflegeperson und eine, maximal zwei weitere Personen an der Visite teilnehmen sollen. Das schließt aber nicht aus, dass zur Klärung der Problematik mehrere Pflegepersonen an der Vor- und Nachbesprechung teilnehmen. Auch bei bewusstseinsbeeinträchtigten PatientInnen ist eine Pflegevisite möglich. Dabei ist aber zu beachten, dass diese PatientInnen die an sie weitergegebenen Informationen oft gar nicht oder nur unzureichend wahrnehmen und verarbeiten können.

Die Bezugspflegeperson sollte das Gespräch führen. Nach der Begrüßung stellt sie die anderen TeilnehmerInnen an der Pflegevisite mit Namen und Funktion vor. Wenn mehrere Personen aus dem Behandlungsteam anwesend sind und wegen der oft limitierten Zeitressourcen besteht immer die Gefahr, dass nicht direkt mit dem oder der Betroffenen, sondern über deren Kopf hinweg gesprochen wird. Sämtliche unter 3.5 (Anamnesegespräch) beschriebenen Kriterien zur Gesprächsführung (wie Anpassung der Kommunikationsebene, Grundhaltung etc.) sollten berücksichtigt werden. Folgende Fragen sind bei der Pflegevisite wichtig:

- Wie schätzt der bzw. die Betroffene selbst das aktuelle Befinden ein? Wie die Bezugspflegeperson? (objektive, subjektive Daten, Diskrepanzen)
- Welche Pflegediagnosen stehen im Vordergrund?
- Konnten Pflegeziele erreicht werden? Wenn nicht, woran könnte es liegen? Sollen Ziele umformuliert werden?
- Wie reagiert der bzw. die Betroffene auf die Pflegemaßnahmen? Passen alle angeordneten Maßnahmen noch? Soll die Häufigkeit und Intensität der Pflegeinterventionen geändert werden?
- Was meinen die hinzugezogenen SpezialistInnen (die DiätassistentIn, die StomatherapeutIn etc.)?

(vgl. Hofmann-Rösener, 1995)

Bevor sich das Visitenteam verabschiedet, soll der Patient bzw. die Patientin die Möglichkeit haben, Fragen zu stellen, Anliegen vorzubringen etc.

Schweigepflicht
Die Einhaltung der Schweigepflicht und des Datenschutzes muss besonders bei PatientInnen in Mehrbettzimmern gewahrt bleiben. Die Schweigepflicht, festgehalten im GuKG § 6, umfasst alle Geheimnisse, die einem in Ausübung des Berufes anvertraut oder bekannt geworden sind. Dazu zählen insbesondere sämtliche Inhalte des medizinischen und pflegerischen Behandlungsprozesses (Anamnese, Diagnosen, Therapien), aber auch private Mitteilungen des Klienten oder der Klientin. Dritte, BesucherInnen, MitpatientInnen u. a. dürfen die Dokumentation nicht einsehen.

Tipps zur Einhaltung der Schweigepflicht während der Visite (von einem Juristen und einer Pflegefach- und -organisationsberaterin aus Deutschland):

- Informationen, die der Schweigepflicht unterliegen, in der Vorbesprechung weitergeben und erörtern.
- Den Klienten bzw. die Klientin bereits bei Aufnahme (jedenfalls zeitgerecht) über den Sinn und Ablauf der Pflegevisite informieren sowie sein bzw. ihr Einverständnis dazu einholen und dokumentieren.

- Den Klienten oder die Klientin mit offenen Fragen zum Erzählen animieren, so entscheiden die Betroffenen selbst, was sie in diesem Kontext sagen möchten und was nicht.
- Fragen zu medizinischen Diagnosen, Befunden, Therapien, die der Klient oder die Klientin stellt, an den Arzt oder die Ärztin weiterleiten. (vgl. Binder, 1996; vgl. Galler, 1996)

Nachbesprechung
Bedenken Sie, dass alle an der Pflegevisite Beteiligten positive und negative Rückmeldungen bekommen können. Diese sollten in der Nachbesprechung, die wiederum außerhalb des Patientenzimmers stattfindet, thematisiert werden. Die Nachbesprechung dient dazu, die Ergebnisse der Pflegevisite zu sichern und den Ablauf gemeinsam zu reflektieren.

- Wie hat sich der bzw. die Betroffene in die Pflegevisite eingebracht?
- Welche Konsequenzen ergeben sich aus der Pflegevisite? Sind Veränderungen im Pflegeplan notwendig? Müssen zusätzliche/andere ExpertInnen involviert werden? Besteht ein Mangel an materiellen, organisatorischen Ressourcen? Wie können diese beseitigt werden? Wurden pflegetechnische Fehler erkannt? Sind spezifische Fortbildungen erforderlich?
- Welche Ideen und Verbesserungsvorschläge gibt es rund um den Ablauf der Pflegevisite?

10.4.4 Dokumentation

Abschließend müssen die Inhalte und die Ergebnisse der Pflegevisite dokumentiert werden. Patientenbezogene Details werden in die Pflegedokumentation geschrieben, für organisatorische Inhalte empfiehlt sich die Verwendung eines eigenen Visitenprotokolls. Aus diesem sollte hervorgehen:

- Datum und Uhrzeit (Visite von bis)
- Name des Moderators bzw. der Moderatorin
- Name der Bezugspflegeperson
- Namen der restlichen TeilnehmerInnen, gegliedert in stationsinternes und -externes Personal bzw. intra- und interdisziplinär Beteiligte
- Kurzzusammenfassung der Ergebnisse (ev. gegliedert in Vorbesprechung, Visite am Bett und Nachbesprechung)
- Welche Initiativen wurden aufgrund der Ergebnisse ergriffen? Welche Zeitgrenzen wurden gesteckt, wer ist dafür verantwortlich?
- Name und Unterschrift des bzw. der Dokumentierenden

Diese Formblätter können in Form von offenen, halboffenen und geschlossenen Checklisten gestaltet sein. Je weniger offene Fragen enthalten sind, desto einfacher ist die Evaluation der Pflegevisite.

> Die Pflegevisite ist das geeignetste Evaluierungsinstrument des Pflegeprozesses, wenn ihr Einsatz immer wieder überprüft und ggf. angepasst wird.

Zusammenfassung

Die Pflegevisite ist ein regelmäßiger Besuch der Pflegeperson(en) bei den PatientInnen, bei dem ein Gespräch über den Pflegeprozess stattfindet, in das der Klient bzw. die Klientin bewusst mit einbezogen wird.

Mit dieser Vorgehensweise lassen sich insbesondere eine verbesserte Patientenorientierung und eine optimierte Pflegequalität erreichen. Die Pflegevisite hilft auch den MitarbeiterInnen und der Pflegeleitung.

Bevor das Konzept der Pflegevisite eingeführt werden kann, müssen die Voraussetzungen, etwa das Pflegeverständnis und das Fachwissen der MitarbeiterInnen, der aktuelle Umsetzungsgrad der Pflegeplanung und -dokumentation sowie organisatorische Gegebenheiten (vor allem das Stationsorganisationssystem) überprüft werden.

Der zeitliche Rahmen der Pflegevisite und die Anzahl der daran teilnehmenden Personen hängen von den jeweiligen Strukturen der Institution ab. Ein gesplitteter Ablauf mit Vorbesprechung, Visite am Bett und Nachbesprechung hat sich bewährt.

Fragen zur Wissensüberprüfung

- Was unterscheidet die Pflegevisite von der Patientenübergabe am Bett?
- Welche Ziele lassen sich mit der Pflegevisite hauptsächlich erreichen?
- Welche mitarbeiterInnen- und leitungsorientierte Ziele können mit der Pflegevisite erreicht werden?
- Welche Voraussetzungen müssen vor der Einführung der Pflegevisite geprüft werden?
- Wozu dient ein standardisiertes Visitenkonzept und welche Inhalte sollte es haben?

Literaturverzeichnis

Abderhalden, Ch. (1997): Pflegediagnosen. www.pflegenet.com
Abderhalden, Ch. (1999): Pflegediagnosen und Professionalisierung, Österreichische Krankenpflegezeitschrift 52., 11: 26–29
Abderhalden, Ch. (2000): Pflegediagnosen – sinnvolles Instrument für die Pflege? In: Etzel, B. S. (2000): Pflegediagnosen und die Internationale Klassifikation Pflegerischer Praxis (ICNP Beta-Version), Kohlhammer, Stuttgart, Berlin, Köln
Abderhalden, Ch. (2002): Hinweise zur Verwendung der NANDA-Pflegediagnosen im deutschsprachigen Raum. In: Doenges, M. E. et al. (2002): Pflegediagnosen und Maßnahmen, 3. Aufl., Verlag Hans Huber, Bern
Aigner, G./Kierein, M./Kopetzki, Ch. (1998): Ärztegesetz, Manz Verlag, Wien
Alfaro, R. (1990): Applying Nursing Diagnosis and Nursing Process – Step by Step Guide
Allmer, G. (1999): Dokumentationsgrundsätze im eigenverantwortlichen Tätigkeitsbereich der gehobenen Dienste für Gesundheits- und Krankenpflege in der Umsetzung des Pflegeprozesses – Pflegedokumentation (Rechtsgutachten), Oberwart
Allmer, G. (2000): Der eigen- und mitverantwortliche Tätigkeitsbereich der gehobenen Dienste f. GuKP beim Verbandswechsel unter besonderer Berücksichtigung des arbeitsteiligen Teamhandelns und der Dokumentationspflicht der Gesundheitsberufe (Rechtsgutachten), Oberwart
American Nurses Association (1991): Standards of clinical nursing practice. In: Collier, I. C. et al. (1998): Arbeitsbuch Pflegediagnosen, Ullstein Medical, Wiesbaden
Ammenwerth, E. et al. (2000): Praktische Erfahrungen mit rechnergestützter Pflegedokumentation, PR-Internet 12/00: Pflegeinformatik 219–225
Arbeitskreis „Projekt Patientenorientierte Pflege (POP)" (1997): Wegleitung, Allgemeines Krankenhaus der Stadt Wien
Arets, J. et al. (1997): Professionelle Pflege 1, 2. Aufl., Eicanos Verlag, Bocholt
ARGE Mödling (1998): Qualitätsmanagement in der Pflege, Pflegerisches Erstgespräch bei neu aufgenommenen Patienten, ON Regel, ONR 116001, Österreichisches Normungsinstitut
ARGE Mödling (1999): Qualitätsmanagement in der Pflege Aufnahme des Patienten, ON Regel, ONR 116003, Österreichisches Normungsinstitut
Bamert, U. (2003): LEP®, Referat zum Symposium: Guidelines, Assessmentinstrumente und Klassifikationssysteme, Salzburg (www.pflegenetz.at , Stand: 23. 12. 2003)
Bartholomeyczik, S. (1995): Pflegestandards kritisch betrachtet, Die Schwester/Der Pfleger 34. Jahrg.: 888–892
Bartholomeyczik, S. (1999): Pflegediagnosen aus pflegewissenschaftlicher Sicht, Referat an der 2. Internationalen Fachtagung Pflegediagnosen u. die ICNP Beta-Version, Freiburg im Breisgau
Bauer, R. (1997): Beziehungspflege, Ullstein Mosby, Berlin, Wiesbaden
Bauernfeind, D./Zoethout, H. (1999): Einführung der Pflegevisite in der Anästhesie, Organisation und Umsetzungsmöglichkeiten, Die Schwester/Der Pfleger 38. Jahrg.: 326–329
Baumann, H. (1994): Theorie und Praxis der Pflegevisite 3. Folge: Pflegevisite als Instrument der Qualitätssicherung, Die Schwester/Der Pfleger 33. Jahrg.: 819–822
Beier, J./Bodin, M. (1995): Jahrbuch der Pflege- und Gesundheitsberufe, Verlag für Medizin und Technik, Heidelberg

Benner, P. (1994): Zum Gebrauch und Mißbrauch formaler Modelle in der Krankenpflegepraxis Stufen zur Pflegekompetenz, Verlag Hans Huber, Bern
Bergerhoff, P. et al. (1980): Projekt „P". Zweiter Ergebnisbericht über die Untersuchung der Arbeitsbedingungen des Krankenpflegepersonals an der MHH. In: Elkeles, Th. (1994): Arbeitsorganisation in der Krankenpflege Zur Kritik der Funktionspflege, Mabuse-Verlag, Frankfurt am Main
Bieg, U. (1995): Theorie und Praxis der Pflegevisite, 5. Folge: Probleme der Pflegevisite, Die Schwester/Der Pfleger 34.: 208–212
Bienstein, Ch. (1995): Pflegestandards: Kriterien und Strukturelemente (Teil 2). In: Lustig, E. (1998): Konzeptuelle Überlegungen für das Arbeiten mit Pflegestandards, Pflege 11: 199–206
Bienstein, Chr./Fröhlich A. (1991): Basale Stimulation in der Pflege, Verlag Selbstbestimmtes Leben, Düsseldorf
Binder, G. (1996): Schweigepflicht und Pflegevisite, Die Schwester/Der Pfleger 35.: 77–78
Blamauer, H./Buchinger, A./Leoni-Scheiber, C. (2001/2003): Qualität in der geriatrischen Langzeitpflege aus der Sicht diplomierter Pflegepersonen, Mödling
Bleck, A. (1994): Theorie und Praxis der Pflegevisite, 4. Folge: Durchführung der Pflegevisite, Die Schwester/Der Pfleger 33.: 1003–1005
Bleicher, K. (1992): Leitbilder-Orientierungsrahmen für eine integrative Management-Philosophie. Entwicklungstendenzen im Management Band 1, Schäffer-Poeschel, Stuttgart
Brobst, R. et al. (1996): Der Pflegeprozess in der Praxis, Hans Huber, Bern
Brodehl, R. (1990): Die Pflegevisite als Voraussetzung für die Einführung des Pflegeprozesses, Deutsche Krankenpflegezeitschrift 8/90: 597–601
Bruggen, H. van der (deutschsprachig herausgegeben von Dassen, Th.) (2002): Pflegeklassifikationen, Hans Huber, Bern, Göttingen, Toronto, Seattle
Brune, A. (1999): Stand der Einführung der Pflegediagnostik am Universitätsspital Zürich aus Sicht der Pflegenden (unveröffentlichte Diplomarbeit) In: Käppeli, S. (2000): Pflegediagnostik unter der Lupe – Wissenschaftliche Evaluation verschiedener Aspekte des Projektes Pflegediagnostik am Universitätsspital Zürich, ZEFP, Zürich
Brune, A./Budde, A. (2000): Ergebnisse aus zwei empirischen Studien zum Stand der Einführung aus Sicht der Patienten und der Pflegenden. In: Käppeli, S. (2000): Pflegediagnostik unter der Lupe – Wissenschaftliche Evaluation verschiedener Aspekte des Projektes Pflegediagnostik am Universitätsspital Zürich, ZEFP, Zürich
Buber, R./Fasching, H. (1999): Leitbilder in Nonprofit Organisationen, Entwicklung und Umsetzung, Management Book Service, Wien
Budnik, B. (1997): Pflegeplanung leicht gemacht, Gustav Fischer Verlag, Lübeck, Stuttgart, Jena, Ulm
Bühlmann, J. (1998): Angst. In: Käppeli, S. (1998): Pflegekonzepte: Phänomene im Erleben von Krankheit und Umfeld, Band 1, Hans Huber Verlag, Bern
Bundesgesetzblatt für die Republik Österreich (1999): Gesundheits- und Krankenpflegegesetz, BGBl. I Nr. 108/1997, idF BGBl. Nr. 116/1999, Wien
Bundesgesetzblatt für die Republik Österreich (1999): Vereinbarung zur Sicherstellung der Patientenrechte (Patientencharta), BGBl. I Nr. 195/1999, Wien
Bundesgesetzblatt für die Republik Österreich (2002): Krankenanstalten- und Kuranstaltengesetz, BGBl. Nr. 1/1957, zuletzt geändert durch BGBl. I Nr. 65/2002, Wien
Busch, J. (1996): Was der Patient sagt ... – Die Reflexion der Krankenpflege in Autobiographien von Patienten. In: Kirsch, U. (2000): „Helfendes Gespräch", Pflegeorientierung 2/2000: 7–10

Carnevali, D. L. (1983): Nursing Care Planning: Diagnosis and Management. In: Mischo-Kelling, M. (o. J.): Pflegewissenschaft Der Pflegeprozeß als System aufeinander bezogener Handlungen, Studienbrief FFH Fern-Fachhochschule Hamburg

Carpenito, L. J. (1993): Speaking the language of nursing diagnosis. In: Kollak, I./Georg, M. (2000): Pflegediagnosen – Was leisten sie – was leisten sie nicht?, 2. Aufl., Mabuse-Verlag, Frankfurt am Main

Carpenito, L. J. (1997): Nursing Diagnosis Application to Clinical Practice, 7th Edition, Lippincott, Philadelphia, New York

Christian, K. (1994): Theorie und Praxis der Pflegevisite 2. Folge: Pflegevisite – ein Instrument zur Unterstützung des Pflegeprozesses, Die Schwester/Der Pfleger 33. Jahrg.: 642–645

Clark, J./Lang, N. (1992): Nursing`s next advance. An international classification for nursing practice, Ind Nurs Rev 39 (4): 109–112

Coates, V. (1985): Are they being served? An investigation into the institutional care given by nurses to acute medical patients and the influence of ward organisational patterns on that care. In: Ersser, St./Tutton, E. (2000): Primary Nursing Grundlagen und Anwendung eines patientenorientierten Pflegesystems, Verlag Hans Huber, Bern

Collier, I. C./McCash, K. E./Bartram, J. M. (1998): Arbeitsbuch Pflegediagnosen, Ullstein Medical Verlagsgesellschaft mbH & Co., Wiesbaden

Dalien, E./Kohlhammer, M. (2000): Pflegeforum – eine besondere Form der Pflegevisite, Die Schwester/Der Pfleger 39. Jahrg.: 138–139

Danzinger, A. et al. (2000): Bausteine der Gesundheits- und Krankenpflege, Aus der Praxis für die Praxis, Verlag Wilhelm Maudrich, Wien, München, Bern

Darmann, I. (1998): Anforderungen an die Definition pflegerischer Begriffe aus pflegewissenschaftlicher Sicht, Pflege 11: 11–14

Diers, D. (1986): On Words. In: Kollak, I./Georg, M. (2000): Pflegediagnosen – Was leisten sie – was leisten sie nicht?, 2. Aufl., Mabuse-Verlag, Frankfurt am Main

Doenges M. E./Moorhouse M. F. (1994): Pflegediagnosen und Maßnahmen, 2. Aufl., Verlag Hans Huber, Bern

Doenges M. E./Moorhouse M. F./Geissler-Murr A. C. (deutsche Ausgabe herausgegeben von Abderhalden, Ch./Ricka, R.) (2002): Pflegediagnosen und Maßnahmen, 3. Aufl., Verlag Hans Huber, Bern

Donabedian, A. (1966): Evaluating the quality of medical care, Millbank Memorial Fund, Quarterly, 44: 166–203

Dörre, F./Hinz, M. (2001): Auf dem Weg zu einer gemeinsamen Pflegeterminologie – Die Rolle der Deutschsprachigen ICNP-Nutzergruppe In: Oud, N. (2001): ACENDIO Dritte europäische Konferenz der Organisation für gemeinsame europäische Pflegediagnosen, -interventionen und -ergebnisse, Verlag Hans Huber, Bern

Douglas, D. J./Murphy, E. K. (1990): Nursing Process, nursing diagnosis, and emerging taxonomies. In: Powers, P. (1999): Der Diskurs der Pflegediagnosen, Hans Huber, Bern

Drerup, E. (1998): Pflegetheorien Lehrerhandbuch für den Pflegeunterricht, Lambertus-Verlag, Freiburg im Breisgau

Duden (2001): Das Herkunftswörterbuch Etymologie der deutschen Sprache 7, Bibliographisches Institut & F.A. Brockhaus AG, Mannheim

Ehrenberg, A./Ehnfors, M./Thorell-Ekstrand, I. (1996): Nursing documentation in patient records: experience of the use of the VIPS model In: Müller Staub, M. (2003): Entwicklung eines Instruments zur Messung pflegediagnostischer Qualität, PR-Internet, angewandte Pflegeforschung 21–33

Elkeles, Th. (1994): Arbeitsorganisation in der Krankenpflege Zur Kritik der Funktionspflege, Mabuse-Verlag, Frankfurt am Main

England, M./Magnan, M. A. G. (1996): Nursing Diagnosis Paradigm. In: Mischo-Kelling, M. (o. J.): Pflegewissenschaft Der Pflegeprozeß als System aufeinander bezogener Handlungen, Studienbrief FFH Fern-Fachhochschule Hamburg

Ernst, M. et al. (1999): Quality works, Fallbeispiele gelungener Umsetzungen von Qualitätsverbesserungsmaßnahmen im Gesundheitswesen, Verlag der Österreichischen Staatsdruckerei, Wien

Ersser, St./Tutton, E. (2000): Primary Nursing Grundlagen und Anwendung eines patientenorientierten Pflegesystems, Verlag Hans Huber, Bern

Etzel, B. S. (1999): Abstracts Pflegediagnosen und die Internationale Klassifikation pflegerischer Praxis (ICNP) Beta-Version (2. Internationale Fachtagung), Klinik f. Tumorbiologie, Freiburg im Breisgau

Etzel, B. S. (2000): Pflegediagnosen und die Internationale Klassifikation Pflegerischer Praxis (ICNP Beta-Version), Kohlhammer, Stuttgart, Berlin, Köln

Evers, G. (1995): Bedeutung für die Praxis und die Professionalisierung der Pflege. In: Höhmann, U. (1995): Pflegediagnosen Irrweg oder effektives Instrument professioneller Pflegepraxis?, Deutscher Berufsverband für Pflegeberufe (DBfK), Eschborn

Eyer, M. (1996): Pflegevisite als Instrument zur Qualitätssicherung, Österreichische Krankenpflegezeitschrift 1/96: 32–34

Falk, J. (1999): Pflegediagnosen zwischen Wissenschaft, Management und Praxis (Kongressbericht – Veranstalter: Weiterbildungszentrum für Gesundheitsberufe SRK – WE`G), Pflegemanagement 1/99: 25–30

Fawcett, J. (1998): Konzeptuelle Modelle der Pflege im Überblick, 2. Aufl., Verlag Hans Huber, Bern

Fiechter, V./Meier, M. (1993): Pflegeplanung – Eine Anleitung für die Praxis, 9. Aufl., Recom, Basel

Fischer, W. (1999): Die Bedeutung von Pflegediagnosen in Gesundheitsökonomie und Gesundheitsstatistik, 2. Aufl., Zentrum für Informatik und wirtschaftliche Medizin, Wolfertswil

Flumeri, Di et al. (1997): Pflegedokumentationen entsprechen nicht den Anforderungen, www.pflegenet.com/wissen/facharbeiten/qpahube.htm1, Stand: 21. 5. 2000

Frei-Rhein, G./Hantikainen, V. (2001): Wie erleben und beschreiben Pflegende Qualität in der Pflege im Alltag?, Pflege 14: 395–405

Friesacher, H. (2000): Bedeutung und Möglichkeit von Diagnostik und Klassifikation in einer praktischen Wissenschaft In: Kollak, I./Georg, M. (2000): Pflegediagnosen – Was leisten sie – was leisten sie nicht?, 2. Aufl., Mabuse-Verlag, Frankfurt am Main

Galler, R. (1996): Pflegevisite: Der Patient wird aktiv an der Pflege beteiligt, Pflegezeitschrift 7/96: 457–459

Gele, P. van (1996): Ist eine Standardisierung und Klassifizierung der Pflegetätigkeit notwendig? In: Danzinger, A. et al. (2000): Bausteine der Gesundheits- und Krankenpflege Aus der Praxis für die Praxis, Verlag Wilhelm Maudrich, Wien, München, Bern

Gerber, Ch. (1997): Voraussetzungen für eine sinnvolle Pflegedokumentation, Österreichische Krankenpflege-Zeitschrift 1/97: 24–29

Gerber-Glur, E./Stuck, A. (1997): Der präventive Hausbesuch – Möglichkeiten der geriatrischen Prävention In: Görres, St. et al. (2002): „Pflegevisite: Möglichkeiten und Grenzen", Pflege 15: 25–32

Goossen, W. (2001): Pflegeklassifikationen: Was, wie und warum? In: Oud, N. (2001): ACENDIO Dritte europäische Konferenz der Organisation für gemeinsame europäische Pflegediagnosen, -interventionen und -ergebnisse, Verlag Hans Huber, Bern

Gordon, M. (1994): Pflegediagnosen, Ullstein-Mosby, Berlin

Gordon, M. (1998): Handbuch Pflegediagnosen, 2. Aufl., Ullstein Medical, Wiesbaden

Gordon, M./Bartholomeyczik, S. (2001): Pflegediagnosen Theoretische Grundlagen, Urban & Fischer Verlag, München, Jena

Görres, St. (1996): Qualitätssicherung und standardisierte Verfahren – eine kritische Auseinandersetzung, Pflege 9: 300–306

Görres, St. et al. (2002): Pflegevisite: Möglichkeiten und Grenzen. Eine empirische Untersuchung in den Bundesländern Bremen, Hamburg, Mecklenburg-Vorpommern, Niedersachsen und Schleswig-Holstein, Pflege 15: 25–32

Grimm, K.-H. (2003): Das Home Health Care Classification System – Teil 2, PR-Internet 5/03 angewandte Pflegeforschung: 12–20

Gross, R. (1997): Allgemeines zur Diagnostik. In: Mischo-Kelling, M. (o. J.): Pflegewissenschaft. Der Pflegeprozeß als System aufeinander bezogener Handlungen, Studienbrief FFH Fern-Fachhochschule Hamburg

Gutzwiller, F./Jeanneret, O. (1999): Sozial- und Präventivmedizin Public Health, 2. Aufl., Hans Huber Verlag, Bern

Hall, L. (1955) In: Brobst, R. et al. (1996): Der Pflegeprozess in der Praxis, Hans Huber, Bern

Hannah, K. J. et al. (2002): Pflegeinformatik, Springer Verlag, Berlin, Heidelberg, New York

Hannich, H.-J. (1987): Medizinische Psychologie in der Intensivbehandlung, Springer Verlag, Berlin, Heidelberg

Haubrock, M./Gohlke, S. (2001): Benchmarking in der Pflege, Verlag Hans Huber, Bern

Hausmann, R. K. B. et al. (1976): Monitoring Quality of Nursing Care Part II: Assessment and Study of Correlates (HRA Report no. 76–7). In: Ersser, St./Tutton, E. (2000): Primary Nursing Grundlagen und Anwendung eines patientenorientierten Pflegesystems, Verlag Hans Huber, Bern

Heering, Ch./Heering, K. (1994): Theorie und Praxis der Pflegevisite: 1. Folge: Pflegeverständnis, Die Schwester/Der Pfleger 4/94: 372–393

Heering, Chr. et al. (1997): Pflegevisite und Partizipation, Ullstein Mosby, Berlin, Wiesbaden

Hellmann, St. (2003): Formulierungshilfen für die Pflegeplanung nach den AEDL's, 3. Aufl., Kunzverlag, Hannover

Henderson, V. (1966): The nature of nursing. In: Schaeffer, D. et al. (1997): Pflegetheorien Beispiele aus den USA, Verlag Hans Huber, Bern, Göttingen, Toronto, Seattle

Herbst, M. (2003): Pflegevisite im Intensivbereich, Pflegenetz 1/03: 29–31

Heuwinkel, A. (2000): Pflegediagnosen – was bedeuten sie, wem nützen sie?, Heilberufe 52 Heft 1: 46–47

Hillewerth, K. (1996): Pflegeberichte – nur lästige Pflicht?, Krankenpflege 8: 55

Hinz, M./Dörre, F. (1999): Erarbeitung einer deutschen Konsensübersetzung der ICNP In: Etzel, B. S. (1999): Abstracts Pflegediagnosen und die Internationale Klassifikation pflegerischer Praxis (ICNP) Beta-Version (2. Internationale Fachtagung), Klinik f. Tumorbiologie, Freiburg im Breisgau

Hinz, M./Dörre, F. (2001): Die Internationale Klassifikation für die Pflegepraxis (ICNP) und Erfahrungen der deutschsprachigen ICNP-Nutzergruppe In: Oud, N. (2001): ACENDIO Dritte europäische Konferenz der Organisation für gemeinsame europäische Pflegediagnosen, -interventionen und -ergebnisse, Verlag Hans Huber, Bern

Hofmann-Rösener, M. (1995): Die Pflegevisite, Krankenpflege Journal 33: 125–126

Hohenauer, P./Leoni-Scheiber, C. (2000): Interventionsstudie bezüglich Pflegediagnosenimplementation an einer Intensivstation (unveröffentlicht), Innsbruck

Höhmann, U. (1995): Werkstattheft Pflegediagnosen Irrweg oder effektives Instrument professioneller Pflegepraxis?, Deutscher Berufsverband für Pflegeberufe (DBfK), Eschborn

Holzer-Pruss, Ch. (1999): Pflegediagnostik In: ZEFFP (1995/1997): Pflegediagnostik, Universitätsspital Zürich

Horn, B./Parker, J. (1975): Reorganisation of Nursing Resources in Hospiatals. In: Ersser, St./Tutton, E. (2000): Primary Nursing Grundlagen und Anwendung eines patientenorientierten Pflegesystems, Verlag Hans Huber, Bern

Hornung, G. J. (1956): The nursing diagnosis – an exercise in judgement In: Powers, P. (1999): Der Diskurs der Pflegediagnosen, Hans Huber, Bern

Houtum, E. van (2003): Intensivpflegevisite vor der Operation (PIPV®), Procare 3/03: 24–25

Hübner, U./Giehoff, C. (2003): ICNP und NANDA – zwei sich ergänzende Terminologien?, PR-Internet 11/03 Pflegeinformatik: 64-67

Hulskers, H. (2001): Die Qualität der pflegerischen Beziehung: Ein Anforderungsprofil, Pflege 14: 39–45

Hussy, W. (1998): Denken und Problemlösen. In: Just, A. (2000): Theorie geleitete Pflegediagnostik?

Janhonen, S. (1993): Finnish nurse instructor's view of the care of nursing, International Journal of Nursing Studies, 30 (2): 157–169

Janknecht, M. (1997): Pflegestandards – ein Instrument professionellen Handelns?, Pflege aktuell 11: 678–681

Johnson, C. F./Hales, L. W. (1989): Nursing Diagnoses Anyone? Do Staff Nurses Use Nursing Diagnosis Effectively? In: Müller Staub, M. (2003): Entwicklung eines Instruments zur Messung pflegediagnostischer Qualität, PR-Internet, angewandte Pflegeforschung 21–33

Johnson, M./Maas, M. (1997): Nursing Outcomes Classification (NOC), Mosby, St. Louis

Johnson, M./Maas, M. (1999): Nursing-Sensitive Outcomes Classification (NOC) An Overview, winword/forms/nocoverv.doc3/3/99, http://www.nursing.uiowa.edu/noc/

Juchli, L. (1991): Krankenpflege Praxis und Theorie der Gesundheitsförderung, Thieme Verlag, Stuttgart, New York

Just, A. (2000): Theorie geleitete Pflegediagnostik? In: Käppeli, S. (2000): Pflegediagnostik unter der Lupe – Wissenschaftliche Evaluation verschiedener Aspekte des Projektes Pflegediagnostik am Universitätsspital Zürich, ZEFP (Zentrum für Entwicklung und Forschung Pflege), Zürich

Kappelmüller, I. (1993): Der Pflegeprozess, Facultas Universitätsverlag, Wien

Käppeli, S. (1993): Pflegekonzepte – Gesundheits-, Entwicklungs- und Krankheitsbezogene Erfahrungen, Hans Huber Verlag, Bern

Käppeli, S. (1998): Pflegekonzepte: Phänomene im Erleben von Krankheit und Umfeld, Band 1, Hans Huber Verlag, Bern

Käppeli, S. (2000)1: Pflegediagnostik, eine kritische Würdigung, Kongressband des 13. ÖGKV-Kongresses in Wien 2000: 38–41

Käppeli, S. (2000)2: Pflegediagnostik unter der Lupe – Wissenschaftliche Evaluation verschiedener Aspekte des Projektes Pflegediagnostik am Universitätsspital Zürich, ZEFP (Zentrum für Entwicklung und Forschung Pflege), Zürich

Keeling, A. et al. (1993): Non-compliance revisited: a disciplinary perspective of a nursing diagnosis. In: Powers, P. (1999): Der Diskurs der Pflegediagnosen, Hans Huber, Bern

Kelley, J. et al. (1995): A Trifocal Model of Nursing Diagnosis: Wellness Reinforced. In: Reimer, W./Fueller, F. (1998): Der Pflegeprozeß Theoretischer Hintergrund und Klassifikation Diagnosen Interventionen Ergebnisse mit Vorschlägen für die praktische Arbeit, Universitätsverlag Ulm GmbH, Ulm

Kellnhauser, E. (1995)1: Theorie und Praxis der Pflegevisite 7. Folge: Patientenübergabe versus Pflegevisite, Die Schwester/Der Pfleger 34. Jahrg.: 590–591

Kellnhauser, E. (1995)2: Theorie und Praxis der Pflegevisite 8. Folge: Die Rolle der Pflegedirektorin/Pflegedienstleitung bei der Durchführung von Pflegevisiten, Die Schwester/Der Pfleger 34. Jahrg.: 684–686

Kesselring, (1996): Die Lebenswelt des Patienten, Pflegewissenschaftliche Studien. In: Käppeli, S. (2000): Pflegediagnostik unter der Lupe – Wissenschaftliche Evaluation verschiedener Aspekte des Projektes Pflegediagnostik am Universitätsspital Zürich, ZEFP, Zürich

Kirkevold, M. (1997): Pflegetheorien, Urban & Schwarzenberg, München, Wien, Baltimore

Kirsch, U. (2000): „Helfendes Gespräch", Pflegeorientierung 2/2000: 7–10

Kleber, E. W. (1995): Diagnose. In: Kollak, I./Georg, M. (2000): Pflegediagnosen – Was leisten sie – was leisten sie nicht?, 2. Aufl., Mabuse-Verlag, Frankfurt am Main

Kobert, L./Folan, M. (1990): Coming of age in nursing: rethinking the philosophies behind holism and nursing process. In: Powers, P. (2000): Pflegediagnosen aus diskursanalytischer Sicht

Köhle, K. et al. (1980): Die internistisch-psychosomatische Krankenstation, Ein Werkstattbericht, Angewandte Psychosomatik, 2. Aufl., Recom, Basel

Kolbe-Alberdi Vallejo, Chr. (2000): Informieren, Angst nehmen, Beziehungen aufbauen Projekt „Prä- und postoperative Pflegevisite", Heilberufe 52/8: 16–17

Kollak, I./Georg, M. (2000): Pflegediagnosen – Was leisten sie – was leisten sie nicht?, 2. Aufl., Mabuse-Verlag, Frankfurt am Main

König, P. (1998): Entstehung, Entwicklung und Aufbau von Pflegediagnosen, S. 13–25 In: Kollak, I./Georg, M. (1998): Pflegediagnosen: Was leisten sie – was leisten sie nicht?, Mabuse-Verlag, Frankfurt am Main

König, P. (2000)1: Implementation von Pflegediagnosen in die Praxis, PR-Internet 5-00: 100–106

König, P. (2000)2: Geschichte und Entwicklung von Klassifikationssystemen in der Pflege In: Etzel, B. S. (2000): Pflegediagnosen und die Internationale Klassifikation Pflegerischer Praxis (ICNP Beta-Version), Kohlhammer, Stuttgart, Berlin, Köln

König, P. (2000)3: Entstehung, Entwicklung und Aufbau von Pflegediagnosen. In: Kollak, I./Georg, M. (2000): Pflegediagnosen – Was leisten sie – was leisten sie nicht?, 2. Aufl., Mabuse-Verlag, Frankfurt am Main

Kratz, C. R. (1979): Primary nursing: letter from Australia. In: Ersser, St./Tutton, E. (2000): Primary Nursing Grundlagen und Anwendung eines patientenorientierten Pflegesystems, Verlag Hans Huber, Bern

Literaturverzeichnis

Krohwinkel, M. (1993): Der Pflegeprozeß am Beispiel von Apoplexiekranken: Eine Studie zur Erfassung und Entwicklung ganzheitlich-rehabilitierender Prozesspflege, Schriftenreihe des Bundesministeriums f. Gesundheit, Band 16, Baden-Baden

Kühne-Ponesch, S./Smoliner, A. (2001): Die Entwicklung einer Fachsprache am Beispiel Österreichs: Die erste gesetzliche Regelung Europas. In: Oud, N. (2001): ACENDIO Dritte europäische Konferenz der Organisation für gemeinsame europäische Pflegediagnosen, -interventionen und -ergebnisse, Verlag Hans Huber, Bern

Lalouschek, J./Menz, F. (1999): Empirische Datenerhebung und Authentizität von Gesprächen. In: Walther, S. (2001): Abgefragt?! Pflegerische Erstgespräche im Krankenhaus, Verlag Hans Huber, Bern

Leoni-Scheiber, C. (2001): Querschnittsbefragung zur angewandten Pflegedokumentation an den chirurgischen Intensivstationen der drei Universitätskliniken Österreichs (unveröffentlicht), Zams

Leoni-Scheiber, C. (2001/2003): Analyse von Pflegedokumentationen nach den Schritten des Pflegeprozesses, Niederösterreichische Landesakademie, Mödling

Lewandowski, Th. (1990): Linguistisches Wörterbuch. In: Walther, S. (2001): Abgefragt?! Pflegerische Erstgespräche im Krankenhaus, Verlag Hans Huber, Bern

Little, D./Carnevali, D. (1976): Nursing Care Planing, 2nd ed., Lippincott, New York

Lunney, M. (1990): Accuracy of nursing diagnoses: concept development In: Collier, I. C./McCash, K. E./Bartram, J. M. (1998): Arbeitsbuch Pflegediagnosen, Ullstein Medical Verlagsgesellschaft mbH & Co., Wiesbaden

Lustig, E. (1998): Konzeptuelle Überlegungen für das Arbeiten mit Pflegestandards, Pflege 11: 199–206

Mayer, H. (2001): Pflegeforschung Elemente und Basiswissen, 2. Aufl., Facultas Universitätsverlag, Wien

Mayer, H./Wiesinger, H. (2000): Pflegediagnosen Überblick zu Begriffen, Klassifizierung, Bedeutung und zum diagnostischen Prozeß. In: Danzinger, A. et al. (2000): Bausteine der Gesundheits- und Krankenpflege Aus der Praxis für die Praxis, Verlag Wilhelm Maudrich, Wien, München, Bern

McCloskey, J. C./Bulechek, G. M. (1996): Nursing Interventions Classification (NIC), 2nd ed., Mosby-Year Book, St. Louis

McCloskey, J./Bulechek, G. M. (1997): Verpleegkundige interventies In: Bruggen, H. van der (2002): Pflegeklassifikationen, Hans Huber, Bern, Göttingen, Toronto, Seattle

McCloskey, J. C./Bulechek, G. M. (2003): Pflegeinterventionsklassifikation (NIC) In: Doenges M. E./Moorhouse M. F./Geissler-Murr A. C. (2002): Pflegediagnosen und Maßnahmen, 3. Aufl., Verlag Hans Huber, Bern

McFarland, G./McFarlane, E. (1993): Nursing Diagnoses and Interventions. In: Kollak, I./Georg, M. (2000): Pflegediagnosen – Was leisten sie – was leisten sie nicht?, 2. Aufl., Mabuse-Verlag, Frankfurt am Main

McFarland, G. K./McFarlane, E. A. (1997): Nursing Diagnosis & Interventions, 3rd ed. In: Müller Staub, M. (2003): Entwicklung eines Instruments zur Messung pflegediagnostischer Qualität, PR-Internet, angewandte Pflegeforschung 21–33

Meleis, A. (1997): Die Theorieentwicklung der Pflege in den USA. In: Schaeffer, D. et al. (1997): Pflegetheorien Beispiele aus den USA, Verlag Hans Huber, Bern, Göttingen, Toronto, Seattle

Meleis, A. (1999): Pflegetheorie – Gegenstand, Entwicklung und Perspektiven des theoretischen Denkens in der Pflege, Verlag Hans Huber, Bern

Miller, A. (1988): Wird die Pflegequalität durch die Anwendung des Pflegeprozesses beeinflußt? Eine Untersuchung auf geriatrischen Stationen, Pflege, Band 1, Heft 2: 94–102

Mischo-Kelling, M. (o. J.): Pflegewissenschaft Der Pflegeprozeß als System aufeinander bezogener Handlungen, Studienbrief FFH Fern-Fachhochschule Hamburg

Mitchell, G. (1991): Nursing diagnosis: An ethical analysis. In: Powers, P. (2000): Pflegediagnosen aus diskursanalytischer Sicht

Moers, M. (2000): Bericht der externen Evaluation zur Projekteinführung, -durchführung und -steuerung In: Käppeli, S. (2000): Pflegediagnostik unter der Lupe – Wissenschaftliche Evaluation verschiedener Aspekte des Projektes Pflegediagnostik am Universitätsspital Zürich, ZEFP, Zürich

Mooshuber, M. (1996): Dienstübergabe am Patientenbett, Die Schwester/Der Pfleger 35. Jahrg.: 68–71

Mortensen, R. A. (1998): Pflegediagnosen – Entwicklung und Anwendung, R. v. Decker's Verlag, Heidelberg

Müller, U. (1985): Die Pflegevisite, Die Schwester/Der Pfleger 24. Jahrg.: 314–315

Müller Staub, M. (2003): Entwicklung eines Instruments zur Messung pflegediagnostischer Qualität, PR-Internet, angewandte Pflegeforschung 21–33

Mundinger, M./Jauron, G. (1975): Developing a nursing diagnosis. In: Brobst, R. et al. (1996): Der Pflegeprozess in der Praxis, Hans Huber, Bern

Müri, P. (1990): Dreidimensional führen mit Verstand, Gefühl und Intuition. Handbuch des modernen Managements, Band 1. In: Bieg, U. (1995): Theorie und Praxis der Pflegevisite, 5. Folge: Probleme der Pflegevisite, Die Schwester/Der Pfleger 34.: 208–212

Müthing, M. et al. (1998): Die präoperative Pflegevisite, Theorie und Praxis Die Schwester/Der Pfleger 37. Jahrg.: 13–17

Nielsen, G. H. (1995): Entwicklung von Pflegediagnosen Erfahrungen des Dänischen Instituts für Gesundheits- und Pflegeforschung. In: Höhmann, U. (1995): Pflegediagnosen Irrweg oder effektives Instrument professioneller Pflegepraxis?, Deutscher Berufsverband für Pflegeberufe (DBfK), Eschborn

Nielsen, G. H. (2000): Internationale Zukunftsperspektiven In: Etzel, B. S. (2000): Pflegediagnosen und die Internationale Klassifikation Pflegerischer Praxis (ICNP Beta-Version), Kohlhammer, Stuttgart, Berlin, Köln

Notthoff, I. (o. J.): Pflegewissenschaft Pflegedokumentation, Studienbrief FFH Fern-Fachhochschule Hamburg

Nowotny, Ch./Zettner, P. (2003): Handelsgesetzbuch samt den wichtigsten handelsrechtlichen Nebengesetzen, 14. Aufl., Manz Verlag, Wien

Nydahl, P./Bartoszek, G. (1997): Basale Stimulation Neue Wege in der Intensivpflege, Ullstein Mosby, Berlin, Wiesbaden

Oertle Bürki, C. (1997): Pflegesprache – gibt es sie? In: Zegelin, A. (1997): Sprache und Pflege, Ullstein Mosby Verlag, Berlin, Wiesbaden

Österreichische Krankenpflegeverband (1984): Wirkungsbereich der Pflege, Wien

Österreichisches Bundesinstitut für Gesundheitswesen (ÖBIG) (2003): Offenes Curriculum allgemeine Gesundheits- und Krankenpflege, Wien

Österreichisches Bundesinstitut für Gesundheitswesen (ÖBIG) (2004): Offenes Curriculum allgemeine Gesundheits- und Krankenpflege – Praxiskatalog, Wien

Oud, N. (2001): ACENDIO Dritte europäische Konferenz der Organisation für gemeinsame europäische Pflegediagnosen, -interventionen und -ergebnisse, Verlag Hans Huber, Bern

Payer-Allmer, G. (1997): Pflegedokumentation, Österreichische Krankenpflege-Zeitschrift 1/97: 4, 30

Pägel, U. (1989): Dokumentation des pflegerischen Erstgesprächs. 1. Teil: Entwicklung eines Formblattes. In: Walther, S. (2001): Abgefragt?! Pflegerische Erstgespräche im Krankenhaus, Verlag Hans Huber, Bern

Literaturverzeichnis

Pinding, M. et al. (1975): Berufssituation und Mobilität in der Krankenpflege. In: Elkeles, Th. (1994): Arbeitsorganisation in der Krankenpflege Zur Kritik der Funktionspflege, Mabuse-Verlag, Frankfurt am Main

Poletti, R. (1985): Wege zur ganzheitlichen Krankenpflege, Recom, Basel

Powers, P. (1999): Der Diskurs der Pflegediagnosen, Hans Huber, Bern

Powers, P. (2000): Pflegediagnosen aus diskursanalytischer Sicht In: Kollak, I./Georg, M. (2000): Pflegediagnosen – Was leisten sie – was leisten sie nicht?, 2. Aufl., Mabuse-Verlag, Frankfurt am Main

Pridham, K. F./Schutz, M. E. (1985): Rationale for a language for naming problems from a nursing perspective. In: Powers, P. (1999): Der Diskurs der Pflegediagnosen, Hans Huber, Bern

Radinger, A. et al. Bundeskrankenanstaltenrecht: Gesetzestext, Kommentar, KRSlg, lose Blattausgabe

Reimer, W./Fueller, F. (1998): Der Pflegeprozeß Theoretischer Hintergrund und Klassifikation Diagnosen Interventionen Ergebnisse mit Vorschlägen für die praktische Arbeit, Universitätsverlag Ulm GmbH, Ulm

Reiter/Kakosh (1963) und Canadian Nurses Association (1966): Stufen der Pflegequalität. In: ARGE Mödling (1999): Qualitätsmanagement in der Pflege Aufnahme des Patienten, ON Regel, ONR 116003, Österreichisches Normungsinstitut

Rettke, H. (1999): Schlaganfall und Wissenserwerb Wissen über die Krankheit bei Patienten mit akutem Schlaganfall – Pilotstudie, Maastricht, Aarau

Reutlinger, B. (2000): Burnout beim Pflegepersonal, PR-Internet, Pflegemanagement 2/00: 46–55

Rogers, C. R. (1973): Entwicklung der Persönlichkeit, Klett-Cotta, Stuttgart

Rogers, C. R. (2001): Therapeut und Klient, Grundlagen der Gesprächspsychotherapie, Fischer Taschenbuch Verlag, Frankfurt am Main

Roth, G. (1996): Das Gehirn und seine Wirklichkeit, Suhrkamp Verlag, Frankfurt am Main

Sale (1990) In: Schmidli-Bless, C. (1995): Qualitätssicherung in der Pflege an einem Kantonsspital, Pflege 8: 324–332

Schaeffer, D. et al. (1997): Pflegetheorien Beispiele aus den USA, Verlag Hans Huber, Bern, Göttingen, Toronto, Seattle

Schäfer, W. (1993): Die Pflegevisite, Krankenpflege 3: 184

Schär, W./Gericke, A. (2000): Die Suche nach dem gemeinsamen Nenner, Wie kann man Pflege einheitlich beschreiben? Und: Warum sollte man das tun?, Heilberufe 52, Heft 6: 42–43

Schilder, M. (2003): Standardisierte Pflegediagnosen, ein Instrument für die klinische Praxis? Überlegungen zur Praktikabilität standardisierter Klassifikationssysteme in der praktischen Pflege, PR-Internet 4/03: Pflegeinformatik 13–22

Schletting, H. J./Heide, U. von der (1993): Bezugspflege, Springer Verlag, Berlin

Schmid Büchi, S. (2001): Wie schätzen Patientinnen und Patienten Caring ein, welches sie von Pflegenden erfahren haben?, Pflege 14: 152–160

Schmidli-Bless, C. (1995): Qualitätssicherung in der Pflege an einem Kantonsspital, Pflege 8: 324–332

Schnabel, M./Krämer, U. (2003): Pflegedokumentation leicht gemacht, Was Pflegende wann und wie dokumentieren müssen, Verlag Hans Huber, Bern

Schnepp, (1994): Pflegediagnosen – Voraussetzungen, Entwicklungen und Grenzen. In: Danzinger, A. et al. (2000): Bausteine der Gesundheits- und Krankenpflege Aus der Praxis für die Praxis, Verlag Wilhelm Maudrich, Wien, München, Bern

Schrader, U. (1999): Arbeiten mit EDV in der Pflege – Möglichkeiten der Umsetzung und Anwendung. In: Etzel, B. S. (1999): Abstracts Pflegediagnosen und die Inter-

nationale Klassifikation pflegerischer Praxis (ICNP) Beta-Version (2. Internationale Fachtagung), Klinik f. Tumorbiologie, Freiburg im Breisgau
Schreiner-Hecheltjen, J./Hockauf, H. (1996): Pflegedokumentationen auf Intensivstationen als Medium der Qualitätssicherung, Intensiv 4/1996: 183–189
Schrems, B. (2003): Der Prozess des Diagnostizierens in der Pflege, Facultas Universitätsverlag, Wien
Schulz von Thun, F. (1994): Miteinander reden 1, Störungen und Klärungen, Rowohlt Taschenbuch Verlag, Reinbek bei Hamburg
Seidl, E./Walter, I. (1988): Verbessert die Pflegeplanung die Praxis? Untersuchung von 100 Pflegedokumentationen (1. Teil), Pflege, Band 1, Heft 1: 50
Seidl, E./Walter, I. (1988): Verbessert die Pflegeplanung die Praxis? Untersuchung von 100 Pflegedokumentationen (2. Teil), Pflege, Band 1, Heft 2: 104–111
Simon, F. B. (1999): Unterschiede, die Unterschiede machen, Klinische Epistemologie: Grundlagen einer systemischen Psychiatrie und Psychosomatik, 3. Aufl. In
Singer, K. (1992): Zivilcourage wagen. Wie man lernt, sich einzumischen, Piper Verlag, München
Smoliner, A. (2000): Qualitätsentwicklung: „Bereich des Assessment" Verbesserung der Informationssammlung im Rahmen des Aufnahmegespräches, ÖKZ 6/2000: 52–53
Spiller, A. (2000): Sprache und Pflege – untersucht am Beispiel der Pflegedokumentation, PR-Internet 5/00: Pflegemanagement 132–142
Stefan, H./Allmer, F. (1999): Praxis der Pflegediagnosen, Springer Verlag, Berlin
Steinbichler, M. (1996): Präoperative Pflegevisite In: Ernst, M. et al. (1999): Quality works, Fallbeispiele gelungener Umsetzungen von Qualitätsverbesserungsmaßnahmen im Gesundheitswesen, Verlag der Österreichischen Staatsdruckerei, Wien
Steppe, H. (1995): Auswirkungen auf Pflegekonzepte Implikationen für die Praxis In: Höhmann, U. (1995): Pflegediagnosen Irrweg oder effektives Instrument professioneller Pflegepraxis?, Deutscher Berufsverband für Pflegeberufe (DBfK), Eschborn
Street, A. F. (1992): Inside Nursing, A Critical Ethnography Clinical Nursing Practice. In: Powers, P. (1999): Der Diskurs der Pflegediagnosen, Hans Huber, Bern
Trede, I. (1997): Von babylonischen Sprachverwirrungen Eine Literaturanalyse über Ziele und Merkmale von Pflegestandards, Pflege 10: 262–272
Uhde, C. (1996): Die Pflegevisite als Instrument des Pflegemanagements, Pflegemanagement 1: 8–11
Ulmer, E. (1995): Pflegediagnosen – medizinische Diagnosen Unterschiede und Gemeinsamkeiten. In: Höhmann, U. (1995): Pflegediagnosen Irrweg oder effektives Instrument professioneller Pflegepraxis?, Deutscher Berufsverband für Pflegeberufe (DBfK), Eschborn
Verworner, H. (1999): ICN: Zusammenarbeit zwischen Pflegepersonal und Ärzteschaft, Österreichische Krankenpflegezeitschrift 52: 20–21
Vogel, R. (1995): Problemlösung durch Systemanalyse und Pflegediagnosen Erfahrungen auf einer Intensivstation In: Höhmann, U. (1995): Werkstattheft Pflegediagnosen Irrweg oder effektives Instrument professioneller Pflegepraxis?, Deutscher Berufsverband für Pflegeberufe (DBfK), Eschborn
Walther, S. (2001): Abgefragt?! Pflegerische Erstgespräche im Krankenhaus, Verlag Hans Huber, Bern
Watzlawick, P./Beavin, J. H./Jackson, D. D. (1974): Menschliche Kommunikation, Formen, Störungen, Paradoxien, Hans Huber, Bern Stuttgart, Wien
Webb, C. (1981): Classification and framing: a sociological analysis of task-centered nursing and the nursing process. In: Ersser, St./Tutton, E. (2000): Primary Nursing

Grundlagen und Anwendung eines patientenorientierten Pflegesystems, Verlag Hans Huber, Bern

Webb (1992): Nursing Diagnosis: or two steps back. In: Powers, P. (1999): Der Diskurs der Pflegediagnosen, Hans Huber, Bern

Weber, H. et al. (1999): Patientenbefragung, PR-Internet 2/99: Management 47–58

Weber, H./Kirsch, H. (2000): Eine „gemeinsame Wirklichkeit" herstellen Das Drei-Funktionen-Modell zur Unterstützung der kommunikativen Kompetenz von Pflegenden, PR-Internet 5/2000: 115–131

Webster's New Collegiate Dictionary (1973) In: Kellnhauser, E. (19951): Theorie und Praxis der Pflegevisite 7. Folge: Patientenübergabe versus Pflegevisite, Die Schwester/Der Pfleger 34. Jahrg.: 590–591

Weinberger, S. (1996): Klientenzentrierte Gesprächsführung – Eine Lern- und Praxisanleitung für helfende Berufe. In: Kirsch, U. (2000): „Helfendes Gespräch", Pflegeorientierung 2/2000: 7–10

Weiss-Faßbinder, S./Lust, A. (2000): GuKG Gesundheits- und Krankenpflegegesetz, 3. Aufl., Manz'sche Verlags- und Universitätsbuchhandlung, Wien

Weltgesundheitsorganisation (WHO) (1998): Glossar Gesundheitsförderung, Verlag f. Gesundheitsförderung, G. Conrad, Gamburg

Wick, A. (1993): Über die Bedeutung von diagnostischen Aspekten in der allgemeinen Praxis. In: Höhmann, U. (1995): Pflegediagnosen Irrweg oder effektives Instrument professioneller Pflegepraxis?, Deutscher Berufsverband für Pflegeberufe (DBfK), Eschborn

Wiener Krankenanstaltenverbund (KAV) (2003): Richtlinienteil der Rahmenstandards, Wien

Wiesinger, H. (2001): Pflegeprozess Pflegediagnosen Seminarunterlage, Mödling

Wilkinson, J. M. (1996): Nursing Process – a critical thinking approach. In: Oud, N. (2001): ACENDIO Dritte europäische Konferenz der Organisation für gemeinsame europäische Pflegediagnosen, -interventionen und -ergebnisse, Verlag Hans Huber, Bern

Williams, A. M. (1998): The delivery of quality nursing care: a grounded theory study of the nurse's perspective, Journal of Advanced Nursing, 27: 808–816

Wissenschaftlicher Rat der Dudenredaktion (1990): Das Fremdwörterbuch, Band 5, 5. Aufl., Dudenverlag, Mannheim, Wien, Zürich

www.lep.ch, Stand: 23. 1. 2004

Yura, H./Walsh, M. B. (1988): The Nursing Process, Assessing, Planning, Implementing, Evaluating In: Mischo-Kelling, M. (o. J.): Pflegewissenschaft Der Pflegeprozeß als System aufeinander bezogener Handlungen, Studienbrief FFH Fern-Fachhochschule Hamburg

ZEFFP (1995/1997): Pflegediagnostik, Universitätsspital Zürich

ZEFFP (1996): Liste der Pflegediagnosen In: Gordon, M. (1998): Handbuch Pflegediagnosen, 2. Aufl., Ullstein Medical, Wiesbaden

Zegelin, A. (1997): Sprache und Pflege, Ullstein Mosby Verlag, Berlin, Wiesbaden

Ziegler, S. (1997): Theoriegeleitete Pflegepraxis. In: Etzel, B. S. (2000): Pflegediagnosen und die Internationale Klassifikation Pflegerischer Praxis (ICNP Beta-Version), Kohlhammer, Stuttgart, Berlin, Köln

Zimmermann, H. (1999): Integration der ICNP in ein EDV-gestütztes Pflegedokumentationssystem am Beispiel der Medizinischen Hochschule Hannover In: Etzel, B. S. (1999): Abstracts Pflegediagnosen und die Internationale Klassifikation pflegerischer Praxis (ICNP) Beta-Version (2. Internationale Fachtagung), Klinik f. Tumorbiologie, Freiburg im Breisgau

Zink, C. (1986): Pschyrembel – Klinisches Wörterbuch, Walter de Gruyter, Berlin, New York

Stichwortverzeichnis

Aktuelle Pflegediagnose 88 f.
Alfaro
   diagnostischer Prozess nach 75 f.
   Modell 13 f.
Anamnese 30 (s.a. Pflegeanamnese)
   Dokumentation 63
   Formblatt 64 ff.
   Weitere Inhalte 53 ff.
Anamnesegespräch 38 ff.
   Ausmaß 40
   Dauer 39
   Grundhaltung 38 f.
   Tipps für die Praxis 43 ff.
   Zeitpunkt 39
Arbeitsablauforganisation 134 f.,159
Arbeitszeiten 160 f.
Assessment 41 ff.
Aufbauorganisation 166 f.

Beobachtung von PatientInnen 53 f.
Bezugspflegesystem 160 f., 177 f.

Daten,
   Auswahl 60 f.
   Neueinschätzung 141
   Sammeln von 141 f.
   Validierung 61 ff.
Diagnostische Hypothese 73
Diagnostischer Prozess 68 ff.
   Modelle 72 ff.
   Rahmenbedingungen 71 f.
   Partizipation 71 f.
   Voraussetzungen 70
   Ziele 69
Dienstplangestaltung 160 f.
Dokumentation der Evaluationsergebnisse 144 ff.
   Formulierungen 146 f.
Durchführung der Pflege 130 ff.

EDV-gestützte Dokumentation 164 f.
   Strukturelle Voraussetzungen 166
Eigenmotivation 157 f.
Eigenverantwortliche Tätigkeiten 20, 120 f., 155 f.
Empathie 131
Entsorgungsdienste 166
Ersteinschätzung 33 f.

Inhalte 34
Erstkontakt 32 f.
Vorbereitung 37 f.
Vorinformationen 31
Evaluation 137 ff.
   Auswertungsinhalte 145
   Definitionen 138
   Dokumentation 144 ff.
   Formale und informelle 139 f., 144 f.
   Formative 139
   Gleichzeitige 138 f.
   Objektive 139
   Subjektive 139
Evaluationsprozess 140 ff.
Evaluierbarkeit 111
ExpertInnen, Befragung von 55

Fachkompetenz 156 f.
Fähigkeiten und Fertigkeiten, erforderliche 131 f.
Fiechter/Meier, Pflegeprozess-Modell 12
Fokusassessment 42
Formblätter 64 ff., 164
Fortlaufendes Assessment 43
Fragetypen 48 f.
Funktionspflege 159 f.

Gefährdungsdiagnose 91 f.
Gesundheits- und Krankenpflegegesetz 19 f., 120

HHCC 101
Hochrisikodiagnose 91 f.
Hypothesenprüfung 76

ICIDH-2 102
ICNP 100
Information der PatientInnen 34 f.
   Organisatorische 36
   Pflegebezogene 36 f.
   Wichtigkeit 35
Informationen,
   Auswerten von 142
   objektive 58 f.
   subjektive 59 f.
Informationsfluss 161

Stichwortverzeichnis

Informationsquellen 55 ff.
   direkte 55 f.
   indirekte 56 f.
Informationstypen 58
Interdisziplinäre Maßnahmen 121

Klassifizierung von Pflegediagnosen 98 ff.
   Gefahren 102 f.
   Klassifizierungssysteme 100 ff.
Kognitive Fähigkeiten 131
Kommunikationskompetenz 131
Kontrollintervall 113 f.
Kreativität 158
Krohwinkel, Monika, Pflegeforschungsprojekt 13

Literatur, Hinzuziehung von 54f.
Little/Carnevali, Diagnoseprozess nach 72 f.

Maßnahmen
   Durchführung 131 ff.
   Schriftliche Bestätigung der Durchführung 135 f.
Messinstrument, Auswahl 140 f.
MitarbeiterInnen, Einarbeitung 166, 177
Mitverantwortliche Tätigkeiten 121
Motivierung der Betroffenen 157 f.
Mundinger&Jauron, Definition von Pflegediagnosen 80 f.

NANDA
   Klassifizierungssysteme 100
   Pflegediagnosen 80, 89
NIC 122 f.
NMDS 102
NOC 116 f.

Omaha-System 101

Partizipation 71 f., 110 f.
Patientenorientierung 111, 172
PES-Schreibformat 88, 90, 96
Pflege, Bewertung der 137 ff.
Pflegeanamnese 28 ff.
   Komponenten 30 f.
   Pflegebeziehung, professionelle 32, 153 f.
Pflegediagnosehandbücher 74 f., 97

Pflegediagnosen 79 ff.
   Abgrenzung von medizinischen 83 f.
   Arten 87 ff.
   Auswahl 95
   Bewertung 105 f.
   Definitionen 79 ff.
   Fehler, Vermeidung 97 f.
   Genauigkeit 74
   Hilfen zur Formulierung 94 ff.
   Interdisziplinäre 81 f.
   Klassifizierung 98 ff.
   Notwendigkeit 84
   Schreibformate 87 ff.
Pflegediagnosentitel 88
Pflegedokumentation 14 ff., 98 f.,177
   Elemente 14 f.
   Formale Kriterien 21
   Formblätter 15, 22
   Handhabungsrichtlinien 22 f.
   Möglichkeiten 164 f.
   Notwendigkeit 16
   Mängel in 16 f.
   Richtige Führung 22
   Systematik 24
   Urkundengerechte Dokumentation 21
   Vermeidbare Fehler 25 f.
   Ziele 17
Pflegeergebnisklassifikation 116 f.
Pflegefachsprache 85 f.
Pflegeforschung 86 f.
Pflegeinterventionsklassifikation 122 f.
Pflegeleistungen, Beurteilen von 142
Pflegeleitbilder 152 f.
Pflegemaßnahmen 117 ff.
   Eigenverantwortliche 120 f.
   Gliederung 120 ff.
   inhaltliche 121f.
   Interdisziplinäre 121
   Kriterien für die Festlegung 119 f.
   Mitverantwortliche 121
   Tipps zur schriftlichen Anordnung 123 f.
Pflegepersonal, Qualifikationen 153
Pflegepläne
   Änderung der Anordnungen 128
   Form 126 ff.
   Modifizierung 142 f.
Pflegeplanung 105 ff., 177
   Rahmenbedingung 106 f.
Pflegeprozess 9 ff.

Stichwortverzeichnis

Beeinflussungsfaktoren 149 ff.
Gesetzliche Grundlagen 19 ff.
Historische Entwicklung 11
Modelle 12 f.
Vorteile 10
Zweck 10
Pflegequalität, Verbesserung 172 f.
Pflegestandards 161 ff., 177
  Kritik an 163
Pflegesysteme 159 f.
Pflegetheorien 151 f.
Pflegeverständnis 134, 150 f., 177 f.
Pflegevisite 169 ff.
  Ablauf 179 f.
  Definitionen 170 f.
  Dokumentation 182
  Durchführung 198 f.
  TeilnehmerInnen 179
  Voraussetzungen 176 ff.
  Zeitraum 178
  Ziele 171 f.
Pflegeziele 108 ff.
  Änderungen 115 f.
  Bestandteile 112 f.
  Evaluierbarkeit 111
  Formulierung 110 f., 113
  Intentionen 110
  Patientenzentrierung 111
  Realitätsnähe 111
  Vermeidbare Fehler 115
  Zielarten 109 f.
Physiologische Maßnahmen 121
PLUS-Richtlinie 132
PR-Format 91, 96
Psychologische Tätigkeiten 121 f.

Risiken einer mangelhaften Dokumentation 26 f.
Routinepflege, standardisierte 29

Schreibformate 87 ff., 96
Schweigepflicht 181
Screeningassessment 42
Sozioökonomische Maßnahmen 122
Stationsorganisationssysteme 134 f., 159 f.
Suggestivfragen 48
Syndrompflegediagnose 92 f.

Transparente Entscheidungsabläufe 174

Umfassendes Assessment 42
Untersuchung, körperliche 54

Validierung von Daten 61 ff.
Verdachtsdiagnose 92
Versorgungsdienste 166
Visuelle Analogskala 141

Wellnessdiagnose 93

ZEFFP 101
  Definition von Pflegediagnosen 81
Zeitangaben 113 f.
Zeitgrenze 113 f.
Zeitmanagement 132
Ziele der Pflegevisite
  für die Pflegeleitung 175
  MitarbeiterInnenorientierte 174
Zufriedenheit mit dem Beruf 175
Zusammenarbeit, Bereitschaft zur 157

Den Pflegeprozess erfolgreich unterrichten!

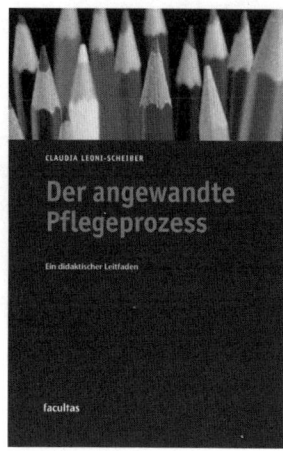

Claudia Leoni-Scheiber

Der angewandte Pflegeprozess

Ein didaktischer Leitfaden

Facultas 2005. ca. 70 Seiten, geheftet
ca. EUR 9,90 / sFr 18,–
ISBN 3-85076-665-9
Erscheint im März 2005

Erfahrungsgemäß haben die Auszubildenden enorme Schwierigkeiten, ihr Wissen über den Pflegeprozess in der Praxis anzuwenden. Sie sehen den angewandten Pflegeprozess im pflegerischen Alltag kaum und erkennen wenig Sinn in seiner praktischen Anwendung. Dies zeigt sich z.B. in unvollständigen und wenig aussagekräftigen Pflegeanamnesen, die nur abgelegt werden. Werden Pflegepläne verfasst, so wurden sie meist nicht von der Pflegeanamnese abgeleitet und sind realitätsfern formuliert.

Die Autorin kennt alle diese Probleme aus ihrer eigenen Erfahrung als Pflegelehrerin. Nicht zufrieden mit den Ergebnissen ihres Unterrichts, hat sie Forschungen angestellt und ein didaktisches Modell entwickelt, mit dessen Hilfe den SchülerInnen Sinn und korrekte Umsetzung des Pflegeprozesses erfolgreich vermittelt werden kann. In diesem Leitfaden erläutert Leoni-Scheiber den in der Praxis erprobten, vollstandardisierten Unterricht samt konkreten Inhalten, Arbeitsaufträgen und Literatur.

facultas